住院医师临床培训参考用书

协和
麻醉病例讨论
（第一辑）

主　审　黄宇光　张秀华

主　编　申　乐　许　力

中国协和医科大学出版社

北　京

图书在版编目（CIP）数据

协和麻醉病例讨论. 第一辑 / 申乐, 许力主编. 北京 : 中国协和医科大学出版社，2025.1. ISBN 978-7-5679-2477-2

Ⅰ. R614

中国国家版本馆CIP数据核字第2024CS0474号

主　　编	申　乐　许　力
责任编辑	沈冰冰
封面设计	邱晓俐
责任校对	张　麓
责任印制	黄艳霞
出版发行	**中国协和医科大学出版社**
	（北京市东城区东单三条9号　邮编100730　电话010-65260431）
网　　址	www.pumcp.com
印　　刷	北京天恒嘉业印刷有限公司
开　　本	787mm×1092mm　　1/16
印　　张	23
字　　数	430千字
版　　次	2025年1月第1版
印　　次	2025年1月第1次印刷
定　　价	185.00元

（版权所有，侵权必究，如有印装质量问题，由本社发行部调换）

编者名单

主　　审　黄宇光　张秀华

主　　编　申　乐　许　力

副 主 编　车　璐　兰　岭　谭　刚　裴丽坚　宋锴澄　朱　波

编　　者（按姓氏笔画排序）

丁　瑶　于宜平　于春华　马　力　马璐璐　王　燕　王若曦

王维嘉　王嫣冰石　　　车　璐　石　岳　申　乐　田　园

付逸博　白　冰　兰　岭　权　翔　成文聪　毕耀丹　朱　波

庄　宇　刘子嘉　刘钦东　汤　博　许　力　许　楠　许广艳

杜俊平　李　旭　李　虹　李可心　李田春　李赛男　李默晗

肖　诚　吴觉伦　吴林格尔　　　余佳文　宋锴澄　张　乐

张　娇　张　雪　张志永　陈宇业　陈绍辉　陈唯韫　陈皓天

苗煦晗　易　杰　季和宇　金　迪　郎珈馨　赵佳乐　赵梦芸

赵毅飞　胡　媛　树　茜　宫瑞松　贺渝淼　袁　青　袁博儒

夏　迪　高　卉　郭嘉敏　唐佳丽　龚亚红　崔雀玄　彭　煜

董　佳　韩　悦　鲁志龙　裴丽坚　谭　刚　颜昊祺　戴依利

戴悦涵　臧　晗

序

时至今日，麻醉的内涵已经在传统的镇痛、镇静、肌松三要素的基础上有了广度和深度上的拓展，麻醉学科的核心技术也已逐步提升为患者生命状况的及时判断与机体生理功能的有效调控。麻醉医师与内科医师、外科医师等其他临床医师一样，时时刻刻围绕着明确诊断、决策治疗、实施方案、评价效果这四个环节，为每一位手术麻醉患者提供安全、高效、品质、满意的医疗服务。

每一位患者都是医师的老师，这对麻醉医师也是一样。麻醉医师的业务能力精进与临床经验提升首先体现在对每一例麻醉管理的认真负责，更来自对每一个病例的反复思考。北京协和医院麻醉科罗爱伦教授有这样一句话，"麻醉大夫要做外科领域的内科大夫，也要做内科领域的外科大夫"。因此，在北京协和医院麻醉科，每一位手术麻醉患者的舒适与满意是对麻醉医师辛勤付出的最大肯定。

北京协和医院作为全国疑难重症诊疗中心，号召各学科持续攻坚克难，"看别人看不了的病，做别人做不了的手术"。麻醉科作为医院的重要平台学科之一，我们提出了"麻别人麻不了的病人"这一担当，助力友邻学科和医院的高质量发展，确保患者在"性命相托的最后一站"能得到应有的诊治。

前不久（2024年8月29~30日），首届中国临床案例大会在雄安召开，大会围绕"中国临床案例成果数据库"的建设与应用展开讨论。"中国临床案例成果数据库"的宗旨是鼓励临床医务工作者将其实践诊疗经验总结为规范化的病例报告，通过案例分享提升同行业的诊疗服务水平。麻醉学科同样需要通过临床案例资源的共享与利用，提升麻醉医学教育与临床实践的水平。

北京协和医院麻醉科一直以来坚持早交班疑难危重罕见病例全科讨论制度，每一个复杂的病例经过麻醉医师们抽丝剥茧般的分析，最终都找到了问题的最佳答案，患者也得到了最佳的麻醉管理方案。《协和麻醉病例讨论》正是将我们对每一个病例的思考与讨论进行总结并展示给我们的同道，而且本书也是北京协和医院麻醉科临床案例数据库的一个缩影。

申 乐 黄宇光

2024年9月

前言

《协和麻醉病例讨论》一书，源于已经成功举办了四届的北京协和医院麻醉科住院医师优秀病例报告会。科室通过遴选年度优秀病例，由住院医师进行汇报，由各专业的专家教授进行点评，无论现场还是线上的听众都获益良多。本书从以往四届病例报告会入围案例中进行了再次遴选、系统梳理与分析总结，既是对汇报人和点评专家的全面展示，也是对协和麻醉临床教学的再一次助力。

麻醉科的住院医师规范化教学中，始终秉承"三基三严"的理念，着重培养医生在急危重症及疑难罕见病中的临床判断和综合处理能力，同时强化住院医师对基本理论、基本知识和基本技能的熟练应用。本书的创作团队由历届病例大赛的参赛选手、导师及点评嘉宾组成，他们怀揣着对医学教育的热爱和对学科发展的责任感，倾注了大量心血。北京协和医学院麻醉学系黄宇光主任的研究生导师、我国著名麻醉学家罗来葵教授曾经教诲年轻人，"做一名临床好大夫"。正是通过实践与学习，医生们才能在面对未知挑战时迅速理清头绪，作出正确的临床决策。

临床案例资源的共享与利用是提高麻醉医学教育与临床实践水平的重要途径。北京协和医院麻醉科作为首批全国住院医师规范化培训基地，一贯秉承教学相长的优良传统，重视床旁教学，珍惜每一个病例，从中汲取宝贵的临床经验，不断深化和扩展临床思维。每年举办的住院医师优秀病例报告会，是每一位协和青年麻醉医师努力争取的展示舞台。每一位麻醉一线医师与二线医师从病史、症状、体征出发，综合掌握循证医学证据，紧跟最新的指南推荐，梳理病例脉络，整合多学科力量，最终提出问题、回答问题、解决问题，为每一位患者带来最佳的临床结局。

本书汇集了历届病例报告会的精彩案例，展现了参赛选手们的临床智慧与决策能力。我们相信本书的出版将成为麻醉学科住院医师规范化培训的重要参考用书，也希望通过本书的出版，为广大读者提供宝贵的学习资源，帮助更多医师在临床实践中受益。与此同时，我们深知书中内容难免有不足之处，敬请各位专家学者批评指正。

在此，我们衷心感谢所有为本书付出心血的专家、导师和参赛选手们，正是你们的无私奉献和不懈努力，成就了本书的出版。

编　者
2024 年 8 月 28 日

里

目录

病例 1

合并肺栓塞老年患者行肿瘤细胞减灭术的麻醉管理

一、病例汇报（Case presentation）

患者，女性，73 岁。

主诉：腹胀 60 天，发现腹盆腔巨大占位 1 月余。

现病史：患者 60 天前出现腹胀，食欲差，呈进行性加重，无法行走半个月，就诊当地医院，行腹部增强 CT 检查：腹盆腔巨大肿块约 22.3cm × 12.1cm × 28.4cm，来源于卵巢？性质倾向恶性，腹膜多发结节，考虑转移可能。查血 CA 125.4U/ml，HE4 289.2pmol/L。当地行腹水引流术，每日引流 500～2300ml，24 天后拔除引流管，细胞学病理回报：找到瘤细胞，分化较差，考虑为分化差的癌可能性大。拟手术住院评估，查血气：pH 7.46，PO_2 66mmHg，PCO_2 30mmHg，cLac 3.2mmol/L；新冠病毒抗原（＋）；胸部 CT 提示右侧大量胸腔积液，双肺多发斑片影。内科会诊考虑肺部感染，符合病毒性肺炎，预防性予拜复乐（莫西沙星）0.4g qd ivgtt 至 01-13、Paxlovid 5 天。5 天后复查血气（脱氧状态）：pH 7.44，PO_2 70mmHg，PCO_2 36mmHg，SpO_2 97.6%，cLac 4.0mmol/L。完善下肢静脉超声提示下肢肌间静脉血栓及腓静脉血栓，血管外科会诊后，低分子量肝素 4000U qd ih 治疗。2 天后胸部增强 CT 回报提示肺栓塞，呼吸科会诊予低分子量肝素加用至 4000U q12h ih 治疗。19 天前一般情况较前好转后予泰素（紫杉醇注射液）240mg 及伯尔定（卡铂注射液）300mg 静脉输液化疗 1 程，2 天后给予新瑞白（聚乙二醇化重组人粒细胞刺激因子注射液）预防粒细胞缺乏。住院期间予补液、补充白蛋白、利尿、间断给予 5% 碳酸氢钠等对症治疗。现为继续治疗入院。

既往史：2004 年甲状腺结节切除术史，其余无特殊。

体格检查：身高 160cm，体重 53.9kg，BMI 21.1kg/m²。P 105 次 / 分，RR 21 次 / 分，BP 108/76mmHg，SpO_2 93%。一般状态稍差，平车入室。腹膨隆，无压痛、反跳痛及肌紧张。气道评估无明显异常。

辅助检查：血气分析：pH 7.43，PO_2 140mmHg，PCO_2 36mmHg，SpO_2 99.7%，cLac

2.0mmol/L；血常规：WBC 7.40×10^9/L，NEUT% 75.5%，Hb 98g/L，PLT 292×10^9/L；凝血功能：D-Dimer 2.22mg/L FEU；血生化：Alb 28g/L，Ca 1.99mmol/L，Glu 7.6mmol/L，hsCRP 23.10mg/L，NT-proBNP 893pg/ml，AMY 32U/L，K 3.6mmol/L，ALT 22U/L，Cr（E）67μmol/L；超声心动图：少量心包积液。

术前诊断：腹盆腔巨大占位，女性生殖系统来源恶性肿瘤可能，不除外神经内分泌肿瘤，TC 化疗 1 程；腹膜多发结节；右侧胸腔积液；下肢静脉血栓；肺栓塞；代谢性酸中毒；轻度贫血；肝多发囊肿；右肾囊肿；甲状腺结节切除术史。

拟行手术：肿瘤细胞减灭术。

拟行麻醉：全身麻醉。

二、管理难点/临床挑战（Bullet points）

（1）患者合并下肢静脉血栓及肺栓塞，围术期存在血栓脱落进一步恶化风险，可能导致低氧血症及循环波动/梗阻性休克。

（2）盆腹腔巨大占位，预计术中出血较多，且切除时可能造成较大的血流动力学波动。

（3）患者合并恶性肿瘤，一般情况差，考虑存在衰弱可能。

三、讨论（Discussion）

1. 术前评估及优化

（1）呼吸方面：患者合并肺栓塞、大量胸腔积液，4 周前新冠病毒感染，术前血气 PO_2 66mmHg，且围术期停用抗凝药物，因此，围术期肺栓塞、呼吸衰竭、低氧血症及术后长期呼吸机支持等风险极高，术后带气管插管返 ICU。

（2）循环方面：患者盆腔巨大占位，手术范围预计较大，出血风险高，且肿瘤切除时可能发生剧烈的血流动力学波动，因此，术中低血容量性休克风险高，需严密监测。

患者盆腔巨大占位，病理类型考虑分化差的癌，肿瘤进展迅速，该手术为限期手术，术前优化时间有限，主要从以下方面进行。①肺栓塞：请呼吸科会诊后，继续低分子量肝素 4000U q12h ih，术前 24 小时停药，术后尽早恢复抗凝。②大量胸腔积液：术前已行胸腔穿刺，术前胸腔积液充分引流（行右侧穿刺，每天引流量依次为 950ml、2000ml），尽可能改善肺通气。③乙酰半胱氨酸 0.2g tid，促进痰液排出。

2. 麻醉准备和术中管理

患者合并症较为复杂，在麻醉准备和术中管理上有以下考虑。

（1）肺栓塞可能导致患者血流动力学衰竭和死亡，右心室后负荷增加是这一过程的重要始动因素。根据2019年欧洲心脏病学会（ESC）肺栓塞诊疗指南，经胸超声心动图可发现右室后负荷增加征象，如右心室扩大、室间隔平直等。患者术前超声心动图大致正常，未见右心室后负荷增加表现，但目前仍有下肢深静脉血栓，且术前24小时停用抗凝药物，围术期存在血栓脱落、肺栓塞进一步加重风险，若术中考虑急性肺栓塞可能，可完善经食管超声心动图检查以明确诊断。

（2）患者腹盆腔巨大占位，行肿瘤细胞减灭术，预计术中出血较多，应采用血液保护措施：①患者术前 Hb 98g/L，不适用急性等容稀释，原发病为恶性肿瘤，也不适用自体血回输，但术中仍有以下血液保护措施可以实施，以减少异体血输注。②凝血功能方面：除大量出血后的凝血障碍外，新冠病毒感染也会导致凝血功能障碍，常表现为高凝状态、凝血因子消耗过多，因此，及时纠正凝血功能障碍尤为重要。术中必要时监测凝血功能，补充人纤维蛋白原、人凝血酶原复合物、氨甲环酸等，并行体温监测及体温保护，改善凝血功能。③改善氧供：优化心输出量，优化通气及氧合，患者合并肺栓塞、大量胸腔积液，术中根据氧合情况适当提高吸入氧浓度。④请手术科室术中视出血情况，规划手术范围，避免发生短时间大量出血，并在术前充分备红细胞、血浆、血小板等血制品。

（3）患者为老年女性，一般情况较差，FRAIL 量表中满足乏力、耐力减退、自由活动下降（体重下降受到肿瘤及大量胸腹腔积液影响难以评估），评分为3分，属于衰弱人群，术后死亡率及并发症发生率均升高。也有研究表明，衰弱患者诱导后低血压风险增加。在诱导及维持期间应注意给药速度及剂量。

（4）患者盆腔占位巨大，术中切除肿物时易发生血流动力学波动：若肿瘤压迫下腔静脉，解除压迫后回心血量增多，导致前负荷突然增加甚至诱发急性肺水肿；也可能由于腹主动脉压迫突然解除，内脏血管扩张，回心血量减少、有效循环血量相对不足出现低血压。因此，患者术中血流动力学波动风险较高，需要高级血流动力学监测，以准确判断心脏前后负荷变化情况。计划在诱导前行桡动脉穿刺置管，监测有创动脉压，并在诱导后建立颈内静脉通路，监测中心静脉压（CVP），必要时应用经食管超声心动图。

3. 术中情况

患者入室 HR 110 次 / 分，BP 120/90mmHg，SpO$_2$ 93%@RA，诉无法平卧，予吸氧、垫高头部，建立1个外周静脉通路及有创动脉监测。给予咪达唑仑 1mg、利多卡因 40mg，以及依托咪酯 12mg、丙泊酚 20mg、芬太尼 50μg、罗库溴铵 30mg 诱导，可视喉镜插管顺利。插管后泵入去氧肾上腺素 2mg/h，患者有创动脉压 90/55mmHg 左右；

吸入氧浓度 60% 时 SpO_2 95% 以下，增加吸入氧浓度至 75%，SpO_2 100%。行超声引导右颈内静脉穿刺置管，并监测 CVP；同时建立第 2 个上肢外周静脉通路。

手术开始，见盆腔被巨大肿瘤占据，上极可达肝脏下缘，吸引腹水 1200ml，切除肿瘤后，患者 CVP 显著下降（14cmH$_2$O→9cmH$_2$O→6cmH$_2$O），同时，患者出现显著的血压下降，ABP 70/40mmHg 左右，HR 140 次 / 分，SpO_2 逐渐下降至 91%，$P_{ET}CO_2$ 21mmHg。提高吸入氧浓度至 100%，加快补液速度，去甲肾上腺素逐渐增加泵速至 1.4μg/（kg·min），可维持 ABP 90/55mg 左右，此时出血约 400ml，Hb 102g/L→87g/L。考虑急性肺栓塞不除外，行经食管超声心动图提示低血容量，未见右心室功能障碍等表现，考虑肺栓塞可能性小，低血容量性休克可能性大。先后输注约晶体液 1000ml、胶体液 500ml、红细胞 4U、血浆 400ml，患者循环逐渐平稳，去甲肾上腺素下调至 0.8μg/（kg·min），ABP 120/70mmHg，SpO_2 上升至 100%（吸入氧浓度 75%），HR 120 次 / 分。

手术继续，根据血气监测结果，补钾、补钙、降糖，并补充人纤维蛋白原 0.5g、人凝血酶原复合物 200U，分次引流胸腔积液 1800ml。考虑患者高龄、合并症严重，且腹腔淋巴结较为固定，切除风险高，未行 R0 切除，手术 R1 切除，切除 1cm 以上的肿瘤种植灶。术中出血 700ml，尿量 200ml，输晶体液 4900ml、胶体液 500ml、红细胞 4U、血浆 400ml，带气管插管，泵注去甲肾上腺素 0.3μg/（kg·min）返 ICU。

4. 术后转归

患者返 ICU 后，查 Hb 45g/L，APTT 最高 108.9 秒，分次输注红细胞 4U、血浆 1600ml 及人纤维蛋白原。术后第 1 天拔除气管导管，自主呼吸功能锻炼，第 2 天返普通病房。第 3 天凝血功能无明显异常，恢复治疗量抗凝，并按照营养科会诊意见开始肠外营养；第 6 天开始肠内营养，第 8 天开始半流食，第 11 天出院。术后病理：考虑为神经外胚层肿瘤，局灶见少量软骨成分。

患者手术后 1 个月左右再次入院，给予抗感染、营养支持、胸腔穿刺引流等治疗，患者卵巢神经外胚层肿瘤终末期，一般情况差，目前为对症支持治疗，患者及其家属要求出院，此后未再返诊。

四、病例总结（Take home message）

患者老年女性，术前合并肺栓塞、多浆膜腔积液，4 周前新冠病毒感染。卵巢来源恶性肿瘤终末期、盆腔巨大占位，为限期手术，目的为降低肿瘤负荷。因肿瘤进展较快，手术应尽早完成，因此，术前进一步优化患者情况的时间有限，主要措施为针对肺栓塞的抗凝、胸腔积液引流改善通气功能及乙酰半胱氨酸促进排痰。术中持续有创动脉压及 CVP 监测,肿瘤切除时血流动力学不平稳,通过经食管超声心动图明确病因(低血容量性休克)后,进行对症补液等处理,治疗效果较好,手术继续进行。患者较为平稳地度过围术期,手术达到了降低肿瘤负荷、改善生活质量的目的,且手术病理为下一步化疗提供了依据。

五、专家点评（Attending's comments）

　　本病例十分复杂且具有挑战性,充分展现了医疗团队在面对多种严重合并症及巨大手术风险时的专业应对能力。术前评估全面且细致,对肺栓塞、大量胸腔积液等情况的分析及处理措施合理。针对患者的合并症,术前采取了一系列有针对性的优化手段,如胸腔积液引流、促进排痰,尽可能地改善患者的呼吸功能。

　　在麻醉准备和术中管理方面,考虑较为周全。对肺栓塞可能引发的风险有清晰认识,对术中血液保护措施的规划详细,包括凝血功能的维护、氧供的改善等,同时对患者的衰弱状态也有准确评估。术中对血流动力学波动的应对及时有效,通过超声心动图迅速明确原因并采取对症措施,保障了手术的顺利进行。

　　病例也存在一些细节上的不足,术前已经预测到肿瘤体积较大、切除时可能有剧烈的血流动力学波动,且患者合并症复杂、衰弱状态,代偿能力较差,应更早做好准备,与外科医师沟通缓慢切除肿瘤、在切除前进行适当扩容,避免肿瘤切除后血压显著下降,紧急进行经食管超声心动图检查,导致在处理上稍有延迟。除超声心动图外,还可以用 Flotrac、LiDCO 等其他高级血流动力学监测,有助于血管活性药物的选择和及时应用。

六、关键词（Keywords）

肺栓塞（pulmonary embolism）

老年患者（geriatric patient）

肿瘤细胞减灭术（cytoreductive surgery）

衰弱（frailty）

围术期经食管超声心动图（perioperative transesophageal echocardiography）

参考文献

[1] KONSTANTINIDES S V, MEYER G, BECATTINI C, et al. 2019 ESC Guidelines for the diagnosis and management of acute pulmonary embolism developed in collaboration with the European Respiratory Society (ERS) [J]. Eur Heart J, 2020,

41(4): 543-603.

[2] BARON D M, FRANCHINI M, GOOBIE S M, et al. Patient blood management during the COVID-19 pandemic: a narrative review [J]. Anaesthesia, 2020, 75(8): 1105-1113.

[3] MORLEY J E, MALMSTROM T K, MILLER D K. A simple frailty questionnaire (FRAIL) predicts outcomes in middle aged African Americans [J]. J Nutr Health Aging, 2012, 16(7): 601-608.

[4] GONG S, QIAN D, RIAZI S, et al. Association between the FRAIL scale and postoperative complications in older surgical patients: a systematic review and meta-analysis [J]. Anesth Analg, 2023, 136(2): 251-261.

[5] LEE H J, KIM Y J, WOO J H, et al. Preoperative frailty is an independent risk factor for postinduction hypotension in older patients undergoing noncardiac surgery: a retrospective cohort study [J]. J Gerontol A Biol Sci Med Sci, 2024, 79(1): glad229.

（李　旭　崔雀玄）

病例 2

合并多器官功能障碍的老年患者行人工股骨头置换术的麻醉管理

一、病例汇报（Case presentation）

患者，女性，73岁。

主诉：右侧髋部疼痛3天。

现病史：患者3天前摔伤（髋部着地）后出现右髋关节疼痛，活动受限，不能站立和行走，活动后疼痛加重，休息后可缓解。3天前于当地医院行X线检查示"右股骨颈骨折，右耻骨支、坐骨支骨折可能"，未采取治疗措施。患者此次于我院门诊就诊，拟行右侧人工股骨头置换术。

既往史：高血压，血压最高160/90mmHg，口服苯磺酸氨氯地平片，血压控制情况不详。10年前出现胸闷，具体诊断不详，后长期口服通心络胶囊，否认明确的冠心病病史。此次起病前日常活动量小，居家活动为主，大致生活自理。高脂血症10年余，口服阿托伐他汀钙片。肺腺癌10年，2程化疗，先后服用易瑞沙（吉非替尼）、阿伐替尼，现服用甲磺酸伏美替尼片靶向治疗。因右肾盂积水、右侧尿路梗阻行"右侧D-J管置入"，每间隔10个月更换一次D-J管，1个月前患者因结石粘连未行D-J管置换，拟后续手术治疗，目前因股骨颈骨折暂未行治疗。曾行右侧股骨内切开复位、内固定术、内固定取出术。

体格检查：身高156cm，体重50kg，BMI 20.5 kg/m^2。T 36.5℃，HR 66次/分，BP 130/85mmHg。发育正常，营养差，神志清晰，强迫卧位，恶病质面容，查体欠合作。气道评估：张口度3横指，余气道评估查体不配合。平车入室，右下肢外旋短缩畸形，右侧髋关节活动受限，左侧髋关节活动度良好，双下肢肌张力正常，髂腰肌、股四头肌、足背伸肌、踇背伸肌力查体不能配合。双下肢感觉对称正常。双下肢运动查体不能配合。右髋关节无肿胀、无青紫，周围皮肤完好无破损。右腹股沟区肿胀（－）、压痛（＋），右大粗隆叩痛（＋），右下肢轴向叩击痛（＋）。双侧足背动脉搏动有力。双侧肘关节、膝关节活动可。双侧生理反射正常引出，双侧Babinski征（－）、Hoffman征（－）。

双下肢测量：双下肢绝对长度：左 77cm，右 73cm；双下肢相对长度：左 86cm，右 83cm；双下肢周径：髌骨上极上 10cm：左 30cm，右 31cm；胫骨结节下 10cm：左 26cm，右 27cm。

辅助检查：血常规：WBC 5.62×10^9/L，NEUT% 84.4%↑，RBC 2.84×10^{12}/L↓，Hb 92g/L↓，Hct 27.0%↓，PLT 330×10^9/L↑；凝血功能：PT 12.8s↑，INR 1.12，Fbg 4.98g/L↑，D-Dimer 1.51mg/L FEU↑，APTT 24.3s，TT 15.6s；肝肾功能：Alb 31g/L↓，TBil 3.6μmol/L↓，Na 147mmol/L↑，Cl 116mmol/L↑，K 4.3mmol/L，Glu 5.6mmol/L，BUN 9.78mmol/L↑，hsCRP 26.51mg/L↑，ALT 85U/L↑，Cr（E）133 μmol/L↑。尿常规：WBC 500cells/μl↑，PRO 1.0g/L↑，BLD 80cells/μl↑，pH 6.0，SG 1.015，GLU（−），UBG 3.2μmol/L；心肌酶谱及 NT-proBNP：hscTnI 148ng/L↑，CK 33U/L，CK-MB-mass 0.9mg/L，NT-proBNP 4817pg/ml↑；超声心动图：室间隔基部增厚、升主动脉及主动脉窦部增宽、主动脉瓣及二尖瓣后叶瓣环退行性变、主动脉瓣血流速度增快、左心室舒张功能减低（Ⅰ级）。冠状动脉 CTA：右冠优势型：冠状动脉重度钙化；左主干钙化斑块，管腔轻度狭窄；前降支近段混合斑块，D2 段钙化斑块，管腔轻度狭窄，中度浅表肌桥；回旋支近段及钝缘支钙化斑块，管腔轻度狭窄；右冠状动脉全段钙化斑块，管腔轻度狭窄，后降支段混合斑块，管腔中度狭窄。超声心动图：所见心影增大，心包积液，主肺动脉干增宽；室壁厚度大致正常；二尖瓣及主动脉瓣钙化斑块，三尖瓣瓣膜未见明显赘生物。

术前诊断：右侧股骨颈骨折；右耻骨支、坐骨支骨折可能；右侧股骨干骨折史，右侧股骨干切开内固定术后，右侧股骨干内固定取出术后；严重骨质疏松；肺腺癌晚期；高血压病（1 级，高危）；高脂血症；右肾盂结石史，右肾积水，右肾 D-J 管置入术后；感染急性期，肺部感染可能，泌尿系感染可能；Ⅱ型心肌梗死可能。

拟行手术：右侧人工股骨头置换术（DePuy，Corail，Bipolar，陶 – 聚乙烯）。

拟行麻醉：椎管内麻醉 + 神经阻滞麻醉。

二、管理难点 / 临床挑战（Bullet points）

（1）患者目前肺部感染，围术期呼吸功能维持存在挑战，全身麻醉术后拔管脱机困难、术后肺部并发症风险高。

（2）患者心肌酶、NT-proBNP 升高合并轻度贫血，考虑心肌损伤，Ⅱ型心肌梗死可能，警惕围术期心脑血管恶性事件。

（3）患者因泌尿系结石留置 D-J 管，反复泌尿系感染，1 个月前更换 D-J 管失败，近期再次发热，警惕肾衰竭。

（4）患者目前肺部感染、泌尿系统感染急性期，警惕围术期感染性休克、多器官功能障碍。

三、讨论（Discussion）

1. 老年人髋部骨折发病率、预后及手术时机选择

髋部骨折常见于老年女性患者，65 岁及以上老年人的髋部骨折发生率在女性和男性分别为 957.3/10 万和 414.4/10 万，髋部骨折中年龄＞70 岁的老年患者占 75%。老年髋部骨折患者往往合并多种全身性疾病。最常见的并存疾病包括心血管疾病（35%）、呼吸系统疾病（14%）、脑血管疾病（13%）、糖尿病（9%）、恶性肿瘤（8%）和肾脏疾病（3%）。约 70% 患者为美国麻醉医师协会（ASA）分级 Ⅲ ~ Ⅳ 级。

由于并存疾病的存在，老年髋部骨折患者死亡风险比同龄人群高 3 倍。调查显示，该类患者住院期间死亡率为 2.3% ~ 13.9%，术后 6 个月死亡率增至 12% ~ 23%，男性患者高于女性，约 3/4 老年患者的死因与其并存疾病有关。转归不良的主要相关因素依次为高龄（＞90 岁）、器官储备功能下降、并存疾病及合并症多。老年髋部骨折患者术后死亡率比择期髋关节置换术高 6 ~ 15 倍。

98% 老年髋部骨折需要采用外科治疗，手术能改善患者的预后。采用非手术治疗者 30 天住院死亡率是采用手术治疗者的 2 倍。早期手术治疗（如入院 48 小时内实施手术）除可减轻患者疼痛外，还可降低术后并发症发生率和死亡率、改善术后自理能力。与入院 48 小时内手术相比，48 小时后手术者术后 30 天全因死亡率增加 41%，1 年全因死亡率增加 32%；患者手术拖延时间越长，住院死亡率越高；而在 48 小时内手术可降低术后死亡风险。此外，错过最佳手术时机也会导致肺部感染或深静脉血栓形成等并发症的风险明显增加。

2. 术前评估

（1）手术风险评估：预期手术创伤大，手术风险高危。

（2）麻醉风险评估：ASA 分级 Ⅲ 级，限期手术。

（3）心血管系统风险评估：床旁心电监护 BP 85 ~ 95/55 ~ 65mmHg，HR 67 次 / 分，SpO_2 100%@NC 3L/min。hscTnI 434ng/L→360ng/L，NT-proBNP 2369pg/ml→3079pg/ml。ECG：窦性心律，不正常心电图，房性期前收缩，左心室肥厚，心内科医师会诊考虑 Ⅱ 型心肌梗死可能（与感染、创伤、应激等因素相关）。NYHA 分级 Ⅲ 级；改良心脏风险指数（RCRI）3 个危险因素 [缺血性心脏病史、充血性心力衰竭史、慢性肾脏疾病（血肌酐＞176.8μmol/L）]，提示心因性死亡、非致死性心肌梗死、非致死性心搏骤停发生风险约 11%。

（4）肺部并发症风险评估：入院后发热，T_{max} 39℃，咳嗽、咳痰不明显，SpO_2 100%@NC 3L/min，WBC 7.92×10^9/L，NEUT% 83.3%↑，PCT 0.38ng/ml↑，ESR 121mm/h↑，嗜肺军团菌抗体 IgM 弱阳性。胸部 CT：双侧少量胸腔积液，多发斑片索条影较前增多。感染内科医师会诊考虑目前处于感染急性期，警惕感染性休克。ARISCAT 加泰罗尼亚外科患者呼吸风险评估 47 分（年龄 51 ~ 80 岁、术前 SpO_2 91% ~ 95%、近 1 个月有呼吸道感染、术前贫血、急诊手术），术后肺部并发症发生风险高（42.1%）。

（5）肾功能风险评估：泌尿外科医师会诊不除外泌尿系感染可能，Cr 133μmol/L，肾衰竭风险极高。

（6）认知功能评估：患者目前神志淡漠，定向力不完整，回答目前所在地为"现在在老家""现在是下午 3 点"，注意力、记忆力减退，100–7 不配合计算，未引出幻觉、妄想等精神病性症状。承认病史中"犯迷糊"表现，否认持续性情感活动异常体验。围术期谵妄风险高。

3. 麻醉预案

（1）麻醉方式：选择超声引导下腹股沟韧带上髂筋膜阻滞 + 椎管内麻醉，若椎管内麻醉失败，给予腰丛骶丛联合阻滞。

（2）连续动脉血压及内环境监测：在超声引导下进行桡动脉穿刺置管监测有创动脉压及血气。

（3）容量管理：维持生理需要量，依据每搏量变异度（PPV）及出血量，谨慎补液，警惕容量过负荷。

（4）心肌氧供氧耗平衡的维持及改善：Ⅱ型心肌梗死，严格容量管理、适当镇静、充分镇痛，以避免快心率、高血压导致的心肌氧耗增加。

（5）抗感染：继续头孢他啶抗感染治疗，围术期监测感染指标，及时调整抗生素。

（6）抗血栓：Caprini 血栓风险评估量表风险因素总分 10 分（年龄 73 岁、严重肺部疾病、卧床超过 72 小时、髋部骨折），风险等级极高危，深静脉血栓形成发生率 40% ~ 80%，死亡率 1% ~ 5%，推荐预防方案为药物预防加物理预防。因此，术前使用低分子量肝素 3000U qd 至术前 24 小时。

4. 麻醉诱导

选择腹股沟韧带上髂筋膜阻滞 + 椎管内麻醉。椎管内麻醉前，行腹股沟韧带上髂筋膜阻滞，既可减少摆体位的疼痛，又能用于术后镇痛。患者术前 PT 延长 0.4 秒，INR 及血小板正常，同时预计手术时间在 2 小时内，因此选择单次蛛网膜下腔阻滞麻醉，而不进行硬膜外置管。蛛网膜下腔阻滞麻醉前行腰椎超声扫查辅助椎管穿刺定位。药品选择及剂量：神经阻滞，0.33% 罗哌卡因 30ml；蛛网膜下腔阻滞麻醉，等比重 0.5% 罗哌卡因 14mg。

5. 麻醉维持

摆好手术体位，循环稳定后，泵注右美托咪定［$0.1 \sim 0.2\mu g/(kg \cdot h)$］镇静，心率逐渐降至低于 45 次 / 分时停止泵注。同时泵注去氧肾上腺素维持循环系统的稳定，使患者血压维持在 120/70mmHg，既保证患者各器官脏器有足够的血液供应，又不致术野出血过多。密切监测动脉血气（表 2-1），维持内环境、电解质稳定。

表 2-1　患者术中血气分析指标

时间	pH	Hct (%)	PCO$_2$ (mmHg)	BE (mmol/L)	Ca (mmol/L)	K (mmol/L)	Lac (mmol/L)	Glu (mmol/L)	HCO$_3^-$ (mmol/L)	THbc (g/L)
11：55	7.402	30.0	44.4	2.5	1.26	3.6	0.5	4.6	26.6	98
12：40	7.412	29.8	41.6	1.6	1.22	3.5	0.5	4.8	25.9	97

6. 术中管理

手术时间 1 小时 8 分钟，术中晶体液用量 700ml，出血 200ml，尿量 200ml，未输血。手术过程顺利，术后清醒状态，鼻导管吸氧送入 ICU。

7. 术后治疗与转归

术后第 2 天转回普通病房，继续抗感染、吸氧及心电监护，予依诺肝素钠（克赛）3000U qd 皮下注射并加用下肢气压泵预防血栓，铁剂治疗贫血。术后第 8 天出院，呼吸循环稳定，对于呼吸系统、泌尿系统感染，继续抗感染治疗。

四、病例总结（Take home message）

由于老年髋部骨折患者并存疾病和合并症较多，麻醉风险大且管理复杂，应进行严密的术前评估和积极的术前合并症处理。同时，对于麻醉方式的选择至关重要，仅以死亡率判断手术转归存在局限性，应根据对术后并发症、机体功能状态和健康相关生活质量的综合影响判断并选择合理的麻醉管理方式。对于术前存在肺部感染的患者，使用区域麻醉下尽快手术是有力措施。《中国老年髋部骨折患者麻醉及围术期管理指导意见》建议，对于术前合并症复杂的老龄髋部骨折患者如无禁忌，优先考虑椎管内麻醉，并在患者摆体位前实施患侧局部麻醉药髂筋膜阻滞。术中如需辅助镇静，可持续输注低剂量右美托咪定［$0.1 \sim 0.3\mu g/(kg \cdot h)$］。对于重症患者，术后建议直接转 ICU 进行监护治疗。

五、专家点评（Attending's comments）

老年髋部骨折患者常合并多系统疾病，及时的手术治疗对于良好的转归至关重要。对于术前合并症复杂的老年髋部骨折患者，麻醉方式的选择很重要，既要满足手术的需求，又要避免加重脏器的损伤。《中国老年髋部骨折患者麻醉及围术期管理指导意见》建议，无禁忌时优先考虑椎管内麻醉，其能降低术后心肺并发症、谵妄和认知功能障碍的发生率，缩短手术后住院时间。椎管内麻醉前行超声引导下的髂筋膜阻滞既能缓解摆放体位的疼痛，又可用于术后镇痛，也被指南推荐。对于老年患者，超声定位或实时引导能提高椎管内操作的准确性和成功率。术中输注低剂量右美托咪定，既保证术中镇静，同时减少术后谵妄的发生率，不过需警惕严重的心动过缓。同时，术中对于重要脏器的功能也要保护。如本例患者，术前存在肺炎、Ⅱ型心肌梗死、泌尿系统感染、术中未机械通气、鼻导管吸氧提高氧合、警惕容量过负荷、避免快心率高血压、避免低血压、未应用胶体液、进行血气监测等一系列措施，都在于保护心肺肾功能。无论采取哪种麻醉方式，术后均应密切监测患者生命体征，继续基础疾病的治疗。

六、关键词（Keywords）

髋部骨折（hip fracture）

老年患者（geriatric patients）

肺部并发症（pulmonary complications）

人工股骨头置换术（artifical femoral head replacement）

腹股沟韧带上髂筋膜阻滞（superior inguinal ligament iliac fascia block）

椎管内麻醉（intraspinal anesthesia）

参考文献

[1] 中华医学会麻醉学分会老年人麻醉学组，中华医学会麻醉学分会骨科麻醉学组. 中国老年髋部骨折患者麻醉及围术期管理指导意见［J］. 中华医学杂志，2017，97（12）：897-905.

[2] 中华医学会麻醉学分会老年人麻醉与围术期管理学组，国家老年疾病临床医学研究中心，国家老年麻醉联盟. 中国老年患者围术期麻醉管理指导意见（2020 版）［J］. 中华医学杂志，2020，100（34）：2645-2651.

（唐佳丽　李赛男）

病例 **3**

合并线粒体神经胃肠脑肌病患者行电子耳蜗植入术的麻醉管理

一、病例汇报（Case presentation）

患者，女性，24 岁。

主诉：感音神经性听力下降 2 年。

现病史：患者近 2 年双耳听力下降，进行性加重，右侧为重，偶有间断头痛。自幼消瘦，有习惯性腹胀、消化不良，无易疲劳，生长发育正常，无抽搐。否认心脏病病史。就诊当地医院诊断为突发聋，予糖皮质激素、营养神经等治疗，效果不佳。完善化验检查发现血糖高、脂肪肝；头颅 MRI 提示双基底节、丘脑、内外囊、幕上白质、脑桥、双小脑广泛异常信号，双侧大致对称，遗传代谢性疾病可能。行肌肉活检 Gomori 三色染色可见破碎样红纤维，行基因检测提示线粒体脑肌病（血 10 158T＞C 突变，1.3%，核基因 *TYMP* 杂合突变）。结合患者临床特征、常规生化检查及头颅 MRI 结果，考虑线粒体病、线粒体相关糖尿病的可能性，进一步肌肉活检、基因检测明确诊断线粒体神经胃肠脑肌病（MNGIE），为行手术治疗入院。

既往史：4 年前发现糖尿病、脂肪肝和甲状腺乳头状癌（外院已行手术治疗）。

体格检查：身高 156cm，体重 39kg，BMI 16.03kg/m^2。T 36.9℃，P 91 次 / 分，RR 17 次 / 分，BP 114/86mmHg，SpO$_2$ 100%。消瘦，神清语利，双眼睑无明显下垂，眼动各方向欠到边，未引出复视，双耳听力差，四肢肌力 5 级，下肢反射未引出，双膝以下针刺觉减退，音叉觉减退，温度觉减退，病理征（–），步态正常。共济运动正常。心肺功能检查未见明显异常。腹软，无压痛、反跳痛及肌紧张。耳鼻喉专科查体：双侧外耳道通畅，鼓膜完整，标志清。

辅助检查：颞骨薄扫 CT（冠状位和轴位）颞骨薄扫未见明显异常。双侧听性脑干反应 95dBnHL 未引出波形，畸变产物耳声发射双侧各频率未引出。纯音测听提示双侧极重度聋，现双耳配戴助听器，适配不佳。

入院诊断：感音神经性听力下降（双侧，极重度）；线粒体脑肌病，线粒体神经胃肠脑肌病，线粒体相关糖尿病；脂肪肝。

拟行手术：右侧人工耳蜗植入术。

拟行麻醉：全身麻醉。

二、管理难点 / 临床挑战（Bullet points）

（1）罕见病且复杂病史与多系统受累，反流误吸风险高。

（2）术中内环境紊乱风险高。

（3）麻醉药物应用经验有限。

（4）体温管理的严格要求。

三、讨论（Discussion）

线粒体脑肌病（ME）是一组少见的线粒体结构和 / 或功能异常导致的以脑和肌肉受累为主的多系统疾病。由于线粒体 DNA 或核 DNA 缺陷，引起 ATP 合成功能障碍，导致能量来源不足。ATP 的生成缺陷几乎累及任何系统或器官，尤其是能量需求旺盛的器官和组织，如脑、心、肾、眼、耳、肌肉、胃肠道等。由于电子呼吸链异常，反应性活性氧生成增多；由于能量代谢异常，糖酵解增多，乳酸生成增加，甚至导致乳酸酸中毒。ME 可分为以下 4 种亚型：① ME 伴高乳酸血症及卒中样发作。②肌阵挛性癫痫伴破碎红纤维。③ Keams-Sayre 综合征。④ MNGIE。其中 MNGIE 是常染色体隐性遗传病，大多数患者以胃肠道和神经症状为特征，包括导致营养不良和恶病质的胃肠道运动障碍、周围神经病变、骨骼肌疾病、进行性外眼麻痹及上睑下垂等，头颅 MRI 检查通常显示白质脑病。本例患者符合 MNGIE 诊断，其耳蜗病变也与 ME 相关，这是由于耳蜗外毛细胞代谢活跃、具有高度的能量依赖性、易受到线粒体突变负荷的影响。外毛细胞是耳蜗放大器的细胞基础，其功能有赖于血管纹细胞提供正常的耳蜗内电位，而血管纹细胞本身也具有高代谢活性，含有丰富的钠 - 钾 -ATP 酶。因此，线粒体功能障碍引起的 ATP 水平下降会导致外毛细胞和血管纹细胞的离子失衡，最终造成细胞损伤甚至死亡，引起耳蜗病变，患者表现为感音神经性听力下降。

本例患者入室后行常规心电监测和 BIS 监测，BP 118/82mmHg，HR 81 次 / 分，SpO_2 100%，BIS 值 97。开放外周静脉通路，充分预氧合。快速顺序诱导插管过程顺利，接麻醉机行机械通气。麻醉诱导药物：咪达唑仑 1mg、芬太尼 100μg、利多卡因 50mg、丙泊酚 100mg、昂丹司琼 4mg、罗库溴铵 40mg。机械通气参数：TV 7ml/kg，通气频率 14 次 / 分，吸呼比 1：2，FiO_2 40%，气道峰值压力 12cmH₂O（1cmH₂O=

0.098kPa），维持 SpO_2 98% ~ 100%，$P_{ET}CO_2$ 35 ~ 45mmHg。术中静脉泵注去氧肾上腺素 1mg/h，维持 BP 120 ~ 140mmHg/70 ~ 90mmHg，HR 70 ~ 80 次 / 分。麻醉维持：吸入 2.5% 七氟烷，静脉泵注瑞芬太尼 0.05 ~ 0.20μg/（kg·min）。奥布卡因凝胶充分润滑下右侧鼻孔置入鼻咽温探头监测体温，设置输液加温器温度 38℃，术中维持鼻咽温 36.9 ~ 37.5℃。左侧桡动脉穿刺置管监测有创动脉压（ABP）；分别于手术开始前、术中和手术结束即刻行动脉血气分析（表 3-1），术中内环境稳定。手术时间 3 小时，麻醉时间 3.5 小时。术中输注 5% 葡萄糖盐溶液 100ml、0.9% NaCl 溶液 900ml，出血量 5ml。

表 3-1　患者围术期血气分析重要指标结果

	术前	术中	术后
pH	7.408	7.408	7.404
K（mmol/L）	3.74	3.74	4.04
Lac（mmol/L）	1.3	1.4	1.6
Glu（mmol/L）	5.29	5.80	7.21
BE（mmol/L）	−2.8	−3.0	−3.5
THbc（g/L）	125	124	122
Hct（%）	38	38	37

注：Lac，乳酸；Glu，葡萄糖；BE，碱剩余；THbc，总血红蛋白；Hct，血细胞比容。

手术结束停止麻醉药物输注，静脉注射舒更葡糖钠 100mg 拮抗肌松，2 分钟后恢复自主呼吸，BIS 值 81，可唤醒。RR 13 次 / 分，TV 410ml，非吸氧状态下 SpO_2 100%，吸痰后拔除气管导管，拔管后 ABP 122/79mmHg，HR 83 次 / 分，BIS 值 91，SpO_2 100%。拔除左侧桡动脉导管切换无创血压监测，按压穿刺点 10 分钟后送入恢复室，吸氧监护观察 20 分钟后安返病房。术后第 1、第 3 和第 5 天随访患者，未见呼吸困难、肌力下降、运动和感觉异常发生，术后血糖、酸碱及电解质平衡稳定。术后第 7 天出院，后续我院临床营养科、神经内科、耳鼻喉科随诊。

本例患者的麻醉和围术期管理需要注意以下几个方面。

1. 气道管理与麻醉方式选择

本例患者拟行电子耳蜗植入术，应在保证充分禁食水时间下采取全身麻醉，考虑大多数 MNGIE 患者可能会出现胃肠道症状，如胃食管反流、恶心和呕吐等，因此重要的是应对反流误吸采取预防措施，包括全身麻醉时进行快速顺序诱导，术中使用预防恶心呕吐药物如昂丹司琼。Humeidan 等认为，ME 患者与其他外科患者的气管拔管指征基本相同，但 ME 患者临床表现广泛，存在对神经肌肉阻滞剂和其他麻醉药物敏感的可能性，必须警惕 ME 患者的残余药物作用、术中酸中毒的发生、电解质紊乱和神经系统损害。因此，本例患者在术毕使用舒更葡糖钠作为肌松药物的拮抗剂，确保术后无残余肌松作用，保证术后安全。

2. 麻醉药物选择

目前关于恶性高热（MH）和 ME 之间的关联尚存在争议。有使用琥珀胆碱后MELAS 综合征（线粒体脑肌病伴高乳酸血症和脑卒中样发作）患儿发生 MH 的个案报道，因此，有研究建议 ME 患者避免使用 MH 触发剂琥珀胆碱，同时降低 ME 患者围术期高钾血症的风险。Gurrieri 等关于 ME 患者麻醉与围术期管理的案例系列中，14 例患者使用了吸入性麻醉药，3 例患者使用了静脉麻醉药丙泊酚，均未发生任何意外。然而，有研究表明输注丙泊酚会导致酸中毒风险增加，存在引起线粒体功能障碍的潜在风险。因为丙泊酚通过诱导丙二酰基肉碱的升高而损害线粒体电子传递链，丙二酰基肉碱随后抑制肉碱棕榈酰转移酶 –1，从而限制线粒体长链脂肪酸的运输。此外，丙泊酚还可抑制呼吸链复合体 II 水平，导致 C5– 酰基肉碱水平增加，使线粒体ATP 生成进一步减少。丙泊酚的这些线粒体效应是引起丙泊酚输注综合征的原因，长时间输注会导致包括乳酸酸中毒、心肌功能障碍和肾衰竭等不良后果。因此，本例患者采用丙泊酚单次快速顺序诱导，术中吸入七氟烷维持麻醉直至手术结束，降低患者围术期乳酸酸中毒的可能性。

3. 术中体温监测和体温保护

ME 患者术中行鼻咽温监测，围术期维持正常体温以避免与低温寒战相关的氧耗增加，防止线粒体 ATP 进一步消耗，同时排除 MH 的可能性。术中积极使用加温治疗，如加温毯、加温输液仪等，做好体温保护。ME 患者围术期体温保护对线粒体代谢具有积极作用。通过维持适当的体温，可以维护线粒体功能，促进细胞内能量代谢，减轻线粒体损伤，有利于患者麻醉恢复。

4. 围术期酸碱代谢平衡

ME 患者围术期容易出现严重的电解质紊乱，如乳酸酸中毒、血糖异常、低钾血症或高钾血症等，因此术中有创动脉监测进行血气分析保证围术期酸碱代谢平衡是明智的。乳酸酸中毒可能与 HE 有关，特别是与禁食和运动有关，并可能加剧由于肝肾功能障碍引起的代谢性酸中毒，术中应避免缺氧和低血压。在液体管理方面，术中使用葡萄糖盐溶液、醋酸盐林格液和碳酸氢钠林格液的报道均存在，没有明确的建议，但应避免使用乳酸盐，防止乳酸生成增加。研究显示，糖尿病是 ME 患者最常见的并发症之一，少量葡萄糖输注可能有助于避免禁食后的酸中毒，同时预防低血糖和分解代谢，以应对手术应激且围术期给予含葡萄糖的液体已被用作预防术后恶心呕吐（PONV）的非药物措施。术中应动态监测血糖，必要时及时处理，防止术中高血糖的发生。

四、病例总结（Take home message）

本例为罕见病患者的围术期麻醉管理，既往多系统受累增加麻醉管理的难度。麻醉医师需要全面了解患者的病史，进行详细的术前评估，制订个性化的麻醉计划。特别需要注意的是，MNGIE 患者可能会有胃食管反流、恶心、呕吐等胃肠道症状，增加麻醉诱导期反流误吸的风险。

此外，患者围术期易出现代谢紊乱，如乳酸酸中毒、血糖异常和电解质紊乱。术中需密切监测患者的生命体征，包括血糖水平、电解质浓度和血气分析。合理选择和管理输液，避免使用含乳酸的液体，防止乳酸生成增加。术中考虑建立有创动脉监测并进行动态血气分析，以保证围术期酸碱代谢平衡。在麻醉药物选择上，应避免使用可能触发 MH 的琥珀胆碱，因为有个案报道显示，其使用后可导致 MH。丙泊酚虽然被广泛使用，但在 MNGIE 患者中可能增加酸中毒风险。本例采用丙泊酚进行快速顺序诱导，术中维持使用七氟烷吸入麻醉，以降低围术期乳酸酸中毒的可能性。同时，术毕使用舒更葡糖钠拮抗肌松药物，确保术后无残余肌松作用，保障术后安全。术中体温管理对 MNGIE 患者尤为重要。低温寒战会增加氧耗，进一步加剧线粒体 ATP 消耗，导致能量供应不足。因此，术中行鼻咽温监测，围术期维持正常体温，使用加温毯、加温输液仪等措施，确保患者体温稳定。通过维持适当的体温，可以保护线粒体功能，促进细胞内能量代谢，减轻线粒体损伤，有助于患者术后的恢复。

五、专家点评（Attending's comments）

ME 作为一种罕见病，通常由于其独特的临床表现和复杂的病因机制而具有挑战性，目前针对该病的研究报道不多，局限于个案报道，临床麻醉经验有限。因此，围术期采取多学科协作的诊疗模式显得尤为重要。针对本例患者，临床营养科、神经内科、耳鼻喉科、麻醉科及手术室的密切合作可以实现更全面、系统和有效的患者管理。作为麻醉医师，在密切监测患者生命体征、确保手术过程安全性的同时，更需要根据 MNGIE 患者的病情制订特殊的麻醉方案，预防反流误吸和 PONV 等胃肠相关症状的发生，同时避免使用可能影响线粒体功能的药物，确保术中体温、血糖、酸碱和电解质平衡的稳定，避免代谢应激，以保持病变线粒体的能量产生。

本例为 1 名 24 岁的女性患者因双侧极重度感音神经性听力下降入院。患者既往病史复杂，包括糖尿病、脂肪肝及甲状腺乳头状癌史并确诊为 MNGIE，拟行全身麻醉下右侧人工耳蜗植入术，麻醉计划采用丙泊酚、罗库溴铵、芬太尼快速顺序诱导，术中采用七氟烷吸入麻醉和静脉泵注瑞芬太尼维持麻醉，并使用舒更葡糖钠拮抗肌松药物。术中和术后患者生命体征稳定，无并发症发生。术后第 7 天出院，后续随访无异常。麻醉管理的重点包括预防反流误吸、选择适当的麻醉药物、维持术中体温、监测和管理围术期代谢平衡等。整个手术过程依靠多学科团队的协作，确保患者的安全和术后良好恢复。

六、关键词（Keywords）

线粒体脑肌病（mitochondrial encephalomyopathy，ME）

线粒体神经胃肠脑肌病（mitochondrial neurogastrointestinal encephalomyopathy，MNGIE）

感音神经性听力下降（sensorineural hearing loss）

电子耳蜗植入术（cochlear implantation）

乳酸酸中毒（lactic acidosis）

丙泊酚输注综合征（propofol infusion syndrome）

参考文献

[1] GAUTHERON J, LIMA L, AKINCI B, et al. Loss of thymidine phosphorylase activity disrupts adipocyte differentiation and induces insulin-resistant lipoatrophic diabetes [J]. BMC Med, 2022, 20(1): 95.

[2] HUMEIDAN M L, DALIA J, TRAETOW W D. Anesthetic considerations for renal transplant surgery in patients with mitochondrial myopathy, encephalopathy, lactic acidosis, and stroke-like episodes syndrome: a case report [J]. J Clin Anesth, 2016, 34: 344-347.

[3] SOLIMAN O M, HERDAN R, MOSTAFA M F. The effect of timing and dosing of 5% and 10% dextrose versus saline on postoperative nausea and vomiting in high-risk women following ambulatory surgeries: a randomized double-blind controlled trial [J]. Minerva Anestesiol, 2022, 88(9): 650-659.

（兰　岭　陈皓天）

病例 4

巨大盆腹腔肿物患者行肿物切除术的麻醉管理

一、病例汇报（Case presentation）

患者，女性，46岁。

主诉： 发现腹部包块进行性增大1年余，右上腹痛2个月。

现病史： 患者1年前自行发现下腹部包块，直径约8cm，无明显不适，就诊于外院行结肠镜检查提示"脐疝"，未予进一步处理，后腹部包块渐增大。2个月前患者手提重物后出现右上腹疼痛，VAS评分8~9分，疼痛持续不缓解，就诊于外院，查腹部CT提示：腹腔巨大占位16cm×11cm，肝右叶13cm低密度影。1周前患者因腹痛、食欲差、乏力就诊于我院急诊，行静脉营养支持治疗。后患者就诊于我院门诊，完善腹部增强CT+三维重建，结果提示：下腹部-盆腔内浅分叶状囊实性占位，病变最大横截面约为14.6cm×9.2cm，恶性可能；肝内多发片状低密度影，增强后动脉期边缘明显强化，并可见多发明显强化血管影。门脉期及延迟期强化仍较高，较大者中心多发囊变区，最大横截面约为18.2cm×12.8cm，不除外转移可能。考虑患者腹腔内原发恶性肿瘤可能性大，肝病灶来源为腹腔肿瘤转移，因患者腹痛明显，建议手术同期处理两处病灶。自起病以来，患者精神、睡眠及饮食欠佳，大小便无特殊，近1个月体重下降10kg。

既往史： 否认高血压、冠心病、糖尿病等慢性病史，否认肝炎、结核、伤寒、疟疾等传染病史，否认重大手术、外伤及输血史。

个人史： 否认药物、食物过敏史。预防接种史不详。

体格检查： 身高158cm，体重45kg，BMI 18.03kg/m²。T 36.2℃，P 105次/分，RR 20次/分，BP 114/77mmHg，SpO_2 100%。神志清，自主体位，皮肤黏膜无黄染，未见肝掌、蜘蛛痣，浅表淋巴结未触及肿大。右上腹及下腹正中可见两处包块轮廓突出腹壁，无腹壁静脉曲张。腹软，下腹正中可触及质韧包块，直径约16cm，按之无痛，活动度可；右肋下可及质韧包块，直径约20cm，压痛（＋），Murphy征无法查得。腹部叩诊鼓音，移动性浊音（–），肠鸣音 3 次 / 分。气道评估无特殊情况。

辅助检查：腹盆增强 CT + 三维重建：下腹部 – 盆腔内浅分叶状囊实性占位，病变最大横截面约为 14.6cm×9.2cm，边界尚清。肝内多发片状低密度影，较大者中心多发囊变区，最大横截面约为 18.2cm×12.8cm。诊断意见：下腹部 – 盆腔内浅分叶状囊实性占位，恶性可能；肝内多发富血供占位、部分伴囊变坏死，恶性病变可能，不除外转移。血常规：WBC $4.76×10^9$/L，NEUT% 65.5%，Hb 76g/L；粪便常规、潜血：OB（+）；肝肾功能：GGT 178U/L，ALP 155U/L，AST 59U/L，LDH 363U/L，ChE 3.8kU/L，PA 119mg/L，ALT 45U/L；CEA、CA19-9、CA242、CA72-4、AFP 结果均（–）。心电图：正常。超声心动图：卵圆孔未闭（左向右分流），分流束宽约 3mm。胸片：心肺膈未见明确异常。

术前诊断：腹腔 – 盆腔占位，恶性肿瘤可能性大；肝占位，恶性肿瘤转移可能性大；中度贫血；卵圆孔未闭。

拟行手术：剖腹探查，腹 – 盆腔肿物切除术 + 肝肿物切除术，备肝肿物开窗减压术。

拟行麻醉：全身麻醉。

二、管理难点 / 临床挑战（Bullet points）

（1）手术方式：待确定，手术时间长，手术创伤大，出血风险高。

（2）麻醉方面：患者营养不良，高腹内压，反流误吸风险增加。术中可能发生失血性休克、弥散性血管内凝血（DIC）、输血相关并发症、血栓栓塞等情况。

（3）术后方面：可能存在脱机拔管困难、出血、感染、肝衰竭、多器官功能障碍综合征等，预后不佳。

三、讨论（Discussion）

1. 相关病理生理及应对措施

盆腹腔巨大肿物可能引起腹腔间隔室综合征，即引起腹腔内器官和相关腹腔外器官系统功能损害的一种临床综合征。可能引发腹内压升高、少尿、肺动脉高压、平均气道压升高、低氧血症、心输出量减少、低血压、酸中毒等。腹内压升高压迫下腔静脉和门静脉，回心血量减少；血管受压，静脉回流受阻等均可使 CVP 升高，因此 CVP 不作为可靠监测指标。术前适当扩容，术中采用 Flotrac 监测 ABP、CO、SV 更为准确、合适，有利于维持血流动力学及内环境稳定。患者术前合并有贫血、营养不良，使其可能对常规诱导剂量的麻醉药物耐受性差。患者术中为仰卧位，全身麻醉中神经肌肉松弛剂的应用可能加剧肿物对腹腔大血管的压迫，进而引起呼吸和血流动力学指标的骤变，需严密监测，及时处理。患者因切除肿物后腹内压降低，使腹腔脏器受压而闭塞的血管床开放，需警惕脏器再灌注损伤的发生。

血液保护：对于中度贫血患者，术前应积极扩充血容量，进行输血治疗。术中应用止血药，外科团队谨慎操作，尽量减少出血。采用成分输血，严格把握输血指征，节约血制品。恶性肿瘤患者是否使用自体血回输一直存在争议，传统观念认为肿瘤细胞随着血液回输易导致患者肿瘤复发和转移。新近研究发现，肿瘤患者术中可以使用自体血回输，没有明确证据表明这一操作会引发肿瘤转移或影响患者的远期生存。凝血功能也需重点关注，大量输液输血可导致稀释性凝血病；手术时间长，患者低体温，会引起凝血因子活力下降；若发生失血性休克或酸中毒，凝血酶生成延迟；大量凝血物质消耗，会引起创伤性凝血病，最终发展为 DIC。

2. 术前评估

中年女性，ASA 分级 Ⅲ 级。气道方面：Mallampati 分级 Ⅰ 级，张口度、甲颏距、头颈活动度可，无松动牙齿。既往史无特殊，心肺功能尚可。营养不良，BMI 18.03kg/m^2，PICC 无法置入。中度贫血，输血治疗后，Hb 87g/L。拟行手术：剖腹探查，腹 - 盆腔肿物切除术 + 肝肿物切除术，备肝肿物开窗减压术。盆腹腔 2 枚巨大肿物，与周围大血管及腹腔脏器关系密切，恶性可能性高，手术创伤大，出血风险高。血型 O +，血库备血仅有 4U 红细胞。

3. 麻醉预案

术前行多学科会诊讨论评估手术风险，充分交代围术期风险，包括手术相关出血、休克、周围神经器官损伤风险，围术期心脑血管意外导致急性冠脉综合征、恶性心律失常、严重心功能不全、脑梗死、脑出血风险，肝功能恶化、肝衰竭风险，围术期深静脉血栓形成、肺栓塞、猝死风险，围术期气道保护能力下降，导致咳痰无力、吸入性肺炎、肺部感染、急性呼吸窘迫综合征、脱机拔管困难等。术后返 ICU。术前积极纠正贫血，改善营养条件，按需补液，避免容量不足。加用抑酸药物，预防反流误吸。加强呼吸功能锻炼。循环方面：采用动脉、中心静脉穿刺置管；术中 Flotrac 监测，严密监测血气，必要时行血栓弹力图检测；适当扩容，目标导向液体管理，维持循环、内环境稳定；备多种血管活性药，阿托品、麻黄碱、去氧肾上腺素、去甲肾上腺素等；血液保护。呼吸方面：严密监测相关指标；高度警惕栓塞事件，必要时完善 CT 肺动脉造影；快速序贯诱导，压迫环状软骨，谨防反流误吸。术中 BIS 监测，体温监测，体表加温，输血输液加温。建立两路外周静脉通路。

4. 麻醉诱导

患者入室 BP 108/60mmHg，HR 70 次 / 分，SpO_2 99%。开放左上肢外周静脉通路，面罩吸氧，诱导药物给予咪达唑仑 1.5mg、地塞米松 5mg、利多卡因 30mg、依托咪酯 10mg、舒芬太尼 10μg、罗库溴铵 40mg，待药物充分起效后，经口可视喉镜下，管芯辅助置入 7.0# 普通气管导管，过程顺利，Cormack-Lehane 分级 I 级，一次成功，置管深度 22.0cm，确认导管位置合适后固定气管导管。桡动脉、颈内静脉穿刺置管，开放右侧外周静脉通路，胃管置入。静脉给予抗生素、奥美拉唑。

5. 麻醉维持

静吸复合维持麻醉，吸入七氟烷 1.0MAC，泵注瑞芬太尼和右美托咪定，间断追加罗库溴铵、舒芬太尼，维持 BIS 在 40～60。术中密切监测 ABP、CO、SV、血气（表 4-1），维持内环境、电解质稳定。循环不稳定时给予去甲肾上腺素 [0.05μg/（kg·min），后减停]，去氧肾上腺素或麻黄碱，维持血流动力学在正常范围。

表 4-1　患者术中血气分析

	术前 08：45	术中 10：35	术中 11：55	术末 13：10
pH	7.390	7.355	7.396	7.392
Hct（%）	32	29	22	30
$PaCO_2$（mmHg）	34.2	38.4	32.7	33.2
PaO_2（mmHg）	256.0	191.4	244.9	260.9
Ca（mmol/L）	1.24	1.10	1.12	1.09
K（mmol/L）	4.18	4.30	4.10	4.24
Na（mmol/L）	135.8	135.9	135.7	134.3
Lac（mmol/L）	1.1	0.9	1.1	1.6
BE（mmol/L）	−2.8	−2.9	−3.4	−3.2
BEecf（mmol/L）	−4.3	−4.1	−4.8	−4.7
SO_2（%）	99.3	98.9	98.0	99.0
Hb（g/L）	105	96	75	101

6. 术中管理

手术时间 5.5 小时，引出腹水 800ml，肝肿物囊液 3000ml，肝门阻断 5 分钟，出血 1500ml，尿量 1000ml，输注晶体液 3900ml、胶体液 500ml、红细胞 8U、血浆 400ml。手术过程顺利，生命体征平稳，手术结束后带气管插管、桡动脉置管、中心静脉置管、胃管、尿管、引流管返 ICU。手术名称：腹膜后肿物切除，右肝三叶加左肝肿物切除，十二指肠 3、4 段切除 + 肠管吻合。

7. 术后治疗与转归

术毕当日于 ICU 输注血浆 800ml，脱机拔管顺利。术后第 2 天由 ICU 安返肝外科病房，给予抗感染、抑酸、抑酶、保肝、补液、补蛋白等治疗，输注红细胞和血浆。术后第 3 天胃管引流 500ml 血性液体，伴有休克表现。予胃管输注凝血酶冻干粉，静脉输注人纤维蛋白原、人凝血酶原复合物、红细胞和血浆，考虑可能存在吻合口出血。胆红素进行性升高，肝管扩张，考虑梗阻性黄疸，术后第 7 天于介入科行 PTCD 手术。逐渐恢复良好，可下地活动，进食，逐步拔除胃管、引流管、D-J 管，术后第 22 天拆线出院。病理回报：（腹膜后肿物）胃肠道间质瘤，（肝肿物）肝组织中多灶肿瘤结节。后期患者行基因检测示 *KIT* 11 号外显子框内缺失突变，于肿瘤内科就诊，口服甲磺酸伊马替尼治疗，后改为舒尼替尼治疗。

四、病例总结（Take home message）

患者中年女性，盆腹腔有 2 枚巨大肿物，盆腔内肿物约 14.6cm×9.2cm，肝内肿物约 18.2cm×12.8cm，且肿物与周围血管及重要脏器关系密切，手术难度大，肿物剥离困难，手术时间长，出血风险高，血制品储备不足，术中易发生失血性休克、心律失常、DIC、栓塞等情况。术后感染、肝功能恶化、多器官功能衰竭、脱机拔管困难等可能性高。术前与外科、ICU、输血科、护士、患者及家属积极沟通，充分交代围术期风险，做好预案，备好有创监测设备及多种血管活性药。患者营养不良，合并中度贫血、卵圆孔未闭，术前积极纠正贫血，改善营养条件，按需补液、输血治疗，避免容量不足。患者可能对常规剂量的麻醉药物耐受性差，用药需谨慎。高腹内压使得患者在麻醉诱导期极易发生胃食管反流，术前严格禁食水，使用抑酸药物，头高足低位下行快速序贯诱导，压迫环状软骨，防止反流误吸。肿物切除后，腹内压骤降，可能面临循环及呼吸的剧烈波动，需与外科医师保持沟通，了解手术进展，积极应对。术中严密监测血流动力学指标、体温及麻醉深度，采用目标导向液体管理，注重血液保护，尤其在血制品稀缺时，严格把握输血指征，保证重要器官灌注，维持内环境稳定，关注凝血功能，注意体温保护。术后返 ICU，加强监护，给予抗感染、抑酸、抑酶、保肝、扩容等对症支持治疗。

五、专家点评（Attending's comments）

对于巨大盆腹腔肿瘤手术患者的麻醉管理，极其考验麻醉医师的综合管理能力。

出血是此类手术最大风险，因此术前与相关科室的讨论与沟通极为重要，如有可能应提前干预，如术前行介入栓塞，术中球囊阻断等方法。术前的血液准备也很重要，如条件允许可行术前自体血储存；术前急性等容性血液稀释，能够减少围术期成分输血，对凝血功能影响小，且血液稀释技术可使血液黏滞度下降，脑微循环得到更为均衡的灌注，减少脑组织的缺血缺氧性损伤，相较于其他类型血制品／代血制品更符合生理需求。本例患者由于术前已出现贫血，故不适用。术中可行控制性降压，在保证重要脏器氧供情况下，采用降压药物与技术等方法，将 MAP 降至基础血压的 70%，或将 MAP 降至 50～65mmHg，使术野出血量减少。此类患者因腹压升高、膈肌上抬，有不同程度的肺部受压、局限性肺功能损害和呼吸困难，平卧位更甚。腹腔血管受压扭曲，心脏受膈肌影响转位，回心血流不畅，尤其是在术中探查、切除肿物时可能出现循环不稳定，应关注并及时与术者沟通，调整血管活性药物。患者通常病程较长，全身情况差，具有多个系统的多种并发症，且手术切除范围大、术时长、出血多，患者耐受手术和麻醉的能力降低，因此术前应尽可能纠正发热、贫血、电解质紊乱、低蛋白血症、引流胸腔积液和腹水，改善呼吸状况，提高手术耐受性。术中输血补液应注意速度和总量，避免诱发急性心力衰竭和肺水肿。

六、关键词（Keywords）

腹腔间隔室综合征（abdominal compartment syndrome）
失血性休克（hemorrhagic shock）

参考文献

[1] 刘华琴，周肖肖，岳之峰，等. 罕见腹腔巨大肿物患者剖腹探查术麻醉处理 1 例 [J]. 中华麻醉学杂志，2019，39（12）：1533-1534.

[2] SHANDER A, HARDY J F, OZAWA S, et al. A global definition of patient blood management [J]. Anesth Analg, 2022, 135(3): 476-488.

[3] ZAW A S, KANTHARAJANNA S B, KUMARN. Is autologous salvaged blood a viable option for patient blood management in oncologic surgery? [J]. Transfus Med Rev, 2017, 31(1): 56-61.

（成文聪　宫瑞松）

病例 5

卵巢癌术后急性肠梗阻患者行剖腹探查术的麻醉管理

一、病例汇报（Case presentation）

患者，女性，55 岁。

主诉：卵巢癌术后 2 年复发，停止排气排便 15 天。

现病史：患者 2 年前查体发现盆腔肿物，完善相关检查考虑卵巢恶性肿瘤，伴直肠子宫陷凹、子宫前表面、部分肠道表面、大网膜、肠系膜、肝右叶被膜下多发种植转移。遂行肿瘤细胞减灭术（全子宫双附件切除术＋生殖动静脉高位结扎＋大网膜切除＋盆腔淋巴结切除＋腹主动脉旁淋巴结切除＋骶前淋巴结切除＋盆腹腔转移瘤切除＋盆腹腔粘连松解术），术后病理回报浆液性交界性肿瘤，术后规律 6 程化疗。2 个月前无明显诱因出现腹泻，呈水样便，给予止泻、肠道菌群药物等对症治疗后腹泻好转，但腹胀逐渐加重，有少量排气、排便。2 周前进食牛奶后出现恶心、呕吐，呕吐物为胃内容物，伴全腹阵发性绞痛，伴排气、排便停止。腹平片提示多发液气平，考虑肠梗阻，急诊对症治疗未见明显好转；完善胸腹盆增强 CT 见阴道残端结节状软组织密度影，邻近乙状结肠及直肠肠壁增厚，增强扫描轻度强化，周围多发渗出、积液及多发小淋巴结，不除外肿瘤复发累及邻近肠管，继发近段结肠扩张、肠腔内多发内容物。肠梗阻内科治疗效果不佳，为行进一步治疗住院。

既往史：高血压（1 级）1 年，BP_{max} 140/90mmHg，口服氯沙坦钾片 50mg qd，血压控制在 130/80mmHg 左右。3 年前因频发室性期前收缩行射频消融术（RVOT 来源）。2 年前诊断为带状疱疹。

体格检查：身高 163cm，体重 69kg，BMI 26.0kg/m^2。P 76 次/分，BP 148/96mmHg，RR 18 次/分，SpO$_2$ 99%。神志清，对答切题。听诊双肺呼吸音清，未闻及干湿啰音及胸膜摩擦音。心律齐，各瓣膜听诊区未闻及病理性杂音。腹部膨隆，脐周压痛，无反跳痛，肠鸣音弱。气道评估未见明显异常。

辅助检查：血常规：WBC 5.72×10^9/L，NEUT% 78.9%，RBC 4.10×10^{12}/L，Hb

114g/L↓，PLT 237×10⁹/L；血生化：Alb 37g/L，BUN 5.75mmol/L，ALT 53U/L，Cr 48μmol/L，K 4.3mmol/L（术前顽固性低钾血症，经静脉和胃管持续补钾，血钾水平变化：3.0mmol/L→2.9mmol/L→2.8mmol/L→3.1mmol/L→4.3mmol/L），Na 131mmol/L↓，Cl 98mmol/L↓，Ca 2.21mmol/L；ECG：大致正常；胸部CT：大致正常；下肢DVT（-）。

术前诊断：卵巢低级别浆液性癌ⅢC期复发，急性闭袢性肠梗阻；频发室性期前收缩史，经右股静脉行射频消融术后（RVOT来源）；高血压。

拟行手术：再次肿瘤细胞减灭术，备肠切除、肠吻合、肠造瘘。

拟行麻醉：全身麻醉。

二、管理难点 / 临床挑战（Bullet points）

（1）腹内高压综合征的管理。

（2）感染性休克的管理。

（3）术中容量的管理。

三、讨论（Discussion）

1. 术前评估

（1）ASA分级：Ⅳ级。

（2）饱胃处理：虽然已给予禁食禁水和胃肠减压，但是术前患者肠梗阻严重，伴恶心、呕吐，反流误吸高风险，麻醉诱导按饱胃处理。

（3）合并症：患者合并高血压和频发室性期前收缩病史，评估患者近期是否有室性心律失常发生，注意围术期恶性心律失常发生。

（4）低钾血症：患者术前顽固性低钾血症，经静脉和胃管补钾，术前血钾正常，应注意维持围术期血钾水平。

（5）腹腔内高压：术前有腹痛、腹胀症状，合并大量腹水和尿量减少（平均尿量750ml/d）；警惕腹腔间隔室综合征发生。

（6）容量评估：预估肠梗阻的液体缺失程度较困难，且容易被低估；当小肠梗阻出现呕吐时，肠腔可能已经超过积聚3000ml肠液，因此围术期需动态评估液体平衡。

2. 麻醉前管理

入室常规监护、面罩吸氧，建立两条16G的外周静脉通路和颈内双腔中心静脉，行桡动脉穿刺置管持续监测动脉血压。

3. 麻醉诱导

充分吸引胃管，头高位（15°），充分预氧合后，快速顺序诱导给予芬太尼200μg、丙泊酚 120mg、罗库溴铵 50mg，Selick 手法压迫环状软骨，待药物起效后经口可视喉镜下管芯辅助置入 7# 普通气管导管，过程顺利，置管深度 22cm，确认导管位置后固定气管导管。

4. 麻醉维持

采用静吸复合麻醉，吸入 1%～2% 七氟烷、泵注瑞芬太尼、间断静脉注射芬太尼和罗库溴铵维持麻醉。

5. 术中管理

手术开始前测量血气 pH 7.43，PO_2 194mmHg，PCO_2 39.2mmHg，K 4.7mmol/L，Ca 1.16mmol/L，Na 128mmol/L↓，HCO_3^- 26.3mmol/L，THbc 121g/L，Lac 1.5mmol/L。呼吸管理：肺保护通气策略（FiO_2 50%，TV 6～8ml/kg，RR 12 次 / 分，PEEP 4cmH_2O）。电解质管理：手术开始后首先吸取腹水 1800ml 后复查血气，pH 7.44，PO_2 88.5mmHg，PCO_2 39.6mmHg，K 6mmol/L↑，Ca 1.13mmol/L，Na 128mmol/L↓，HCO_3^- 27.2mmol/L，THbc 129g/L，Lac 1.2mmol/L。患者出现高血钾，立即停止含钾液体输入，同时给予降钾治疗，包括 5% 葡萄糖加胰岛素泵入，葡萄糖酸钙 1g 和呋塞米 5mg 静脉注射，进行利尿降钾治疗。循环管理：探查见肿瘤复发，肠道与盆腹壁粘连严重，肠管极度扩张，术中反复分离肠道粘连，进行肠道减压，在手术进行 2 小时左右，肠道减压内容物约 2600ml，患者出现血压明显下降（BP_{min} 70/50mmHg），对去氧肾上腺素（1.5mg/h 持续泵注）反应不佳。复查血气：pH 7.39，PO_2 94.6mmHg，PCO_2 39.2mmHg，K 5mmol/L↑，Ca 1.08mmol/L，Na 126mmol/L↓，HCO_3^- 23.9mmol/L，THbc 124g/L，Lac 1.3mmol/L。给予快速补液，血压上升不明显，容量反应差，此时结液体出入量，入量 5100ml，总出量 5200ml，尿量＜50ml/h，超声评估排除液体不足。考虑去氧肾上腺素升压效果不明显，停用去氧肾上腺素，加用去甲肾上腺素［0.2μg/（kg·min）起泵］。此后继续胃肠减压，吸出肠内液体约 1500ml，患者血压再次逐渐出现下降（BP_{min} 80/50mmHg），复查血气：pH 7.27↓，PO_2 123mmHg，PCO_2 42.6mmHg，K 4.6mmol/L↑，Ca 1mmol/L，Na 128mmol/L↓，HCO_3^- 19mmol/L↓，THbc 106g/L，Lac 2.6mmol/L，此时未发现术野明确的失血，去甲肾上腺素加量至 0.8μg/（kg·min），循环波动大，仍出现低血压，后加用垂体后叶素 1U/h 和氢化可的松 100mg 治疗。循环维持仍不满意，加用肾上腺素 0.14μg/（kg·min），循环维持尚可。术毕复查血气：pH 7.24↓，PO_2 149mmHg，PCO_2 36.1mmHg，K 4.2mmol/L，Ca 0.97mmol/L↓，Na 129mmol/L↓，HCO_3^- 15.8mmol/L↓，THbc 96g/L，Lac 4.8mmol/L↑。手术总时长 6 小时，液体总入量 8700ml，白蛋白 30g；总出量 8500ml，其中腹水 1800ml，肠内容物 4900ml，胃管

引流 100ml，尿量 1100ml，出血 600ml。术毕转入 ICU 进一步治疗。

6. 术后治疗与转归

术后出现腹腔内活动性出血、DIC，给予抗休克、抗感染治疗同时，对症输血，纠正 DIC 治疗，完善动脉造影未见活动性出血，经验性双侧臀下动脉分支栓塞，渗血减少；经积极治疗，术后第 4 天拔管，术后第 6 天转回病房继续治疗。

四、病例总结（Take home message）

1. 术中电解质的管理

患者术前因肠梗阻出现低钾血症，开腹后迅速出现高钾血症。考虑原因如下：①术前经胃管补钾，但肠梗阻腹内高压时胃肠吸收功能差，导致钾在肠道内蓄积。②开腹胃肠减压过程中，一方面胃肠道出现缺血再灌注；另一方面肠道黏膜有一定的机械性破坏，经肠道吸收入血的钾剧烈增加。③肠梗阻导致肠道菌群紊乱，内毒素吸收导致感染性休克引起酸中毒也是血钾升高的因素之一。综合上述因素，术中出现高钾血症，在日后遇到类似病例需警惕术中高钾血症发生。

2. 感染性休克循环管理

根据目前最新的指南和治疗经验，感染性休克初始液体管理目标为 MAP≥65mmHg，尿量≥1ml/（kg·h），需快速容量复苏。推荐晶体液作为复苏的一线选择，对需要大量复苏的患者建议使用白蛋白，而不是仅使用晶体液，不推荐人工胶体。血管活性药物推荐首选去甲肾上腺素，如 MAP 水平仍不达标，则建议在去甲肾上腺素的基础上，应用血管升压素和肾上腺素。在此基础上需要持续使用升压药物建议静脉应用糖皮质激素，为逆转休克提供了更多主动性的治疗策略。

3. 循环容量的管理

肠梗阻合并感染性休克患者的循环容量管理十分具有挑战性。分布性休克致外周阻力降低，肠道缺血再灌注损伤致大量液体向第三间隙外渗，肠道机械性减压后致肠道内隐性出血，严重感染性休克致心肌抑制和外周血管扩张等都可能导致低血压和心动过速。在临床实践中，具体到某一个患者实际循环容量的亏欠状况，外周血管的张力状态，心功能状态错综复杂，根据血压和心率往往很难准确判断。此类患者需要更高级的血流动力学监测手段，如 LiDCO 和经食管超声心动图等。

五、专家点评（Attending's comments）

对于肠梗阻合并感染性休克患者，术中可能同时存在循环容量不足的低血容量休克、高排低阻的分布性休克及急性心功能不全导致的心源性休克，需采用更高级的血流动力学监测进行快速评估，识别相关病因并进行对症处理。

　　重度肠梗阻的患者，需要警惕腹内高压综合征的可能。长时间的腹内高压可使腹腔内脏器受压缺血，严重的患者甚至出现肾前性肾功能不全。手术过程中，腹腔内高压解除以后，腹腔内脏器可发生缺血 - 再灌注损伤，肠道内的坏死物质快速入血可导致内环境迅速恶化。因此，术中应密切监测血气分析，并调整内环境。

　　此外，缺血 - 再灌注和机械性减压可破坏肠道黏膜屏障，内毒素大量入血使感染性休克进行性加重，而且肠道黏膜水肿渗出可丢失大量的循环容量导致低血容量性休克，术中的补液难度较大，单纯补充大量的晶体液可能会加重肠道水肿，但高渗盐水和白蛋白的有效性目前也缺乏高质量的临床研究证据支持。

六、关键词（Keywords）

感染性休克（septic shock）
高钾血症（hyperkalemia）
肠梗阻（intestinal obstruction）

参考文献

[1]　EVANS L, RHODES A, ALHAZZANI W, et al. Survimg sepsis campaign: international guidelines for management of sepsis and septic shock 2021 [J]. Intensive Care Med, 2021, 47(11): 1181-1247.

[2]　RHODES A, EVANS L E, ALHAZZANI W, et al. Surviving sepsis campaign: international guidelines for management of sepsis and septic shock: 2016 [J]. Intensive Care Med, 2017, 43(3): 304-377.

[3]　DE BACKER D, CECCONI M, LIPMAN J, et al. Challenges in the management of septic shock: a narrative review [J]. Intensive Care Med, 2019, 45(4): 420-433.

[4]　MOUNT D B. Causes and evaluation of hyperkalemia in adults [DB/OL]. Beijing: Wolters Kluwer UpToDate.(2023-03-06). https://www.uptodate.com/contents/causes-and-evaluation-of-hyperkalemia-in-adults.

[5]　ZHAO Y, HU J N, XIANG J M, et al. Hidden blood loss and its risk factors in patients undergoing laparoscopy and laparotomy for cervical cancer management [J]. Arch Gynecol Obstet, 2019, 300(1): 183-189.

（龚亚红　马　力）

病例 6

腹腔镜卵巢囊肿剔除术中过敏性休克的麻醉管理

一、病例汇报（Case presentation）

患者，女性，24 岁。

主诉：发现卵巢囊肿 1 年。

现病史：平素月经规律，量中，痛经轻微。2020-04 痛经两次，最重 VAS 评分 7~8 分，现 VAS 评分 2 分。2021-07 外院体检提示双侧附件区囊性团块（巧克力囊肿可能性大），左附件区 44mm×36mm，内见分隔及密集光点回声；右卵巢内 48mm×44mm 囊性团块，其内均充满密集点状回声。外院复查超声：双卵巢巧克力囊肿？（左卵巢内近似无回声 7.8cm×6.1cm×5.8cm，右卵巢内近似无回声 7.5cm×4.6cm×6.4cm，内见 4.0cm×3.2cm 无回声，内见分隔及密集光点回声），口服中药治疗 3 个月。10-04 复查超声：双附件区无回声（子宫内异位囊肿），左附件 8.79cm×6.28cm 无回声，右附件区 7.71cm×5.93cm、2.92cm×2.83cm 无回声，边界均清，内可见细密光点回声。10-18 就诊我院化验 CA125 124.0U/ml，超声提示子宫左侧见无回声，8.3cm×5.9cm×5.4cm，壁较厚，内见均匀光点，内见分隔，壁上可见少许血流，考虑巧克力囊肿可能性大。

既往史：14 年前行全身麻醉下阑尾切除术（麻醉过程中使用氯胺酮、丙泊酚和芬太尼，自诉手术过程顺利，无特殊）。否认药物、食物过敏史。

体格检查：身高 164cm，体重 49kg，BMI 18.2kg/m^2。其余无特殊。

辅助检查：无特殊。

术前诊断：盆腔肿物，双侧卵巢巧克力囊肿可能性大，开腹阑尾炎手术史。

拟行手术：腹腔镜卵巢囊肿剔除术。

拟行麻醉：全身麻醉。

二、管理难点 / 临床挑战（Bullet points）

（1）围术期严重过敏反应的识别。

（2）围术期严重过敏反应的鉴别。

（3）围术期严重过敏反应的治疗。

三、讨论（Discussion）

1. 围术期严重过敏反应的定义、机制和诱因

（1）定义：某种物质触发的威胁生命的全身超敏反应，临床可表现为快速出现的危及生命的呼吸和循环衰竭，通常伴有皮肤和黏膜症状。

（2）机制：几乎均由肥大细胞及嗜碱性粒细胞源性介质突然释放进入循环引起，主要为IgE介导，少数为IgG或IgM介导。

（3）常见诱因：抗菌药物、血液制品、神经肌肉阻滞剂（罗库溴铵、琥珀胆碱等）、神经肌肉阻滞剂拮抗剂舒更葡糖、氯己定、胶体扩容剂（羟乙基淀粉、右旋糖酐及人白蛋白等）、安眠类药物、阿片类药物等。

2. 围术期严重过敏反应的分级

Ⅰ级：仅出现皮肤、黏膜症状。表现为大片皮肤潮红、红斑和广泛的荨麻疹，可伴或不伴血管性水肿。

Ⅱ级：出现多个器官系统中度受累表现。除皮肤、黏膜症状外，可伴有低血压、心动过速、支气管痉挛或胃肠道症状等。

Ⅲ级：出现危及生命的单个或多个器官系统临床表现。为危及生命的低血压、心动过速或心动过缓、心脏节律紊乱，可伴有严重的支气管痉挛、皮肤黏膜症状或胃肠道症状。

Ⅳ级：心脏停搏和/或呼吸停止。

3. 围术期严重过敏反应的鉴别诊断

（1）低血压/休克：麻醉药物过量、椎管内麻醉交感神经阻滞、心脏压塞、大出血、骨水泥综合征等。

（2）呼吸系统症状：急性哮喘或慢性阻塞性肺疾病、气道高反应性、麻醉深度过浅、气管导管位置异常、肺栓塞等。

（3）其他症状：荨麻疹、血管性水肿等。

4. 主要特异性诊断

（1）组胺：血浆组胺浓度显著增高（9nmol/L），数分钟达峰，仅持续15～30分钟。

（2）类胰蛋白酶：血中类胰蛋白酶30～90分钟达峰，半衰期2小时。浓度>11.4ng/ml或（2＋1.2×基线值）ng/ml为阳性。

（3）特异性IgE抗体：某种药物或物质的特异性IgE抗体，可提示对该药物或物质致敏。

（4）皮肤试验：4～6周后，可疑药物或物质的皮肤点刺和皮内试验。

5. 围术期过敏性休克的治疗措施

（1）立即去除可疑诱因。

（2）保护或建立气道，纯氧通气。

（3）稳定循环。

1）首选肾上腺素：对Ⅱ级患者可静脉注射 10～20μg，无反应者可增加至 50μg。尚未建立静脉通路者，可予以肌内注射肾上腺素 300～500μg；对Ⅲ级可静脉注射 50～100μg，无反应者可增加至 100～200μg，必要时可持续静脉输注 0.05～0.1μg/（kg·min）。对Ⅳ级应立即静脉给予 1mg 肾上腺素，启动心肺复苏治疗。

2）液体复苏：补充因毛细血管渗漏造成的液体丢失，维持有效循环容量。

（4）其他药物如下。

1）糖皮质激素：理论上可以预防某些严重过敏反应的迟发反应。

2）抗组胺药物：如苯海拉明，可以缓解瘙痒和荨麻疹。

3）沙丁胺醇与氨茶碱：可缓解支气管痉挛。

4）对于顽固性持续性低血压，还可以使用去甲肾上腺素、血管升压素或者胰高血糖素。

（5）是否继续接受手术，应依据具体情况而定。

（6）仔细评估拔管时机，警惕咽喉、舌部水肿。

（7）术后应严密监测至少 4～6 小时，必要时返回 ICU 持续监护。

6. 麻醉过程

（1）10：12：患者入室，常规建立监护，开放外周静脉通路，BP 129/72mmHg，HR 72 次/分。

（2）10：22：开始诱导，使用丙泊酚 120mg、芬太尼 50μg、罗库溴铵 50mg、咪达唑仑 1mg、地塞米松 5mg、利多卡因 40mg。

（3）10：27：气管插管，普通喉镜下 7# 气管导管顺利插管，BP 120/70mmHg，HR 70 次/分，接呼吸机辅助通气，七氟烷吸入维持。

（4）10：38：BP 88/58mmHg，HR 100 次/分，麻黄碱 6mg 静脉注射，此时尚未输注抗生素。

（5）10：39：血压持续下降至 BP 60/30mmHg，HR 130 次/分，查体可见胸腹部、双侧大腿及手臂皮肤潮红，出现大片丘疹，伴结膜、睑结膜及耳垂水肿，SpO_2 及呼吸参数正常，双肺听诊无异常，考虑过敏性休克可能，迅速补液扩容，肾上腺素 10μg 分次静脉注射，0.07μg/（kg·min）→0.1μg/（kg·min）静脉泵入维持循环，血压逐渐回升。同时给予氢化可的松 0.1g 静脉滴注，葡萄糖酸钙 1g 静脉注射，苯海拉明 20mg 静脉注射。

（6）10：50：循环稳定至 BP 90/40mmHg，HR 100 次 / 分 [肾上腺素 0.1μg/（kg·min）]，皮肤症状仍明显。

（7）11：05：BP 140/68mmHg，HR 98 次 / 分 [肾上腺素 0.02μg/（kg·min）]，与家属沟通要求继续手术。

（8）12：30：手术结束转入 ICU，生命体征平稳 [肾上腺素 0.02μg/（kg·min）]，BP 110/60mmHg，HR 78 次 / 分，全身散在红斑，无明显丘疹。

7.　术后转归

（1）手术当日：皮肤症状消退。漏气试验通过。成功脱机拔管。

（2）术后第 1 天：生命体征平稳，转回普通病房。

（3）术后第 5 天：一般情况良好，予出院。建议变态反应科就诊。

四、病例总结（Take home message）

围术期严重过敏反应是手术室内一种罕见但危及生命的紧急事件，既往有围术期严重过敏反应或原因不明的围术期事件是后续发生严重过敏反应的危险因素，术前评估应仔细了解患者的过敏史，必要时进行变应原筛查。一旦发生，早期识别与正确处理是挽救患者生命的关键。围术期常见诱因包括抗菌药物、血液制品、神经肌肉阻滞剂（罗库溴铵、琥珀胆碱等）等。本病例在麻醉诱导后出现对常用血管活性药物如麻黄碱等反应不佳的低血压与心动过速，伴明显的皮肤症状，排除其他可疑病因后即应考虑过敏反应的发生，启动围术期严重过敏反应的抢救流程。首先，去除可疑诱因，本例发生在麻醉诱导后，此时尚未输注抗生素，因此考虑麻醉药物引发的过敏反应，其中肌松药可能性最大，后续治疗及手术过程中避免追加此类药物。其次，保护气道，进行纯氧通气。最后，血管活性药物联合液体复苏稳定循环。一线用药为肾上腺素，其剂量应依据过敏反应严重程度进行滴定给药。其他药物如糖皮质激素、苯海拉明等药物可在一定程度上缓解相关症状。对于是否继续手术及是否需要返回 ICU 应依据具体情况而定，并与外科医师及家属充分沟通。

五、专家点评（Attending's comments）

围术期严重过敏反应的发病率数据差异较大，为 1/18 600～1/353。女性高发，为男性的 2～2.5 倍。引起围术期过敏的主要药物或物质为肌松药、抗生素、乳胶、明胶、酯类局部麻醉药、血液制品和鱼精蛋白等。

文献报道即使进行了及时有效的治疗，其死亡率仍高达 3%。因此，及时发现、诊断并进行有效治疗，对于此类患者尤显重要。

本例患者麻醉诱导后 15 分钟左右出现严重低血压并出现荨麻疹水肿，麻黄碱无效，我们迅速判断可能是肌松药（怀疑）导致的过敏反应，严重程度为 Ⅱ～Ⅲ 级，立即启动抗过敏抢救流程，给予肾上腺素（Ⅱ 级以上过敏反应首选）、苯海拉明（缓解瘙痒和荨麻疹）等药物和液体复苏进行治疗。

严重过敏反应发生后是否继续进行手术，需要根据手术的紧急程度、症状的严重程度及发生过敏反应时手术的进度综合考量。Ⅰ～Ⅲ 级继续进行手术并不影响预后，但术后至少严密监测 4～6 小时。Ⅲ～Ⅳ 级患者建议术后返 ICU 持续监测，随时调整方案。本例患者经过 15 分钟抢救后，循环趋于稳定，皮肤症状好转，考虑手术难度不大，继续完成手术。考虑肌松药过敏的可能性大，术中未再追加肌松药。患者术后转入 ICU 继续治疗，手术当天脱机拔管，第 2 天返回病房。术后随访无不良事件发生，顺利出院，并建议变态反应科就诊。

因为过敏性休克的突发性及高致死率，麻醉医师应该熟练掌握过敏性休克的诊疗流程，对患者进行及时有效的抢救。

六、关键词（Keywords）

围术期过敏反应（perioperative anaphylaxis）
过敏性休克（anaphylactic shock）

参考文献

[1] LEVY J H, LEDFORD D K. Perioperative anaphylaxis: clinical manifestations, etiology, and management [DB/OL]. Beijing: Wolters Kluwer UpToDate. (2024-07-02). https://www.uptodate.cn/contents/zh-Hans/perioperative-anaphylaxis-clinical-manifestations-etiology-and-management.

[2] GARVEY L H, DEWACHTER P, HEPNER D L, et al. Management of suspected immediate perioperative allergic reactions: an international overview and consensus recommendations [J]. Br J Anaesth, 2019, 123(1): e50-e64.

[3] MANIAN D V, VOLCHECK G W. Perioperative anaphylaxis: evaluation and management [J]. Clin Rev Allergy Immunol, 2022, 62(3): 383-399.

（张志永　臧　晗）

病例 7

盆腔巨大肿物合并胸腹腔积液患者行肿瘤细胞减灭术的麻醉管理

一、病例汇报（Case presentation）

患者，女性，39 岁。

主诉：腹胀 1 月余。

现病史：患者于 3 个月前无明显诱因出现恶心、呕吐、反酸，自行服用中成药无缓解。2 个月前无明显诱因大便少，腹胀，体重下降近 10kg，出现呼吸困难，自行吸氧症状无缓解，遂前往当地医院就诊，腹部 CT：中腹部及盆腔巨大占位病变，最大层面约 17.5cm×14.2cm，密度不均，考虑左卵巢来源恶性肿瘤，腹盆腔大量积液，脾大，胆汁淤积；胸部 CT：示双侧胸腔大量积液，右肺压缩性不张，左肺部分压缩性不张，心包少量积液。于当地医院腹腔穿刺术后放腹水 5000ml，右侧胸腔穿刺引流 3000ml，腹水送检未见癌细胞，可见大量淋巴细胞、嗜酸性粒细胞、间皮样细胞，血 CA125 591U/ml。1 月余前感胸闷、憋气，吸氧中前往我院妇科门诊，急诊放腹水后症状缓解，再次腹水细胞学检查未见肿瘤细胞，后每日自行放腹水约 2000ml，淡黄色。入院拟行开腹肿瘤细胞减灭术。

既往史：平素身体健康状况可，偶有血糖升高，未规律监测。否认高血压、冠心病等慢性病史，否认肝炎、结核、伤寒、疟疾等传染病史，否认重大手术、外伤及输血史。

个人史：否认药物、食物过敏史。预防接种史不详。

体格检查：身高 168cm，体重 62kg，BMI 22.0kg/m^2。HR 99 次 / 分，BP 106/73mmHg，RR 18 次 / 分，SpO$_2$ 96%。发育正常，营养正常，神志清，自主体位，安静面容，查体合作。听诊双下肺呼吸音弱。腹部膨隆，移动性浊音（＋），左下腹见一引流管。双下肢可凹性水肿，双足背动脉搏动正常。

辅助检查：血常规：WBC 9.13×10^9/L，NEUT% 79.2%，RBC 5.82×10^{12}/L，Hb 113g/L，PLT 572×10^9/L；血气：pH 7.41，PCO$_2$ 41mmHg，PO$_2$ 77mmHg↓；血生化：

Alb 32g/L，ALT＜2U/L，Cr（E）41μmol/L；凝血功能：PT 12.7s，Fbg 4.48g/L，APTT 33.1s，D-Dimer 3.94mg/L FEU；ECG：窦性心动过速，心电图不正常，肢体导联低电压，$V_1 \sim V_2$ 导联 Qs 型，$V_3 \sim V_4$ 导联 rs 型；超声心动图：心脏舒张受限（考虑心包积液影响）。胸片：双肺纹理增厚，双下肺斑片影，双侧肋膈角圆钝。胸部 CT：示双侧胸腔大量积液右肺压缩性不张，左肺部分压缩性不张，心包少量积液。全腹 CT：中腹部及盆腔巨大占位病变，最大层面约 17.5cm×14.2cm，密度不均，考虑左卵巢来源恶性肿瘤，腹盆腔大量积液，脾大，胆汁淤积。

术前诊断：盆腹腔巨大肿物性质待查，胸腔积液，腹水。

拟行手术：开腹肿瘤细胞减灭术。

拟行麻醉：全身麻醉。

二、管理难点 / 临床挑战（Bullet points）

（1）大量胸腹腔积液患者的麻醉管理。

（2）巨大肿物切除前后循环剧烈波动的预防和处理。

（3）术中容量的评估和液体治疗的管理。

（4）体温保护。

（5）血液保护。

三、讨论（Discussion）

1. 盆腔巨大肿物的占位效应、盆腔肿瘤细胞减灭术的麻醉风险

盆腔巨大肿物压迫常引起以下病理生理改变：压迫下腔静脉导致下肢回流障碍、淤血水肿，引起下肢静脉血栓风险；压迫下腔静脉还会导致回心血量减少，压迫腹主动脉导致心脏后负荷增加，从而引起心功能改变；巨大肿物还有可能导致膈肌上抬，从而限制肺通气，引起肺不张，此时容易并发呼吸道感染和慢性支气管炎等；若肿块压迫胃肠道，可能导致营养不良，消瘦虚弱，继发贫血、低蛋白血症和水电解质紊乱，导致胃排空延迟，引起腹胀等；肿块压迫肝脏和肾脏可能导致肝肾功能不全和电解质紊乱。除肿物的占位效应外，因下腔静脉回流受阻、肿瘤侵袭等因素，还可能导致大量的胸腹腔积液，进一步使膈肌上抬、压迫胸腔内脏器，引起呼吸困难和腹胀。

目前肿瘤细胞减灭术和化疗是大多数 Ⅱ 期、Ⅲ 期或 Ⅳ 期卵巢癌患者的基础治疗，患者可从积极的初始肿瘤细胞减灭术中获益：减少瘤负荷，术后全身性治疗效果可能最理想；改善疾病相关症状，如腹痛、腹胀、呼吸困难等，切除大块病灶可迅速缓解症状和改善生活质量。标准的肿瘤细胞减灭术包括盆腔大块病灶切除术、淋巴结清扫

术、全子宫及双附件切除术、大网膜切除及阑尾切除术，预计失血量 500～1500ml；根据患者肿瘤累及情况，可能还包括脾切除术、肠切除术、肝部分切除术、膈肌部分切除术、膀胱输尿管修补术等，术中以失血性休克、感染性休克常见，此时术中关注点为器官保护，应根据手术、个体实际情况调整相应的监测方法与治疗目标。术前评估患者时，重点关注肿瘤相关情况及肿瘤本身对患者功能状态的影响，如压迫症状、呼吸系统症状、消化道/泌尿系统梗阻情况，还应关注患者年龄、日常体能状态、合并症及术前营养状况，以评估患者是否能耐受肿瘤细胞减灭术。与其他恶性肿瘤不同，妇科肿瘤细胞减灭术后患者是深静脉血栓形成（DVT）、静脉血栓栓塞（VTE）的高危人群。卵巢癌，尤其是透明细胞癌与 DVT 的高发生率相关，透明细胞癌患者 VTE 的发生率高达 11%～42%。Ⅲ期或Ⅳ期卵巢癌患者发生 VTE 的风险是早期卵巢病患者的 3.7 倍。此外，腹水也会增加卵巢癌患者发生 VTE 的风险，这些都会影响手术结局。部分患者以血栓形成、动脉系统栓塞为首发症状，术前合并血栓性肺动脉高压者有发生右心衰竭、梗阻性休克的风险，应谨慎评估。

2. 术前评估

拟行手术：开腹肿瘤细胞减灭术麻醉风险评估，ASA 分级Ⅳ级。心血管系统风险评估：心功能Ⅲ级；Goldman 多因素心脏危险指数 14 分，高风险，术后心脏并发症发生率约为 14%；详细评估肿物的占位效应、气道情况、营养状态、水电解质及酸碱平衡，并在术前尽量纠正，监测凝血功能，完善下肢静脉超声检查评估血栓风险，预计失血量。

3. 麻醉预案

建立两路外周静脉通路、中心静脉通路，心电监护、血氧饱和度监测，建立有创动脉监测、体温监测，并予主动保温；术前充分备血、人纤维蛋白原、人凝血酶原复合物，胰岛素和钙剂；循环方面：评估容量状态，预估腹水量及术中失液量，血管活性药物（去甲肾上腺素、去氧肾上腺素）维持循环稳定。常规诱导，气管插管，术中密切监测血气、血红蛋白，维持酸碱平衡和内环境稳定，密切关注术中出血、腹腔引流量及尿量，必要时给予呋塞米和补充血制品。

4. 麻醉诱导

患者带右侧胸腔闭式引流管入室，连接心电监护，开放右上肢静脉通路，面罩吸氧，予暖风机保温，行快速顺序诱导，诱导药物给予舒芬太尼 10μg、丙泊酚 100mg、罗库溴铵 50mg、地塞米松 5mg、咪达唑仑 1mg，待药物充分起效后经口可视喉镜下管芯辅助置入 7.0# 普通气管导管，过程顺利，Cormack-Lehane 分级Ⅰ级，一次成功，置管深度 22cm，确认导管位置后固定气管导管。

5. 麻醉维持

手术开始前建立有创动脉监测、体温监测、BIS 监测，开放中心静脉通路，静吸复合全身麻醉，吸入七氟烷 0.9MAC，维持 BIS 在 40～60。术中间断静脉注射舒芬太尼、罗库溴铵并使用血管活性药物 [去氧肾上腺素 2mg/h→0，去甲肾上腺素 0.15μg/（kg·min）→0.1μg/（kg·min）] 维持血流动力学在正常范围。术中密切监测动脉血气（表 7-1），维持内环境、电解质稳定。

表 7-1　患者术中血气分析结果

	12：35 （手术开始前）	13：40 （打开腹腔后）	16：00 （输血补液后）	17：25 （手术结束）
pH	7.417	7.415	7.371	7.320
$PaCO_2$（mmHg）	39.5	37.1	38.4	41.6
PaO_2（mmHg）	138	120	162	216
K^+（mmol/L）	4.6	4.6	5.1	3.9
Ca^{2+}（mmol/L）	1.10	1.09	0.99	1.14
Glu（mmol/L）	5.6	7.5	14.0	11.9
Lac（mmol/L）	1.0	1.1	1.5	1.8
BE（mmol/L）	0.8	−0.7	−2.8	−4.4
HCO_3^-（mmol/L）	25.4	23.8	22.2	21.4
Hb（g/L）	89	76	96	73
Hct（%）	27.3	23.4	29.5	22.3

6. 术中管理

手术时间 4.5 小时，术中输注晶体液 4700ml、胶体液 1000ml、红细胞 2U、血浆 400ml、白蛋白 20g，出血 800ml，尿量 600ml，引流血性腹水 6000ml，术中进行剖腹探查＋肿瘤细胞减灭术，切除肿物大小为 30cm×25cm×25cm，术中打开腹腔后短时间内放出大量腹水（约 2000ml），循环出现波动，加用去甲肾上腺素，以及给予胶体液、白蛋白迅速输注以维持循环稳定，过程顺利，手术结束后带气管插管返 ICU。

7. 术后治疗与转归

术后第 1 天拔除气管导管，术后第 2 天减停血管活性药，术后 Hb 最低 57g/L，予红细胞 1U 输注。术后第 3 天转回普通病房。

四、病例总结（Take home message）

盆腔肿瘤细胞减灭术通常手术范围大、时间长，肿块体积巨大时，合并大量胸腹腔积液，可能术前就已出现下腔静脉、胃肠道、肺、心脏等压迫症状。此类患者通常术前心功能一般，术中容易出现液体大出大入的情况，给循环和液体的管理带来挑战。术前需结合患者基本情况与此次手术情况进行全面评估，针对术中可能出现的情况（如失血性休克、感染性休克、梗阻性休克等）提前作出预案。本例患者在出血量大的基础上，术中持续出现大量腹水，适当输注白蛋白可以改善患者的容量状态及腹水生成的情况。对于容量状态的评估，除根据心率、血压、尿量及失血量等指标外，可借助 Flotrac、LiDCO 等监测手段获取每搏量变异度、心输出量、心指数等血流动力学指标评估容量状态。另外，应当高度重视凝血功能的纠正，有条件者可行术中凝血功能的监测，必要时给予人纤维蛋白原、人凝血酶原复合物和血小板的输注纠正；对于此类巨大占位合并胸腹腔积液的患者，通常术野范围大、冲洗液过多、手术时间过长、术野持续渗血渗液，液体出入量大，应重视体温保护，在体温监测的基础上，积极采取保温措施。血液保护方面，可术前补充铁剂纠正贫血、减少术中出血，由于是恶性肿瘤的患者，不能进行自体血回输和血液回收，可在必要时进行成分输血，并合理掌握输血指征。

五、专家点评（Attending's comments）

盆腔肿瘤细胞减灭术是治疗卵巢癌的重要手术，术前细致评估、术中精准液体管理和麻醉管理是手术成功的关键因素，对术后恢复和预后具有重要意义。患者术前通常有多系统功能损害，麻醉评估需重点关注心肺功能和液体平衡状态，以避免术中心肺功能受限和循环不稳定。麻醉维持期间，肿物切除前后可能引起血容量急剧变化，术中需准确评估失血量和腹腔引流量，同时可实施目标导向液体治疗策略，进行合理扩容和使用缩血管药物以维持循环稳定。适当输注白蛋白提高血液胶体渗透压，术中监测血红蛋白及凝血功能，必要时进行血液制品的补充，避免术后贫血和凝血功能异常。术后需密切监测恢复情况，包括早期呼吸功能恢复和液体平衡调节，术后并发症包括感染、出血和循环不稳定，需及时处理并维持器官功能。

六、关键词（Keywords）

盆腔巨大肿物（giant pelvic mass）

肿瘤细胞减灭术（cytoreductive surgery，CRS）

大量胸腹腔积液（massive pleural and peritoneal effusion）

目标导向液体治疗（goal-directed fluid therapy，GDFT）

体温保护（body temperature protection）

血液保护（blood conservation）

容量评估（volume assessment）

参考文献

[1] BUNDGAARD-NIELSEN M, SECHER N H, KEHLET H. 'Liberal' vs. 'restrictive' perioperative fluid therapy—a critical assessment of the evidence [J]. Acta Anaesthesiol Scand, 2009, 53(7): 843-851.

[2] VINCENT J L, PELOSI P, PEARSE R, et al. Perioperative cardiovascular monitoring of high-risk patients: a consensus of 12 [J]. Crit Care, 2015, 19(1): 224.

[3] HARROIS A, BAUDRY N, HUET O, et al. Norepinephrine decreases fluid requirements and blood loss while preserving intestinal villi microcirculation during fluid resuscitation of uncontrolled hemorrhagic shock in mice [J]. Anesthesiology, 2015, 122(5): 1093-1102.

[4] UCHIDA S, KINOSHITA H, TAKEKAWA D, et al. Acute normovolemic hemodilution reduced the frequency and amount of perioperative allogeneic blood transfusion in pediatric and adolescent scoliosis surgery: a retrospective observational study [J]. J Anesth, 2022, 36(4): 484-492.

[5] MOUFARRII S, SASSINE D, BASARAN D, et al. Assessing the need for venous thromboembolism prophylaxis at the time of neoadiuvant chemotherapyfor ovariancancer: A literature review [J]. Gynecol Oncol, 2023, 170: 167-171.

[6] ABU S F, NORRIS L, O'TOOLE S, et al. Venous thromboembolism in ovarian cancer: incidence, risk factors and impact on survival [J]. Eur Obstet Gynecol Reprod Biol, 2013, 170: 214-218.

（袁　青　李田春）

病例 8

Castleman 病患者行盆腔肿物切除术的麻醉管理

一、病例汇报（Case presentation）

患者，女性，20 岁。

主诉：咳嗽、喘憋 10 个月，发现盆腔占位 1 个月。

现病史：患者 10 个月前无明显诱因出现咳嗽，咳少量白黏痰，伴胸闷、憋喘、乏力、心悸，活动后明显加重，休息后稍缓解；并发上下唇黏膜齿缘处、舌右缘及右侧颊黏膜白色痛性溃疡，持续约半年未缓解，遂当地医院就诊，肺功能：FEV_1/FVC 43%，FEV_1 0.99L（26.9%），吸入支气管扩张剂后 FEV_1 0.98L，FVC 61%，MEF50、25、75/25 均为 9%～10%，提示极重度阻塞性通气功能障碍，支气管舒张试验阴性，考虑"哮喘急性加重"，予糖皮质激素和抗感染后症状稍好转，遂出院。后因憋气多次于当地医院就诊。2 个月前患者无诱因突发颈部胀痛、憋气加重，急诊查胸部 CT 提示纵隔气肿、颈部软组织积气；双肺炎症、右肺小结节灶，考虑支气管扩张伴感染可能。1 个月前就诊于我院，诊断盆腔占位合并闭塞性细支气管炎、极重度阻塞性通气功能障碍、复发性口腔溃疡（副肿瘤性天疱疮可能性大），根据近期超声引导下盆腔占位穿刺活检提示为 Castleman 病可能性大。经过多次多学科会诊考虑 Castleman 病、盆腔肿物，拟行开腹盆腔肿物切除术。

既往史：自述有慢性鼻炎病史，否认儿童期反复呼吸系统感染史。2023-01-01 新冠病毒感染，伴咳嗽咳痰加重，无发热，约 1 周后自测抗原转阴。否认高血压、冠心病、糖尿病等慢性病史，否认肝炎、结核、伤寒、疟疾等传染病史，否认重大手术、外伤及输血史，否认药物、食物过敏史。

体格检查：身高 175cm，体重 50kg，BMI 16.3kg/m²。T 36℃，P 80 次/分，RR 17 次/分，BP 124/87mmHg，HR 82 次/分，SpO_2 95%@RA。口腔黏膜多发溃疡，室内可缓慢步行 400～500m。双肺呼吸音低，呼气相延长，未闻及明确啰音、哮鸣音。心律齐，各瓣膜区未闻及病理性杂音。

辅助检查：血常规：WBC 10.26×10^9/L，NEUT% 80.8%，Hb 113g/L，PLT 71×10^9/L；血气：pH 7.37，PCO_2 44mmHg，PO_2 74mmHg；血生化：K 3.3mmol/L，Alb 43g/L，TBil 7.8μmol/L，Cr 30μmol/L，ALT 9U/L，NT-proBNP＜35.00pg/ml；凝血功能：PT 12.1s，Fbg 3.29g/L，APTT 38.8s，D-Dimer 0.18mg/L；因子Ⅻ活性 35.8%↓，因子Ⅺ、因子Ⅸ、因子Ⅷ正常；胸部 CT：提示双肺多发支气管扩张，颈根部及纵隔多发积气；心电图、超声心动图：正常。肺功能：FEV_1/FVC 24%，FEV_1 0.45L（12%），MEF50、25、75/25 均为 4%；TLC 6.72L（112%），RV 4.89L（312%）；DLCOc SB 41%。阻塞性通气功能障碍（危重度），弥散功能减低。腹盆增强 CT：右侧盆底软组织密度占位，大小约 65mm×61mm，其内少许钙化，增强扫描明显强化，周围多发迂曲血管影，右侧髂窝巨大淋巴结增生。

术前诊断：盆腔占位（Castleman 病可能性大），闭塞性细支气管炎，复发性口腔溃疡（副肿瘤性天疱疮可能性大），极重度阻塞性通气功能障碍。

拟行手术：开腹盆腔肿物切除术。

拟行麻醉：椎管内麻醉。

二、管理难点 / 临床挑战（Bullet points）

（1）术前优化评估。

（2）肺功能极差的患者麻醉方式的选择。

（3）围术期管理。

三、讨论（Discussion）

1. Castleman 病和副肿瘤性天疱疮的定义、分型和治疗方式

（1）定义：Castleman 病又称巨大淋巴结病或血管滤泡性淋巴结增生症。

（2）分型：根据淋巴结受累区域的不同，将其分为单中心型和多中心型；病理形态上，可分为透明血管型、浆细胞型及混合型。该病的发病机制尚不清楚，有研究显示，人类疱疹病毒 8（HHV-8）和人类免疫缺陷病毒（HIV）感染、白介素-6（IL-6）的过度分泌及免疫紊乱都与该病的发病密切相关。副肿瘤性天疱疮是一种临床上较为罕见、累及皮肤和黏膜、与肿瘤伴发的自身免疫病，常伴发淋巴系统起源的肿瘤，80% 的患者伴发非霍奇金淋巴瘤、慢性淋巴细胞白血病及 Castleman 病等。

（3）副肿瘤性天疱疮的治疗主要包括两方面：一是切除潜在肿瘤，二是治疗自身免疫反应。该病好发于中青年，男女均可罹患；黏膜损害突出，尤其是顽固性口腔、口唇及舌体黏膜的糜烂、水疱和溃疡，常伴有血痂、分泌物增多及疼痛，病变还可累

及眼结膜及外阴黏膜，甚至泛发全身；呼吸系统常受累，患者易发生呼吸系统感染，严重者可发展成闭塞性支气管炎，病情逐渐恶化，直至呼吸衰竭；同时合并潜在肿瘤，可为良性也可为恶性，肿瘤多位于胸腔、腹腔、盆腔及腹膜后。

2. 术前评估

拟行手术：开腹盆腔肿物切除术。麻醉风险评估：ASA 分级Ⅳ级，NYHA 分级Ⅲ级，Mallampati 分级Ⅱ级，可平地缓慢行走 300m。术前 SpO_2 95%，HR 90~100 次 / 分，BP 120/80mmhg；极重度阻塞性通气功能障碍：FEV_1 0.45L（12%）；FVC 2.13L（51%）；FEV_1/FVC 24%；3 次多学科会诊，评估患者手术难度；术前优化：口服泼尼松及吸入性糖皮质激素 + 支气管扩张剂雾化减少气道痉挛；术前术中静脉注射免疫球蛋白输注封闭肿瘤释放抗体，减少围术期闭塞性细支气管炎急性加重的风险；术前介入科行盆腔肿物血管造影 + 栓塞髂内髂外动脉分支阻断主要血供减少术中出血；泌尿外科行右侧 D-J 管置入减小术中输尿管损伤的风险；头孢他啶控制肺部感染，伊曲康唑口服抗曲霉；口腔溃疡方面使用西帕依固龈液，地塞米松，利多卡因，制霉素漱口；术前营养科指导予安素肠内营养，维持水电解质平衡。

3. 麻醉预案

计划实施椎管内麻醉，严格控制麻醉平面避免影响呼吸；备全身麻醉药、血管活性药和插管用品；鼻导管吸氧，准备高流量吸氧机，监测氧饱和度和 $P_{ET}CO_2$，保证术中氧合；建立有创动脉，监测动脉压和血气，维持循环稳定保证脏器灌注，及时纠正电解质紊乱，保证酸碱平衡；术中建立双侧外周静脉通路，备中心静脉通路，必要时大量输血输液；围术期体温保护，使用输液加温、体表加温治疗；血液管理，术前备红细胞 8U，血浆 800ml，血小板 1U，术中自体血回输机备用；术后患者返回 ICU 继续支持治疗。

4. 麻醉诱导

患者鼻导管吸氧，伴有 D-J 管置入后疼痛（VAS 评分 5~6 分）入室，入室血氧饱和度 97%，后建立心电血压监测，开放双侧上肢外周静脉通路，面罩吸氧备高流量吸氧机和气管插管全身麻醉药物和设备，给予芬太尼 50μg，患者疼痛好转后右侧卧位于 T_{12}~L_1 硬膜外头向置管 3cm；L_3~L_4 腰硬联合麻醉，0.5% 重比重布比卡因 12mg，后硬膜外头向置管 3cm，固定双硬膜外导管，仰卧位后局部麻醉下有创动脉监测；测阻滞平面 T_6。

5. 麻醉维持

硬膜外麻醉维持麻醉平面满足手术疼痛和肌松，咪达唑仑镇静，术中面罩吸氧维持 SpO_2 98%~100%，PO_2 和 PCO_2 正常。监测血气维持内环境、电解质稳定。

6. 术中管理

手术时间 1.5 小时，术中晶体液入量 1700ml，出血少量，尿量 150ml，未输血。行开腹探查术 + 肠粘连松解 + 腹膜后肿物切除术。缝合手术切口，术后拔除 $L_3 \sim L_4$ 硬膜外导管，$T_{12} \sim L_1$ 硬膜外管连接镇痛泵返回 ICU。

7. 术后治疗与转归

术后带硬膜外镇痛泵返回 ICU。术后第 1 天：自主呼吸 SpO_2 94% ~ 100%，氧分压偏低，警惕原发病加重，氢化可的松联合静脉注射免疫球蛋白治疗，引流少，VAS 评分 1 分，循环稳定转回呼吸科病房；术后第 2 天：拔除腹膜后引流管和尿管，继续术前治疗；术后第 3 天：拔除硬膜外导管，改为注射用帕瑞昔布钠和盐酸曲马多缓释片控制疼痛；术后第 6 天：拔除 D-J 管，术后恢复良好，无特殊情况。术后第 8 天：带药出院，门诊复诊；术后随诊：患者出院后一般情况稳定，可平地行走 10 分钟无明显气短，口腔溃疡好转。

四、病例总结（Take home message）

本例是 Castleman 病合并副肿瘤性天疱疮和闭塞性细支气管炎的患者行腹部手术。患者肺功能差，临床心功能差，行开腹盆腔肿物切除，术前应重点评估肺功能、加强肺功能锻炼、积极控制肺部感染，积极治疗合并症，充分优化患者术前状态。麻醉方式的选择考虑避免进一步影响患者心肺功能，使其更加恶化，选择对肺功能影响小，术后恢复快的麻醉方案，本例选择椎管内麻醉，严格控制麻醉平面。术中肌松，镇痛效果好，满足手术需求并减少术中应激。术中警惕手术刺激引起纵隔气肿，围术期吸入激素减少气道痉挛的风险。术中维持自主呼吸，严密监测氧饱和度和 $P_{ET}CO_2$，必要时行血气分析，维持酸碱平衡，及时纠正离子紊乱。注意体温保护，血液保护，严密监测出入量，推荐个体化目标导向液体治疗。围术期使用静脉注射免疫球蛋白封闭肿瘤释放抗体，减少围术期闭塞性细支气管炎急性加重的风险。术后满足足够的镇痛，推荐多模式镇痛；围术期继续术前激素等支持治疗原发病。

五、专家点评（Attending's comments）

虽然手术不能改善 Castleman 病患者的肺功能，但至少可延缓病情恶化速度，为患者未来肺移植留有时间，维持或者改善生活质量。那么此类肺功能极差的患者行开腹手术，创伤大、时间长、肌松要求高，因此麻醉方案的选择很重要，以不加重气道风险和肺功能恶化为主，不论是全身麻醉还是椎管内麻醉注意围术期气道管理和保护。若采用椎管内麻醉，维持合适的阻滞平面是重点，麻醉平面不宜高于 T_6 水平，否则一方面影响呼吸肌功能；另一方面阻滞肺交感神经丛，易诱发哮喘；麻醉平面也不能太低，以免达不到手术要求。对呼吸功能明显减退、术前已有低氧血症、病情复杂、手术时间长、全身情况差的患者，宜选用气管插管全身麻醉。因为机械通气更便于术中管理，可充分供氧，并方便随时清除气道内分泌物。但围术期呼吸系统并发症发生风险也较高。可能出现的并发症包括肺不张、肺炎、支气管炎、支气管痉挛及呼吸衰竭，术后可能需要长时间呼吸机通气支持或难以脱离呼吸机。建议麻醉医师选择最熟悉并善于管理的麻醉方案。此外，手术过程中肿瘤细胞内抗体大量释放，可能引起术后一过性黏膜糜烂加重或出血，同时闭塞性细支气管炎加重，出现呼吸困难，且易发生于术后 2 天内，因此围术期要注意呼吸情况。围术期镇痛管理、血液保护、体温保护、电解质平衡及循环管理也是本例重点。

六、关键词（Keywords）

Castleman 病（Castleman disease，CD）

副肿瘤性天疱疮（paraneoplastic pemphigus，PNP）

闭塞性细支气管炎（bronchiolitis obliterans，BO）

参考文献

[1] CARBONE A, BOROK M, DAMANIA B, et al. Castleman disease [J]. Nat Rev Dis Primers, 2021, 7(1): 84.

[2] DISPENZIERI A, FAJGENBAUM D C. Overview of Castleman disease [J]. Blood, 2020, 135(16): 1353-1364.

[3] WANG M, LI F, WANG X, et al. Features and risk factors for paraneoplastic autoimmune multiorgan syndrome in 145 Chinese patients [J]. Acta Derm Venereol, 2020, 100(18): adv00312.

（李　虹　韩　悦）

病例 9

脊髓性肌萎缩患者行脊柱侧凸矫形术的麻醉管理

一、病例汇报（Case presentation）

患者，女性，23 岁。

主诉：肌力进行性下降 22 年，背部不平 14 年。

现病史：患者为头胎，足月剖宫产，出生时无发绀，母亲否认妊娠期特殊物质接触史。出生后抬头、爬行、端坐等动作较同龄人迟缓，此后生长发育均较迟缓。8 月龄左右肌力进行性下降，无法行走。至当地医院就诊，未予特殊检查及治疗，在家属陪同下至外院就诊，基因检测示：SMN1 基因纯合缺失（第 7、8 外显子均为 0），确诊为脊髓性肌萎缩。此后，患者接受营养神经治疗，肌力减退未见明显好转。9 岁左右，患者开始出现背部不平及双肩不等高。至当地医院就诊，诊断"脊柱侧凸"，予支具治疗半年余，效果欠佳，因不耐受支具未继续佩戴支具，上述畸形进行性加重。2 年来出现久坐后背部疼痛，无双下肢麻木、疼痛，于当地医院查 X 线片：示脊柱侧后凸。患者为求诊治来我院，考虑诊断"神经肌肉型脊柱侧后凸、脊髓性肌萎缩"，脊柱侧凸角度较大。建议患者先牵引治疗，患者行枕颌带牵引（牵引重量 25kg，每天 6 小时）2 个月，无明显不适，自诉牵引后背痛明显缓解，现为行手术治疗收住入院。近来患者一般情况尚可，无咳嗽、咳痰、胸痛、胸闷，大小便正常，体重无明显减轻。

既往史：胃食管反流病史 2 年，口服达喜（铝碳酸镁片）控制。否认高血压、糖尿病、冠心病等慢性病史，否认肝炎、结核、伤寒、疟疾等传染病史，否认重大手术外伤史，否认食物、药物过敏史，预防接种史不详。

体格检查：身高不可测，体重 34kg。胸廓显著鸡胸畸形，胸廓扩张度显著下降，胸式呼吸减弱。四肢肌容积明显下降，双膝关节外翻，双腕、髋、膝、踝关节屈曲挛缩畸形。脊柱胸段右侧凸，脊柱后凸，形成显著剃刀背畸形。坐位测量双肩及双侧髂嵴显著不等高。四肢肌张力下降，四肢屈伸肌力明显下降。气道评估张口度 2 横指，后仰受限。

　　辅助检查：肺功能：FEV_1 0.44L（19.3%）、FVC 0.54L（20.2%），限制性通气功能障碍；血气分析：大致正常，PCO_2 33mmHg，PO_2 80mmHg，K 4.0mmol/L，Hb 139g/L，Glu 5.5mmol/L，Lac 0.8mmol/L；其他化验结果：WBC 9.38×10^9/L，cTnI＜0.017μg/L，NT-proBNP＜35pg/ml，CK-MB 2.4μg/L；超声心动图：未见异常；下肢深静脉彩超：双下肢深静脉未见明显血栓；电子喉镜：上段气管气管环结构清晰；全脊柱CT（图9-1）：可见气道狭窄处直径约4mm。

　　术前诊断：神经肌肉型脊柱侧凸；脊髓性肌萎缩（2型）；四肢不全瘫，双膝外翻，双膝关节挛缩，双踝关节挛缩，双腕关节挛缩，双髋关节挛缩；胃食管反流。

　　拟行手术：后路脊柱侧凸矫形植骨融合内固定术。

　　拟行麻醉：全身麻醉。

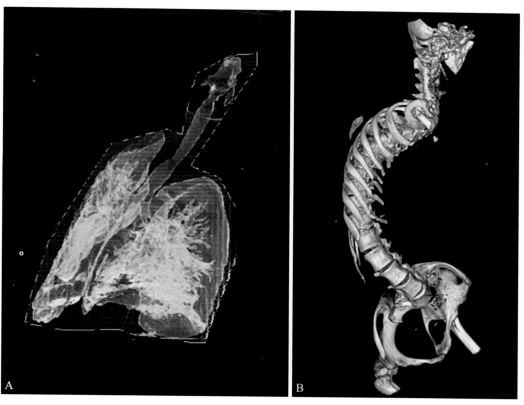

图 9-1　胸部 CT+ 气道重建及全脊柱 CT+ 三维重建

注：A. 胸部 CT 气道重建；B. 全脊柱 CT 三维重建。

二、管理难点 / 临床挑战（Bullet points）

（1）困难气道的预防及处理。

（2）术中容量及血液管理。

（3）脊髓性肌萎缩合并脊柱侧凸患者的围术期管理方案。

三、讨论（Discussion）

1. 脊髓性肌萎缩简介

脊髓性肌萎缩（SMA）是一种常染色体隐性遗传的神经肌肉疾病，是儿童最常见的隐性遗传致死性疾病之一。其特征是进行性对称性肌无力，进展速度因患者而异。近端重于远端，下肢重于上肢。严重者反射减退和感觉神经功能障碍加重。除严重病例外，感觉神经功能完好，其智力和认知功能始终良好。该病可基于临床症状及发病年龄，分为 1～3 型，在临床实践中，又增加了两个额外类别，0 型和 4 型。其中，2 型 SMA 约占所有 SMA 病例的 20%，病程严重程度较 1 型轻。2 型大多在 6～18 月龄时发病。患儿可在无辅助下坐立，但可能会延迟出现。患儿不能实现独自站立和行走。2 型肌无力主要累及近端，下肢重于上肢。常见临床特征为面部和眼部肌肉不受累、舌肌萎缩伴肌束颤动、反射消失、累及肢体远端的细颤样肌阵挛（多发性微肌阵挛）、吞咽困难及呼吸功能不全等。肌无力可致几乎所有患儿出现进行性脊柱侧凸，呼吸肌无力合并脊柱侧凸可致限制性肺疾病。部分患者还可出现关节挛缩及下颌强直。

SMA 患儿通常需要在麻醉下进行诊断测试和手术。从全静脉麻醉到局部麻醉，有报道所有类型的麻醉技术可以单独或联合使用。每种方法都有成功和失败的案例。对于这组患者的麻醉管理尚无基于证据的建议或指南。由于该病罕见，临床表现多变，新技术不断涌现，因此很难进行随机研究。不同类型 SMA 的麻醉风险差异很大。症状出现越早表明麻醉风险越高，与症状的类型和严重程度有关。最常见的麻醉风险是 SMA 常引发各类肺部疾病，给麻醉医师呼吸系统管理带来各类挑战。尤其需要关注困难气道风险。有多个病例报道描述了此类患者存在插管困难和失败的风险。其中，颈椎活动受限由关节挛缩或既往脊柱手术引起，而张口度缩小由下颌关节强直引起。到青少年末期，大约 30% 的 2 型 SMA 患者张口困难，在 30～50 岁的人群中，这一比例增至约 80%。既往有关于在 1～3 型 SMA 患者中成功使用传统面罩麻醉进行小型诊断手术的报道，喉罩技术可能适用于接受浅表手术的 2 型和 3 型患者。在插管失败的情况下，喉罩气道也可作为一种抢救装置。

2．术前评估

（1）气道评估：术前评估应格外关注呼吸功能，这可能由脊柱畸形、神经病变或手术本身影响所致。该类患者通常颈部活动度差，张口度差，应考虑清醒纤支镜插管的必要性。因胸廓畸形，患者可能存在心肺功能差的问题，需在访视中注意进行屏气试验及完善肺功能检查、血气检查等以评估患者的基础肺功能。患者也应进行充分的术前准备，包括抗炎排痰、呼吸训练，进行无创通气，存在呼吸功能不全及严重吞咽障碍可能需要气管切开，术前应行多学科会诊评估是否有气管切开的必要。

（2）心血管系统评估：既往文献报道，多种不同类型的神经肌肉疾病，均有可能导致心脏疾病的发生；SMA 患者也可能患有先天性心脏病；此外，该类患者发育异常所致的肺血管减少、胸廓受压、缺氧等多种情况均有可能导致肺动脉高压及右心衰竭的发生。

（3）其他系统评估：神经肌肉疾病患者尤其有可能合并感染性疾病，注意评估感染情况，尤其是肺部感染；围术期营养支持治疗，应关注患者的营养状况，发育状况；神经肌肉型脊柱侧凸患者存在反流和误吸的可能，注意禁食水及使用抑酸药物；严重肌肉萎缩的 SMA 患者在禁食期间还可能出现低血糖，注意围术期血糖监测。

3．麻醉计划

（1）气管插管：根据术前评估情况选择合适的插管工具，备好困难气道工具。应备好肌肉松弛剂罗库溴铵的特异性拮抗药物舒更葡糖钠以备气管插管失败后唤醒患者；该类患者存在限制性通气功能障碍，肌力下降，需格外注意氧储备小、耐受窒息差的情况。

（2）通气策略：小潮气量、快频率、适当 PEEP 的保护性通气策略。

（3）手术体位：应按个体情况为患者摆放合适的位置，需避免腹部、乳腺、腋窝、生殖器及眼部受压。建议每隔 30 分钟至 1 小时查看眼部受压情况。

（4）术中药物的使用：既往报道过所有麻醉药物均有安全使用的记录，目前文献中未见 SMA 特异性反应的报道，但应避免使用肌松药及吸入麻醉药以防止对诱发电位的影响。

（5）血液管理：该手术创伤大、时间长、预计出血风险高，术前充分备血；丝氨酸蛋白酶抑制剂如氨甲环酸的使用可以有效减少术中出血，应注意应用；可同时使用自体血回输装置。

（6）体温保护：注意体温监测，可使用暖风机、输液输血加温等措施维持正常的体温。

（7）镇痛：脊柱手术可能导致术后的剧烈疼痛，良好的术后镇痛有益于患者呼吸功能或运动功能的康复，应使用患者自控镇痛技术。相对于单药物镇痛，建立多模式镇痛益处更多。

4. 麻醉诱导

患者入室后常规监测，SpO_2、HR、BP，并开放外周静脉通路。以咪达唑仑 0.5mg、芬太尼 30μg、丙泊酚 TCI 6μg/ml、罗库溴铵 20mg 诱导。药物充分起效后经口可视喉镜下置入 6.5# 气管导管，至 21cm 时继续下行困难，但通气效果满意，随后纤支镜引导越过气道狭窄处，最终距中切牙 23cm 处固定，听诊双肺呼吸音满意。随后在右侧桡动脉穿刺置管建立有创动脉监测，于超声引导下行右侧颈内静脉穿刺置管；鼻咽温监测体温变化；BIS 监测麻醉深度。

5. 麻醉维持

（1）通气：VC 模式，TV 240ml，RR 15 次 / 分，维持 $P_{ET}CO_2$ 35 ~ 40mmHg。

（2）全凭静脉麻醉：丙泊酚 TCI 3 ~ 4μg/ml，BIS 维持在 40 ~ 60。瑞芬太尼泵注联合芬太尼间断推注。

（3）术中使用麻黄碱、去氧肾上腺素及小剂量去甲肾上腺素维持血流动力学在正常范围。术中密切监测动脉血气（表 9-1），维持内环境、电解质稳定。

（4）术中输血输液加温治疗及自体血回输治疗。

表 9-1　术中血气分析变化

	手术开始前	手术1.5 小时	手术3 小时	手术4 小时	手术5 小时	手术6 小时	手术7 小时	手术8 小时	出室前
pH	7.375	7.311	7.278	7.295	7.312	7.304	7.346	7.319	7.332
PCO_2（mmHg）	35.5	37.9	40.6	38.3	37	38.2	36	37.2	39.2
PO_2（mmol/L）	445	199	164	185	208	195	230	232	204
K^+（mmol/L）	3.6	3.6	3.5	3.5	3.6	3.4	3.4	3.8	3.9
Ca^{2+}（mmol/L）	1.21	1.24	1.19	1.11	1.13	1.05	1.14	1.24	1.04
Glu（mmol/L）	5.7	6.1	6.5	8.2	8.6	8.6	8.2	8.6	9.6
HCO_3^-（mmol/L）	20.3	18.5	18.4	18.1	18.2	18.4	19.2	18.5	20.2
Hct（%）	38.3	36.5	29.6	27.6	32.2	32.9	29.5	35.8	30.9
BE（mmol/L）	−3.8	6.7	−7.4	−7.3	−6.9	−6.9	−5.4	6.5	−4.8
Hb（g/L）	124	118	96	89	104	107	95	116	100
SO_2C（%）	100	99.2	99	99.2	99.1	99	99.3	99.2	99
Lac（mmol/L）	0.6	0.6	0.6	0.6	0.7	0.7	0.7	1	1

6. 术中管理

手术时间 9 小时。入量：晶体液 4400ml，胶体液 550ml，红细胞 7U，血浆 1200ml，自体血回输 435ml，人凝血酶原复合物 400U，人纤维蛋白原 1g。出量：出血 1500ml，尿量 1000ml。术毕带去甲肾上腺素 0.04μg/（kg·min）入 ICU。

7. 术后转归

术后第 2 天拔除气管导管返普通病房，术后第 15 天出院。矫形效果改善满意（图 9-2、图 9-3）。

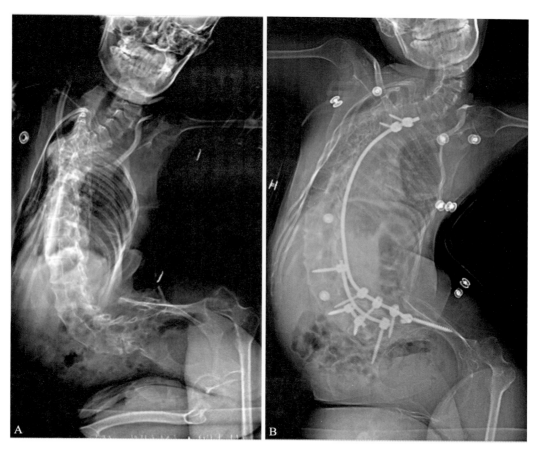

图 9-2　术前术后正位 X 线对比
注：A. 术前；B. 术后。

四、病例总结（Take home message）

SMA 是一种少见的遗传性神经肌肉疾病，导致进行性肌肉萎缩和肌无力，进而引发脊柱侧凸等严重畸形。脊柱侧凸不仅改变患者的体态，还会对呼吸和循环系统产

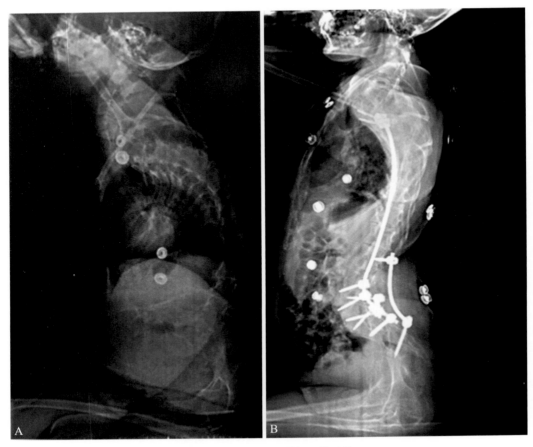

图 9-3　术前术后侧位 X 线对比

注：A. 术前；B. 术后。

生巨大的影响。严重的脊柱侧凸会压迫肺部，导致肺通气受限，从而减弱肺功能。同时，畸形严重的胸廓及重度受损的肺功能还可能共同影响心脏功能，导致低氧血症和心力衰竭等事件的发生。因此，手术纠正脊柱畸形对于这些患者改善预后和提高生活质量至关重要。

　　在此类患者的麻醉管理过程中，首先需要进行全面而深入的术前评估。由于 SMA 患者常伴有呼吸功能减弱和心脏异常，评估内容必须包括详细的肺功能检查、心脏功能检查和其他相关检查。了解患者的肺功能和心脏功能状况，有助于制订个性化的麻醉方案和术中管理策略。此外，SMA 患者常有营养不良和肌肉功能减退，这些因素也需要在麻醉方案中予以充分考虑。

　　脊柱侧凸的矫形手术通常采用全身麻醉。然而，SMA 合并脊柱侧凸的患者常合并困难气道，且麻醉中机械通气还可能加重 SMA 患者的呼吸系统负担，因此，术中必须密切监测患者的通气和氧合状态并采取相应措施，以保障患者的呼吸功能。对有困难气道的患者，需要备好纤支镜等多种气道工具，做好气道管理方案，以应对突发情况。对于反流误吸，患者术前需严格遵循禁食禁水的规定，并使用抗酸药物减少胃酸分泌。此外，术后的管理同样重要。由于手术可能导致患者较大的疼痛反应，减缓患者康复，所以良好的镇痛管理尤为关键。使用多模式镇痛方案，包括麻醉后镇痛泵、非甾体抗炎药和阿片类药物，能够有效控制疼痛，减轻患者术后的不适。同时，还应关注术后呼吸功能的恢复，提供足够的氧疗和必要的物理治疗，预防呼吸道并发症。

总之，SMA 合并脊柱侧凸手术的麻醉，要求麻醉医师在术前、术中和术后各阶段都要精心计划和细致操作。通过全面评估、精确麻醉、有效管理并发症，保障患者的手术安全和术后生活质量。

五、专家点评（Attending's comments）

本例为 23 岁患有 SMA 的年轻女性，因合并严重脊柱畸形患者接受后路脊柱侧凸矫形融合术的围术期管理情况。SMA 患者接受脊柱侧凸这一复杂手术的麻醉管理面临诸多挑战，应从以下方面予以考虑。

1. 困难气道

SMA 患者常伴有困难气道，原因包括脊柱畸形导致的颈部活动受限及肌萎缩导致的张口受限。术前详尽的气道评估至关重要，需准备好多种插管工具，包括纤支镜等。清醒纤支镜插管是安全的选择，可减少插管失败的风险，但一方面需要操作者具备熟练的技术，另一方面也需要患者的配合，应于术前进行充分沟通。若选择麻醉诱导后插管，也应做好插管失败及时唤醒患者的准备。本例患者同时还合并显著的鸡胸畸形和气道狭窄，术中在外科行手术操作时应关注机械通气压力的变化和患者的氧合情况，警惕挤压胸廓导致的通气受限。

2. 围术期呼吸管理

SMA 患者接受脊柱侧凸矫形固定术的一大目的是改善脊柱胸廓畸形，增加肺容积，改善患者的呼吸功能。尽管手术创伤可能在短期内影响患者的呼吸功能，但有助于远期的呼吸功能保留。SMA 患者肌力差、呼吸功能差，术前应重点关注肺功能和血气分析结果，以制订个性化的围术期管理方案。由于 SMA 患者常有咳痰无力，术前应严格避免上呼吸道感染，积极进行呼吸功能训练，必要时应用咳痰机、无创通气等设备辅助治疗。术后应尽量早期拔除气管导管，加强自主排痰，促进呼吸功能恢复。同时应采用多模式镇痛方案，有效控制术后疼痛，辅助患者早期康复。

3. 术中容量及血液管理

脊柱矫形融合手术通常时间长、创伤大、出血风险高。本例患者体重仅 34kg，血容量小，少量失血即可严重影响患者循环。术前应充分备血，术中需密切监测患者的血流动力学状态，进行目标导向液体治疗，并采用多种方法行血液保护，包括应用氨甲环酸等抗纤溶药物、应用自体血回输装置等，同时合理进行血制品输注，确保合理的血红蛋白水平保证氧供，并维持正常的凝血功能。

总体而言，本病例展示了在处理 SMA 合并脊柱侧凸手术中麻醉管理的复杂性和重要性。麻醉医师通过全面评估，制订了个性化的麻醉方案，通过术中和术后的细致管理，成功应对了这一挑战，为患者提供了良好的预后。

六、关键词（Keywords）

脊髓性肌萎缩（spinal muscular atrophy，SMA）

神经肌肉型脊柱侧凸（neuromuscular scoliosis）

后路矫形内固定术（posterior correction and internal fixation）

困难气道（difficult airway）

参考文献

[1] GAMBRALL M A. Anesthetic implications for surgical correction of scoliosis [J]. AANA J, 2007, 75(4): 277-285.

[2] ISLANDER G. Anesthesia and spinal muscle atrophy [J]. Paediatr Anaesth, 2013, 23(9): 804-816.

[3] VIALLE R, THÉVENIN-LEMOINE C, MARY P. Neuromuscular scoliosis [J]. Orthop Traumatol Surg Res, 2013, 99(1 Suppl): S124-S139.

[4] 陈建文，王义生，秦泗. 神经肌肉型脊柱侧凸外科治疗进展［J］. 中国矫形外科杂志，2004，12（23）：1880-1882.

[5] 刘和平，朱莹. 严重限制性通气功能障碍麻醉处理一例报道［J］. 上海第二医科大学学报，2001，21（4）：384.

（陈唯韫　陈宇业）

病例 **10**

Klippel-Feil 综合征患者行脊柱侧凸矫形术的麻醉管理

一、病例汇报（Case presentation）

患者，女性，8 岁。

主诉：发现脊柱侧凸 4 年。

现病史：患者 4 年前因上呼吸道感染行胸部 X 线检查时发现脊柱侧凸，不伴皮肤异常色素沉着及毛发生长，智力和运动功能发育与同龄人无差异。定期外院复诊，因畸形进展就诊于我院，全脊柱正侧位 X 线提示先天性脊柱侧凸、颈椎分节不良（图 10-1），拟行颈椎前后路联合脊柱侧凸矫形、内固定、植骨融合术。

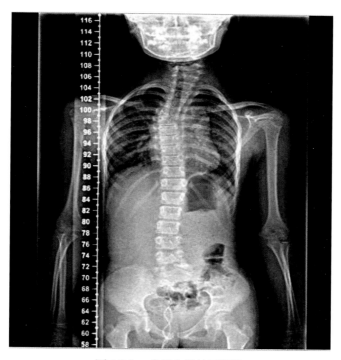

图 10-1　术前全脊柱正侧位

既往史：1 个月内有上呼吸道感染史；否认高血压、冠心病、糖尿病等慢性病史，否认肝炎、结核、伤寒、疟疾等传染病史，否认重大手术、外伤及输血史，否认药物、食物过敏史。预防接种史不详。

体格检查：身高 123cm，体重 20kg，BMI 13.2kg/m^2。T 36.5℃，P 98 次 / 分，RR 20 次 / 分，BP 107/68mmHg，SpO_2 98%。神志清，回答切题，面部发育不对称，颈部不短，发际线不低。脊柱活动度可。双肩不等高，右肩较对侧高约 1cm，胸段可见剃刀背畸形，高约 1cm。双侧髂嵴基本平齐。四肢各关节活动度大致正常。躯干及四肢感觉未见明显异常。双下肢肌张力正常。四肢肌力 5 级；双侧膝腱反射、跟腱反射未引出，Hoffman 征阴性，Babinski 征阴性。气道评估：颈短，颈部后仰受限，Mallampati 分级 I 级。

辅助检查：血常规：WBC 8.28×10^9/L，NEUT% 48.7%，Hb 119g/L。肝肾脂全、输血 8 项、凝血功能未见明显异常。全脊柱 CT 平扫：$C_3 \sim C_7$ 椎间隙狭窄，$C_3 \sim C_4$ 及 $C_5 \sim C_6$ 右侧附件融合；T_5 半椎体畸形。胸片：心肺膈未见明显异常。心电图：窦性心动过速，ST-T 改变。肺功能：通气功能障碍（FEV_1 59.3%，FVC 68.6%，FEV_1/FVC 87.6%）。

术前诊断：先天性脊柱侧凸，Klippel-Feil 综合征。

拟行手术：颈椎前后路联合脊柱侧凸矫形、内固定、植骨融合术。

拟行麻醉：全身麻醉。

二、管理难点 / 临床挑战（Bullet points）

（1）Klippel-Feil 综合征患者术前评估的重点。

（2）小儿脊柱侧凸手术的麻醉管理。

（3）围术期肺部并发症的处理。

三、讨论（Discussion）

1. Klippel-Feil 综合征的定义、病因、分型和治疗

（1）定义：Klippel-Feil 综合征由 Andre Feil 和 Maurice Klippel 于 1912 年首次报道，是一种罕见的先天性畸形，发病率为 1/42 000，女性发病居多，又称短颈畸形、颈椎先天融合畸形，指 2 个或 2 个以上颈椎先天性相互融合（可以是完全融合，或是局限于椎体或椎弓间一部分的融合），以短颈、后发际线低和颈部活动受限三联征为特征，可伴有其他先天畸形或神经系统异常。属于颈椎形成和分节障碍为特征的先天性畸形。

（2）病因：至今不明，可能与胚胎期的各种因素有关，尤其是病毒感染，是导致各种畸形的主要原因之一。

（3）分型：Klippel-Feil 综合征易并发急性颈椎间盘突出症或脊髓型颈椎病，发生率明显高于普通人群。其分型包括：Ⅰ型，为颈椎广泛的融合或合并上胸椎融合；Ⅱ型，为 1～2 个椎间隙的椎体融合，此型最常见；Ⅲ型，为颈椎融合合并下胸椎或腰椎融合。Ⅱ型常伴有其他骨骼系统畸形，但较少合并脊柱侧凸或侧凸程度不严重。Ⅰ型和Ⅲ型常呈进展性的严重脊柱侧凸。

（4）治疗：一般单纯颈椎畸形病例不需要特殊治疗。对畸形严重、影响美观者，可酌情行整形或矫形手术。合并急性颈椎间盘突出症者可试行正规非手术疗法，无效者及早行髓核摘除术。合并脊髓受压症状者多需行手术治疗。对以椎管狭窄为主者，多行颈后路椎管扩大减压术；对椎管前方有致压物者，则需行前路减压融合术。

2. 术前评估

拟行手术：颈椎前后路联合脊柱侧凸矫形、内固定、植骨融合术。麻醉风险评估：ASA 分级Ⅱ级，NYHA 分级Ⅰ级，活动耐量＞4METs，Mallampati 分级Ⅰ级，颈短，颈后仰受限。

3. 麻醉预案

建立外周静脉通路，常规心电、血压、血氧监护，术前评估气道条件可，可常规诱导后气管插管，备困难气道车。建立桡动脉穿刺置管，术中密切监测血气，维持酸碱平衡和内环境稳定；BIS 和脊髓监测；体温监测及体温保护；血液保护，术中使用自体血回输机，密切关注术中出血，及时补充血制品；注意预防围术期俯卧位导致的体位并发症如腹部受压、眼部受压导致术后视力下降等。

4. 麻醉诱导

开放左上肢外周静脉通路，监护，面罩吸氧，诱导药物给予地塞米松 3mg、咪达唑仑 0.5mg、利多卡因 10mg、芬太尼 40μg、丙泊酚 60mg、罗库溴铵 15mg，辅助通气顺利，待药物充分起效后经口普通喉镜下管芯辅助，声门暴露 Cormack-Lehane 分级Ⅰ级，置入 5.5# 普通气管导管，过程顺利，一次成功，置管深度 17cm，确认导管位置后固定气管导管。调节呼吸参数：VC 模式，TV 200ml，RR 15 次 / 分，$P_{ET}CO_2$ 35mmHg。

5. 麻醉维持

全静脉麻醉维持，丙泊酚 200mg/h，瑞芬太尼 300μg/h，术中间断静脉注射芬太尼，维持 BIS 40～60，BP 90～110/50～60mmHg，HR 60～100 次 / 分。术中密切监测动脉血气，维持内环境、电解质稳定。

6. 术中管理

手术时间 3.5 小时，术中晶体液用量 1000ml，出血 200ml，尿量 300ml，未输血。术中仰卧位 C_5～C_6 和 C_6～C_7 左侧椎间盘切除，并行椎间隙植骨，置引流管一根，出血少量，循环稳定，脊髓监测正常，过程顺利；翻身于俯卧位 $C_5 \sim C_7$ 椎弓根置入螺钉后左侧椎板及侧块去皮质，植骨融合，上内固定棒后加压矫形，出血 200ml，缝合手术切口。停止静脉麻醉药物输注，关注 BIS 的变化，给予 0.67mg 新斯的明加阿托品拮抗肌松，恢复自主呼吸，呼吸频率和潮气量均正常，意识清醒拔除气管导管返回恢复室。

7. 术后治疗与转归

术后拔除气管导管带镇痛泵返回麻醉恢复室。术后第 1 天：切口疼痛，四肢感觉运动正常。术后第 2 天：已拔除引流管，可进流食，佩戴颈托床旁坐起。术后第 3 天：佩戴颈托下地活动。术后第 6 天：伤口愈合良好，内固定位置良好，出院。

四、病例总结（Take home message）

Klippel-Feil 综合征（KFS）指 2 个或 2 个以上颈椎先天性融合（可以是完全融合，或是局限于椎体或椎弓间一部分的融合），又称短颈畸形。典型临床表现为短颈、后发际线低和颈部活动受限，仅约 50% 的患者有以上 3 种表现。临床上可见 KFS 常与各种先天性畸形并存，骨骼畸形如脊柱侧后凸及半椎体畸形较常见，脊柱侧凸为最常见的伴发畸形，占 KFS 患者的 50% ~ 79%。KFS 的手术治疗方式主要分为前路和后路：前路手术包括椎间盘切除椎体间植骨融合术和椎体次全切椎体间植骨融合术，后路手术包括通过不同技术实现减压和固定融合。在某些严重畸形的情况下，也可选择采用前后联合入路手术。本例患者行颈椎前后路手术。

KFS 常伴有多脏器受累，部分患者常合并困难气道。术前重点关注气道问题、心肺功能的评估、是否合并其他畸形，了解手术难度和创伤，以及预计出血量。有研究表明，在年龄偏小的 KFS 患者中，可根据术前颈椎活动度和影像学资料决定全身麻醉的气道工具；但在合并 KFS 的老年患者，困难气道发生率更高，同时颈椎不稳定性加重，任何颈部的过度活动可能都会引起脊髓压迫致高位截瘫，围术期需注意保持颈部固定。术前应仔细评估气道，若存在困难气道可选择充分表面麻醉后清醒气管插管。此外，KFS 患者再插管难度极大，手术结束后应等待患者完全清醒、自主呼吸恢复再拔除气管导管，也可使用换管器进行拔管。同时，KFS 患者常伴其他系统受累，如合并脊柱侧凸、先天性肾缺如、室间隔缺损、再生障碍性贫血、肺部发育异常等，术前应充分进行全身系统性的评估，避免围术期相应并发症发生。

术中关注主要从俯卧位的生理影响、颈椎保护、肺保护及保证脏器和脊髓灌注，术中容量血液管理和体温维持。脊柱手术创伤大，术后疼痛明显，小儿耐受性低，建议采用多模式镇痛，患者自控静脉镇痛、非甾体抗炎药、局部麻醉药切口局部浸润麻醉及区域麻醉。另外，术后要尽早活动、防止静脉血栓形成，佩戴颈托，限制颈部过度活动，以及缓解颈部肌肉压力、促进术后恢复。

五、专家点评（Attending's comments）

KFS 的患者主要问题在于是否为困难气道，麻醉前应充分评估气道做好应对困难气道的各项准备，如何插管成功是关键；其次 KFS 患者常合并其他器官系统受累，围术期注意器官保护；另外，围术期避免体位变动不当引起颈椎扭动造成脊髓神经损伤的恶性事件；小儿易出现上呼吸道感染，警惕围术期肺部并发症的发生，监测呼吸功能关注气道通畅情况。对于长时间后路手术，应警惕上气道梗阻，拔管前应行漏气试验。另外，小儿脊柱侧凸手术时间长、创伤大、术中出血多、体温散失大，因此，术中血液和容量管理是重点，建议使用体表加温治疗和输液加温以积极保温。此类手术切口大，术后疼痛明显，小儿耐受性低，建议采用多模式镇痛。

六、关键词（Keywords）

先天性脊柱侧凸（congenital scoliosis）

Klippel-Feil 综合征（Klippel-Feil syndrome，KFS）

困难气道（difficult airway）

参考文献

[1] AKHTAR M S, REHMAN R U, ALI I. Surgical management of irreducible atlanto-axial dislocation with os odontoideum and Klippel-Feil syndrome [J]. J Ayub Med Coll Abbottabad, 2022, 34(3): 573-577.

[2] LITRENTA J, BI A S, DRYER J W. Klippel-Feil syndrome: pathogenesis, diagnosis, and management [J]. J Am Acad Orthop Surg, 2021, 29(22): 951-960.

[3] LEE C S, MERCHANT S, CHIDAMBARAN V. Postoperative pain management in pediatric spinal fusion surgery for idiopathic scoliosis [J]. Paediatr Drugs, 2020, 22(6): 575-601.

[4] JOTAKI S, TANIGUCHI H, MIYAKAWA H, et al. The assessment of airway compression due to cervical fusion in Klippel-Feil syndrome patients: a report of two cases [J]. Kurume Med J, 2024, 70(1.2): 73-75.

（马璐璐　韩　悦）

病例 **11**

合并系统性硬化症的衰弱患者行髋关节置换术的麻醉管理

一、病例汇报（Case presentation）

患者，女性，53 岁。

主诉：右髋疼痛半月余。

现病史：患者半月前摔倒（髋部着地）后，出现右髋疼痛，活动受限，无法站立和行走。患者随即到外院就诊，X 线检查：示右侧股骨头形态异常，右股骨头下骨皮质不连续，考虑为右股骨头下骨折。外院予以保守治疗。为进一步诊治来我院，门诊影像学检查后诊断为右股骨颈骨折，拟行髋关节置换术。自首次患病以来，患者卧床状态，反应迟钝，精神欠佳，饮食稍差，睡眠良好，小便量少，大便干燥，无明显体重下降。

既往史：平素健康状况一般，诊断系统性硬化症 16 余年，长期使用泼尼松及吗替麦考酚酯治疗，目前剂量分别为 20mg qd 和 0.75g bid。诊断肺纤维化及轻度肺动脉高压数年，考虑与系统性硬化症相关，使用西地那非治疗，目前剂量 12.5mg tid。否认高血压、冠心病、糖尿病等其他慢性病史，否认肝炎、结核、伤寒、疟疾等传染病史。30 余年前曾因卵巢畸胎瘤行畸胎瘤切除术（具体术式不详），因阑尾炎行阑尾切除术（具体术式不详），手术麻醉过程均无特殊事件记录。否认外伤及输血史，否认药物、食物过敏史。

体格检查：身高 160cm，体重 37kg，BMI 14.45kg/m^2。P 105 次 / 分，RR 20 次 / 分，BP 102/65mHg。发育正常，营养不良，神志清，安静面容，查体合作。胸廓正常，双肺呼吸运动对称，双侧触觉语颤对称，无胸膜摩擦感，双肺呼吸音清，未闻及干湿啰音及胸膜摩擦音。心前区无隆起及凹陷，心界正常，心律齐，各膜听诊区未闻及病理性杂音。气道评估未见明显异常，Mallampati 分级 Ⅱ 级。全身皮肤黏膜颜色暗淡、无出血点，手指末端及右侧肘关节可见破溃、坏疽。右下肢外旋短缩畸形，右侧髋关节活动受限，左侧关节活动度良好，右下肢肌力 3 级，左下肢肌力正常，髂腰肌、股四头肌、足背伸肌力查体不能配合。双下肢感觉对称正常。双下肢测量：双下肢绝对长度，左 77cm，右 73cm；双下肢相对长度，左 86cm，右 83cm。

辅助检查：K 3.3mmol/L，hsCRP 21.78mg/L，Fbg 4.15g/L。心电图：窦性心动过速；超声心动图（外院）：轻度肺动脉高压，左心室舒张功能减低，二尖瓣、三尖瓣反流（轻中度），肺动脉收缩压（估测）48mmHg；肺功能（2020 年）：限制性通气功能障碍伴弥散功能减低；胸部 CT：双肺胸膜下多发网格影，间质性病变；右肺上叶点状钙化，右肺上叶后段磨玻璃微小结节；主动脉及冠状动脉壁钙化；食管增宽，较前减轻，食管内积液，食管胃内高密度影；血管彩超：双侧颈动脉粥样硬化伴多发斑块形成，双下肢动脉粥样硬化伴散在小斑块形成。

术前诊断：右侧股骨颈骨折，严重骨质疏松症，系统性硬化症，肺动脉高压，肺间质病变，雷诺现象，阑尾炎切除术后，卵巢畸胎瘤切除术后。

拟行手术：右侧全髋关节置换术。

拟行麻醉：椎管内麻醉。

二、管理难点 / 临床挑战（Bullet points）

1. 系统性硬化症的麻醉管理。
2. 围术期糖皮质激素治疗方案。
3. 衰弱患者的麻醉管理。

三、讨论（Discussion）

1. 系统性硬化症围术期管理的注意事项

系统性硬化症（SSc）以硬皮病为特征性表现，又称硬皮病。SSc 在女性中多见，好发于 20 ~ 50 岁人群，特点为慢性进展性血管功能障碍，以及皮肤和内脏器官的进行性纤维化。SSc 是一种异质性疾病，其器官受累情况及围术期风险存在很大的差异性。与围术期管理密切相关的 SSc 受累情况通常包括多方面。首先，SSc 患者肺动脉高压的发生风险增加，包括轻至中度在内的肺动脉高压患者的围术期血流动力学不稳定相关重度低氧血症、急性右心衰竭或体循环衰竭、心律失常及死亡均明显增加。其次，近 90% 的 SSc 患者有胃肠道受累，其中近半数可能无症状。与围术期相关胃肠道受累的常见症状包括吞咽困难、吞咽后咳嗽、慢性胃食管反流和反复微量误吸。避免影响吞咽功能相关操作，增加反流物的 pH 值是围术期常采用的处理方法。此外，多达 50% 的 SSc 患者有肾脏受累，包括轻度蛋白尿、血清肌酐浓度升高，并常以高血压为临床表现。1% ~ 2% 的皮肤局限性 SSc 患者会出现硬皮病肾危象（SRC）。术前评估应关注血压、电解质、肾功能情况，警惕 SRC 的发生。

2. 术前评估及优化

患者营养情况差，身高 160cm，体重 37kg，BMI 14.5kg/m²。ASA 分级Ⅲ级，NYHA 分级Ⅱ～Ⅲ级，活动耐量＜3METs。评估优化容量管理，评估氧疗方式及氧合状态，调整血压和心率至最佳范围。评估已无可优化的加重肺高压的因素，继续使用西地那非治疗，与患者沟通手术获益和潜在风险。患者轻度肺动脉高压无心力衰竭及低氧表现，长期接受规范利尿及预防心力衰竭药物治疗，暂无术前加用肺高压靶向治疗指征，充分交代围术期风险。外院超声心动图检查报轻度肺动脉高压；指端雷诺现象，外周血管条件差；胸部 CT 报间质性肺疾病，患者诉平素吃饭有反酸现象，上腹胀，胸部 CT 可见食管内积液，评估反流风险高；腰部弯曲可，可以配合摆放椎管内麻醉体位；Mallampati 分级Ⅱ级，颈部活动无异常。根据 FRAIL 量表，患者符合疲劳、耐力和行走下降，FRAIL 评分 3 分，属于衰弱状态。目前口服塞来昔布胶囊（西乐葆）、酒石酸唑吡坦片（思诺思）、雷贝拉唑钠片（波利特）、碳酸钙 D_3 片药物治疗，且已遵风湿免疫科会诊建议围术期使用氢化可的松 100mg q12h 治疗。

3. 麻醉预案

术中采用标准监测、有创血压监测及中心静脉压监测。选择椎管内麻醉，并根据有创动脉压监测结果调整椎管内给药速度，并配合去氧肾上腺素泵注，维持体循环压力。麻醉管理的目标包括维持前负荷在最佳范围内（在控制良好的肺高压患者中，CVP 多维持在 6～10mmHg），尽量减小右心室氧耗（即右心室后负荷、心动过速），避免增加基线肺血管阻力的因素。术中根据 CVP 水平进行容量管理。使用低流量吸氧，进一步增加肺动脉高压。注意氧合和体温保护，充分镇痛，术后备 ICU。

4. 麻醉诱导

患者入室后建立静脉通路，完善心电、血氧、血压监测，咪达唑仑 1mg 联合芬太尼 25μg 缓慢静脉滴注，建立有创动脉监测、中心静脉通路及 CVP 监测。术前床旁超声心动图：示二尖瓣、三尖瓣轻中度反流，肺动脉收缩压（估测）48mmHg，目前给予安立生坦降肺压治疗。右侧卧位，予小剂量芬太尼镇静镇痛以利于患者配合。腰硬联合麻醉，穿刺部位为 L_3～L_4 椎间隙，穿刺成功，于蛛网膜下腔予 0.5% 重比重布比卡因 8mg，并置入硬膜外导管，阻滞平面达 T_4，麻醉效果满意，生命体征平稳。

5. 麻醉维持

术中泵注小剂量去氧肾上腺素维持循环稳定和右美托咪定［0.2μg/（kg·h）］镇静，自主呼吸，面罩吸氧，患者术中循环稳定，内环境稳定，未诉不适，深度镇静状态。术中根据手术时长和患者情况追加 1% 罗哌卡因 8ml。

6. 术中管理

手术时间 1 小时 30 分钟，术中晶体液用量 500ml，少量出血，尿量 300ml，手术结束前 40 分钟停止泵注右美托咪定，采用硬膜外给药方式予以术后镇痛药物吗啡 1mg。术毕唤醒患者，且未诉疼痛、恶心等不适。

7. 术后治疗与转归

术后患者转 ICU 密切监护，监测生命体征。患者既往 SSc 16 余年，术前应用糖皮质激素、吗替麦考酚酯，术前会诊建议围术期给予氢化可的松 100mg q12h 序贯治疗。患者肺动脉高压病史，注意适当控制入量，减轻心脏前负荷；术后密切监测心率、血压、尿量、乳酸等指标，维持循环状态稳定，保证重要脏器灌注。患者术前肺纤维化，肺 CT 提示双肺网格影，术后继续给予布地奈德及乙酰半胱氨酸（富露施）雾化吸入；监测动脉血气，完善床旁胸片，保持气道通畅。注意维持内环境及电解质稳定。患者血红蛋白持续降低，心电监护下予以红细胞 1U，输注人血白蛋白 10g qd。静息下 VAS 评分 1~2 分。患者术后第 2 天转回普通病房，术后第 4 天出现胸闷、憋气、心悸等症状，完善心肌酶指标及床旁胸片后考虑心力衰竭及肺水肿，给予患者利尿、控制出入量等处理后，患者胸闷、憋气好转，胸片提示双肺野多发斑片影，较前减轻，心力衰竭指标下降。换药见右髋关节切口愈合良好，无红肿渗液。术后复查 X 线示患者右髋关节假体位置满意，双下肢等长。术后功能锻炼进展顺利，术后第 9 天已可扶双拐下地活动并准予出院。

四、病例总结（Take home message）

SSc 是一种罕见的慢性疾病，病因不明，特征是皮肤、关节和内脏器官（特别是食管、下消化道、肺、心脏和肾脏）弥漫性纤维化和血管异常。常见症状包括雷诺现象、多关节痛、吞咽困难、烧心和皮肤肿胀，最终导致皮肤增厚及手指的变形。肺、心脏和肾脏的受累是造成死亡的主要原因。目前尚无特异性的治疗方法，主要是针对并发症的治疗。对于患有 SSc 的患者，围术期应重视糖皮质激素序贯治疗，因该疾病常累及心脏、肺、胃肠道、肾脏等多系统，围术期应完成相应的评估及检查，并进行对症治疗。避免感冒，必要时长期低流量吸氧。本例患者出现典型的雷诺现象、肺动脉高压、间质性肺疾病和反流，患者外周血管条件差，应做好建立颈内或颈外静脉通路的准备。考虑肺动脉高压和术后拔管风险，可首选椎管内麻醉，但不排除因患者无法配合或穿刺失败转全身麻醉的可能。为维持循环稳定，术中泵注去氧肾上腺素，并进行有创动脉压监测、血气监测患者内环境，关注电解质和血红蛋白的变化，以及术中出入量。本例患者体重低且合并肺动脉高压，术中应注意对容量的把控，防止心力衰竭和肺水肿的发生。该类患者对疼痛和寒冷敏感，术中应充分镇静镇痛和体温保护。

五、专家点评（Attending's comments）

包括轻度在内的肺动脉高压患者的围术期不良事件风险明显增加。肺动脉高压患者行非心脏手术的院内死亡率约为 4.4%，心源性休克风险约为 0.6%。麻醉前评估及优化应确保有效循环血容量、氧合、血压和心率都处于最佳范围，明确治疗肺动脉压药物的不间断或短暂间断使用，处理加重肺动脉高压的可治疗因素。麻醉方案选择方面，全身麻醉会对血流动力学和呼吸产生不良影响，且全身麻醉药物对体循环及肺循环阻力影响的不确定性较强。而在苏醒期间，可能出现疼痛相关交感神经张力和右心室后负荷急剧增加，以及通气和氧合相关缺氧和高碳酸血症，这些都可能影响体、肺循环状态。故而，肺动脉高压患者行全身麻醉围术期风险较大。椎管内麻醉可能导致体循环阻力急剧下降，从而降低前负荷和体循环血压，进而可能对右心室灌注和右心功能产生不良影响。但可通过缓慢给予药物剂量，密切监测体循环变化，并配合血管升压类药物的方式来降低风险，是可以考虑的麻醉方式之一。对于肺动脉高压患者，围术期通常需要有创动脉压监测反映实时体循环状态，监测 CVP 以维持恰当的有效循环血容量，建立中心静脉通路以确保血管活性药、正性肌力药、肺血管扩张药确切起效。

虽然糖皮质激素与围术期感染风险增加相关，尤其是在围术期泼尼松用量超过 10mg/d 的患者，但突然停用引发肾上腺皮质功能减退相关事件的风险也明显增加。对于每日使用泼尼松剂量超过 20mg 或其他等效剂量的患者，我们通常在围术期给予额外的糖皮质激素补充，常用方法为在手术开始前给予氢化可的松 50mg，并于之后每 8 小时给予氢化可的松 25mg，直至可恢复既往用药方式为止。

衰弱常被定义为一种脆弱的临床状态，以生理功能下降为临床表现，其对内外科治疗的耐受能力均下降。目前常用于评估是否处于衰弱状态的量表有临床衰弱量表、衰弱表型、衰弱指数，围术期常用快速筛查量表 FRAIL，评估内容包括乏力、耐力（爬楼梯是否困难）、行走（是否难以行走一个街区的距离）、疾病（包括高血压、充血性心力衰竭、心绞痛、哮喘、关节炎、脑卒中和肾脏疾病）及体重减轻。衰弱患者术前评估应充分讨论手术治疗是否影响生活质量，是否考虑替代治疗方案或舒缓治疗。

六、关键词（Keywords）

系统性硬化症（systemic sclerosis，SSc）

雷诺现象（Raynaud phenomenon）

肺动脉高压（pulmonary hypertension）

腰硬联合麻醉（combined spinal-epidural anesthesia）

参考文献

[1] MCGINLEY M P, GOLDSCHMIDT C H, RAE-GRANT A D. Diagnosis and treatment of multiple sclerosis: a review [J]. JAMA, 2021, 325(8): 765-779.

[2] DUMAS G, ARABI Y M, BARTZ R, et al. Diagnosis and management of autoimmune diseases in the ICU [J]. Intensive Care Med, 2024, 50(1): 17-35.

[3] LIAKOULI V, CIANCIO A, DEL GALDO F, et al. Systemic sclerosis interstitial lung disease: unmet needs and potential solutions [J]. Nat Rev Rheumatol, 2024, 20(1): 21-32.

[4] PERELAS A, SILVER R M, ARROSSI A V, et al. Systemic sclerosis-associated interstitial lung disease [J]. Lancet Respir Med, 2020, 8(3): 304-320.

[5] VOLKMANN E R, ANDRÉASSON K, SMITH V. Systemic sclerosis [J]. Lancet, 2023, 401(10373): 304-318.

（田　园　李可心）

病例 12

血友病假瘤患者行假瘤减压术术中心搏骤停的麻醉管理

一、病例汇报（Case presentation）

患者，男性，52岁。

主诉：诊断血友病30年，左髂肿胀7年。

现病史：患者自幼剧烈活动后出现皮下淤青，未予特殊重视，1992年确诊为血友病A，间断接受输血治疗，1997年起输注因子Ⅷ治疗，出血情况控制尚可。2016年患者无明显诱因出现左侧髂部胀痛，输注因子Ⅷ治疗后胀痛症状可缓解，肿胀范围无明显缩小，病程中左髂肿胀逐渐加重，现只能拄双拐勉强行走。X线检查提示：左侧髂骨形态失常，膨胀性骨质破坏，骨质内密度及周围软组织密度不均匀增高。现患者接受因子Ⅷ治疗，用药方案为500U安佳音（注射用重组人凝血因子Ⅷ），每周2次，末次用药为术前1周，剂量为750U。目前患者考虑左髂血友病假瘤，拟行左髋假瘤减压术。

既往史：高血压5年，BP_{max} 160/100mmHg，服用硝苯地平20mg qd，血压控制在120/80mmHg。患者患有丙型肝炎，肝功能基本正常。2009年因左侧股骨外侧血肿形成行血肿清除术。患者中度贫血，自述偶有活动后心悸。无血友病家族史。平素身体健康状况一般，否认冠心病、糖尿病等慢性病史，否认结核、伤寒、疟疾等传染病史。因血友病反复输血治疗，无不良反应，否认药物、食物过敏史。

体格检查：身高169cm，体重70kg，BMI 24.5kg/m^2。T 36.5℃，P 95次/分，RR 16次/分，BP 135/95mmHg。发育正常，营养状况一般，睑结膜略苍白，皮下未见明显淤血。拄双拐可勉强行走，双下肢无明显肿胀，左侧骨盆可见巨大瘤体，表面张力高，左侧股骨外侧可见手术瘢痕。左侧髋关节外侧压痛（＋），腹股沟区压痛（＋），左侧4字试验（＋）。双下肢感觉无明显异常，左侧足背伸肌力0级，跖屈肌力5级。双侧足背动脉搏动良好，双膝关节活动尚可。

辅助检查：骨盆正位X线：左侧髂骨形态失常，膨胀性骨质破坏，骨质内密度及周围软组织密度不均匀增高，左侧坐骨、耻骨增粗，骶骨及左侧髋关节、双侧骶髂关节显示不清。右侧髂骨形态失常，右侧髋关节骨质增生，关节间隙狭窄。所示骨盆改变符合血友病所致。因子Ⅷ活性：FⅧ：C 0.7%，FⅧ：I 0.0BU/ml 血浆。

　　术前诊断：左侧骨盆血友病假瘤，血友病 A，高血压，丙型肝炎病毒感染，左侧股骨血肿清除术后。

　　拟行手术：左髋假瘤减压术。

　　拟行麻醉：全身麻醉。

二、管理难点 / 临床挑战（Bullet points）

　　（1）血友病患者的麻醉管理。

　　（2）术中急性栓塞的预防和处理。

　　（3）术中心搏骤停的处理。

三、讨论（Discussion）

　　1. 血友病患者行全身麻醉手术的麻醉要点

　　血友病患者行全身麻醉择期手术，需术前行替代治疗，明确分型，补充相应的凝血因子。术前 1 小时开始使凝血因子活性维持 50%～80%，术后 10 天维持在 50% 左右。术前充分备血，术中首选新鲜冰冻血浆、冷沉淀、单因子浓缩制剂。术中尽量减少有创性操作，避免肌内注射用药。注意监测凝血功能、血栓弹力图（TEG）等。此外，血友病患者常合并不同程度的贫血。贫血患者对麻醉耐受降低，易引起循环抑制，麻醉用药应减量，避免麻醉过深。避免术中氧解离曲线左移而减少组织氧释放，如避免过度通气导致呼吸性碱中毒、低体温等。术中及时输注全血或红细胞，补充失血。严重贫血的患者常可引起贫血性心脏病，血浆蛋白降低，毛细血管通透性增加，易造成组织水肿。术中应避免输液速度过快而加重心脏负担，避免晶体液过量加重组织水肿。

　　2. 术前评估

　　ASA 分级Ⅲ级，Mallampati 分级Ⅱ级，颈部活动度可，张口度 4 横指。合并症中高血压控制可。患者血友病及贫血等原发病通过输注血制品进行优化改善，术前输注 AB（+）红细胞 2U 纠正贫血，输注因子Ⅷ纠正凝血功能，术前出凝血功能如下：APTT 35.4s，APTT-R 1.31，FⅧ：C 40.2%（50%～150%），D-Dimer 19.84mg/L FEU，Hb 83g/L，RBC 2.78×10^{12}/L。血液内科会诊制订围术期输血治疗方案如下：手术当日予 FⅧ浓缩物 2800U q8h，术后第 1～3 天予 FⅧ浓缩物 2000U q12h，术后第 7 天至创面愈合予 F Ⅷ浓缩物 1200U q12h。

患者主要风险来自手术本身，术前完善影像学检查明确手术范围及周围组织情况，提示左侧骨盆巨大血友病假瘤，侵蚀髂骨整体，病变范围较广，预计患者手术难度巨大，术后发生出血、感染、复发风险较高。

3. 麻醉预案

患者自身循环呼吸功能尚可，故采用常规静脉诱导，静吸复合麻醉。考虑患者手术出血风险较高、创面较大，同时术前合并血液系统疾病，凝血功能异常，诱导后行有创动脉压监测、中心静脉置管，以及置入尿管行出入量监测。手术开始后启动自体血回输，术中监测血气，持续监测体温，视术中情况输注血制品。术前已充分备血，视术中情况返回 ICU。

4. 术中情况

患者入室后生命体征平稳，予咪达唑仑 1mg、地塞米松 5mg，丙泊酚 100mg、芬太尼 100μg、罗库溴铵 50mg 行静脉诱导，充分去氮给氧后，在可视喉镜引导下成功经口置入 7.5# 气管，插管深度 22cm，而后予 2% 七氟烷维持麻醉。考虑患者手术风险较大、出血风险较高、凝血功能异常，遂在麻醉诱导后行超声引导下右颈内静脉置管，同时行右侧桡动脉穿刺置管，均顺利置入。随后将患者改为右侧卧位，手术开始。手术进行的前 2 小时生命体征平稳，术中输注血浆 400ml，悬浮红细胞 2U，机洗红细胞 205ml，患者血红蛋白水平维持同术前。假瘤腔内清理出大量陈旧积血，并使用纱布、止血材料等填塞瘤腔止血。随后突发血压下降，5 分钟内血压 120/70mmHg→80/40mmHg，心率 90 次 / 分→55 次 / 分，开始出现逸搏节律。立即覆盖手术切口，改为平卧位，持续心外按压，予冰帽行脑保护。同时反复予肾上腺素 1mg 单次静脉推注，共计 8mg。始终未见窦律。行经食管超声心动图（TEE）见右心扩大，左心几乎无活动。继续心外按压，向家属交代病情，同时联系 ICU，20 分钟后行右股动脉、股静脉置管，以备体外膜氧合（ECMO）置入。50 分钟后经 TEE 确认 ECMO 管路在位，启动 ECMO，转速 4500 转 / 分，血流量 2.6L/min，遂停止心外按压。5 分钟后患者出现心室颤动，除颤一次后恢复自主心律，抢救期间后续输注浓缩红细胞 8U。15 分钟后出现室性心动过速，再次除颤一次后恢复自主心律。此时患者左侧瞳孔散大，右侧瞳孔 4mm。随后紧急进行伤口缝合，携带气管插管、V-A ECMO、桡动脉置管、右颈内静脉置管、尿管返回 ICU。

5. 术后转归

患者术毕即刻携带气管插管、V-A ECMO、桡动脉置管、右颈内静脉置管、尿管返回 ICU，入室后持续镇静镇痛状态，经口气管插管行呼吸机辅助通气（PC 模式，PC

15cmH₂O，f 18次/分，PEEP 9cmH₂O，FiO₂ 40%），V-A ECMO支持（转速5000转/分，流量3.3L/min，气流速3L/min，氧浓度100%），SpO₂ 100%，HR 110次/分，BP 122/99mmHg，双肺呼吸音增粗，双下肢无水肿。入室血气分析：pH 6.982，PO₂ 73.7mmHg，PCO₂ 40.3mmHg，BE –22mmol/L，Lac 22mmol/L，K 3.5mmol/L，Na 147mmol/L，Ca 1.01mmol/L。考虑患者为呼吸心搏骤停复苏后，可能处于梗阻性休克，目前无尿，予连续性肾脏替代治疗维持电解质平衡及内环境稳定；予美罗培南、万古霉素预防性抗感染。考虑肺栓塞不除外，完善CTPA和头腹盆CT检查，请放射科评估会诊有无肺栓塞及脑出血，主肺动脉、双肺动脉主干未见明确大片充盈缺损，右肺中叶、左肺上叶舌段、双肺下叶肺动脉段部分远端分支低密度影，显示欠清，不除外肺栓塞。升主动脉部分充盈缺损，颅内未见明显大片脑出血改变。患者危急值回报：APTT＞150s，Fbg＜0.4g/L，Hb 53g/L，此后24小时内间断输注AB（＋）红细胞2U，血浆1200ml，复查出凝血指标均无明显改善（图12-1）。患者假瘤创面出现严重出血，CTPA提示双肺动脉分支肺栓塞不除外，PT、APTT明显延长及PLT减少，存在溶栓和抗凝治疗禁忌。

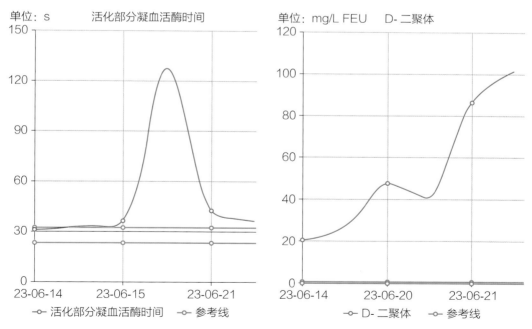

图 12-1　APTT 和 D-二聚体检验结果波形图

四、病例总结（Take home message）

1. 术中出现心搏骤停的诱因

术中心搏骤停发生率为 0.056%，常与以下危险因素有关：气道管理困难相关的缺氧、围术期出血及低血容量、肺栓塞、心脏压塞、腹部填塞等引起的血流动力学不稳定，术中过度牵拉迷走神经等。

2. 术中出现急性肺栓塞的诊断

肺栓塞分为大块肺栓塞和非大块肺栓塞。大块肺栓塞可导致患者猝死，有11%患者死亡发生在 1 小时内，它的栓塞面积是大于两个或以上肺叶，或虽然少于两个，但伴随明显的血压下降（收缩压低于 90mmHg 或 15 分钟以内下降超过 40mmHg）。非大块肺栓塞患者仅具有部分症状，仅超声心动图提示有右心室运动功能减弱。文献报道，右心室局部室壁运动异常是急性肺栓塞的特异性征象，与其他引起右心室收缩负荷过重的疾病不同，急性肺栓塞不影响右心室游离壁心尖部分的运动。手术应激所导致的高凝状态也可促进下肢深静脉血栓形成。肺栓塞常见临床症状如呼吸困难、胸痛、咯血在术中无法体现，主要依靠患者血气分析、心电图等，条件允许可做超声心动图及胸片等。围术期血气指标常体现为低氧血症、低碳酸血症及肺泡－动脉血氧分压差增大，轻型患者可无异常。

五、专家点评（Attending's comments）

血友病患者由于凝血因子的缺乏或功能异常，其麻醉管理具有高度复杂性，特别是在进行大型手术时，术中出血和心脏事件的风险显著增加。本例描述了血友病 A、髋部假瘤患者的手术和麻醉经过，凸显了临床实践中的多重挑战和难点，术中出现心搏骤停更是巨大的挑战，必须迅速应对，积极处置。

在常规麻醉准备方面，首先应积极优化患者的术前状态。通常血友病患者的麻醉要点在于维持凝血功能的平衡。术前需充分评估患者的凝血状态，及时补充凝血因子，如本例中所采取的输注因子Ⅷ的措施。此外，术中监测凝血功能、TEG 等指标对于指导输血和调整治疗方案至关重要。具体到本例，考虑患者病史长、假瘤巨大、髋关节已严重破坏、生理解剖结构丧失、手术难度巨大、出血风险高，故予以充分准备，建立大孔径外周静脉通路、行有创动脉压监测及中心静脉置管。

术中急性栓塞的预防和处理是另一大挑战。急性肺栓塞可导致心搏骤停，应迅速诊断和治疗。本例手术的前半程总体平稳，转折点出现在假瘤减压后，残留假瘤瘤腔巨大，出现较为广泛的渗血，在进行填塞止血的过程中，首先出现血压下降，并很快伴随氧饱和度下降、心率减慢，进而出现心搏骤停。术中 TEE 检查符合右心梗阻表现，故迅速建立 V-A ECMO 维持循环。

导致患者心搏骤停的原因仍需进一步明确。患者的临床表现符合急性肺栓塞所致的梗阻性休克，尽管术后 CTPA 未见主肺动脉、双肺动脉主干的大片充盈缺损，但仍于肺动脉段部分远端分支见到低密度影。考虑到患者血友病的背景，凝血功能的异常可能与栓塞事件有关，但也不能排除其他因素。由于假瘤瘤腔巨大，创面巨大，瘤腔内的残留坏死组织、血栓形成、气体进入、止血材料填塞等也可能是导致栓塞的因素。

术中心搏骤停的处理极大地考验了麻醉团队的应急能力。本例中，心搏骤停后迅速启动的心肺复苏、ECMO 的及时应用及后续的重症监护，体现了多学科团队对紧急情况的快速反应和高效处理能力。然而，患者的后续治疗仍然面临心搏骤停后的神经系统损伤风险、多器官功能衰竭等问题，以及抗凝和出血之间的矛盾等巨大的困难。

本例患者的诊治经过展示了医疗团队在面对心搏骤停时的专业素养和应急处理能力，但更应深刻地认识到血友病合并巨大假瘤这一类临床中并不常见的危重症手术、麻醉管理的复杂性，未来应更充分地做好术前准备和术中监测，提高患者的手术安全性。

六、关键词（Keywords）

血友病 A（hemophilia A）

心搏骤停（cardiac arrest）

急性肺栓塞（acute pulmonary embolism）

参考文献

[1] CONNELL N T, FLOOD V H, BRIGNARDELLO-PETERSEN R, et al. ASH ISTH NHF WFH 2021 guidelines on the management of von Willebrand disease [J]. Blood Adv, 2021, 5(1): 301-325.

[2] 中华医学会急诊医学分会复苏学组，成人体外心肺复苏专家共识组. 成人体外心肺复苏专家共识 [J]. 中华急诊医学杂志，2018，27（1）：22-29.

（陈唯韫　彭　煜）

合并异位 ACTH 综合征患者行开腹嗜铬细胞瘤切除术的麻醉管理

一、病例汇报（Case presentation）

患者，女性，58 岁。

主诉：乏力、嗜睡，发现肾上腺占位 3 月余。

现病史：2022-07-27 患者无明显诱因出现乏力、困倦，07-30 乏力症状加重，出现嗜睡，遂就诊外院，查心电图提示窦性心动过速，HR 146 次 / 分，$V_1 \sim V_6$、I、aVL 导联 ST 段弓背向上抬高，hsTnI 14 967.2pg/ml（＜10.4pg/ml），考虑"急性心肌梗死"，行急诊经皮冠状动脉介入术，提示 LM、LAD、LCX、RCA 均未见狭窄；同时 CT 发现左肾上腺占位，并查血糖 26.8mmol/L，予胰岛素泵入治疗并收入病房。07-31 凌晨突发意识丧失，心电图示室性心动过速、心室颤动，立刻予胸外按压、利多卡因 50mg 静推后转复窦律。半小时后再次出现意识丧失、心室颤动，予电除颤 1 次、胸外按压后转复窦性心律、意识恢复。07-31 患者血压进行性下降，补液及应用去甲肾上腺素和多巴胺维持血压于 74 ~ 94/40 ~ 50mmHg，完善床旁超声心动图提示室间隔中下段及左心室心尖部室壁运动幅度明显减低，局部室壁几乎无运动，LVEF 36%，考虑心源性休克、应激性心肌病可能。行体外膜氧合（ECMO）和主动脉内球囊反搏（IABP）支持，并逐步减停去甲肾上腺素、多巴胺。5 天后心功能逐渐恢复，LVEF 恢复至 48%，撤除 ECMO 和 IABP。外院住院期间完善嗜铬细胞瘤相关评估，查血儿茶酚胺及代谢产物均升高，逐步加用酚苄明、倍他乐克（美托洛尔）。09-01 就诊我院门诊，调整用药为酚苄明 5mg bid、倍他乐克 12.5mg bid、螺内酯 20mg tid。后收入院评估，查血皮质醇及 ACTH 显著升高。10-05 患者出现发热，T_{max} 37.8℃，胸部 CT 显示多发的斑片、结节、空洞，考虑肺部感染，肺孢子菌肺炎可能性大，加用凯复定（头孢他啶）、拜复乐（盐酸莫西沙星）、磺胺、伏立康唑治疗。同时发现下肢多发肌间静脉血栓，加用克赛（依诺肝素钠）抗凝。10-07 仍有发热，并出现血压下降 BP 85/47mmHg，HR 122 次 / 分，SpO_2 88%@NC 6L/min，考虑肺部感染、呼吸衰竭、感染性休克，转入内科 ICU，行气管插管，并泵入血管活性药维持循环［NE 0.2μg/(kg·min)→1.2μg/(kg·min)］，调整抗生素治疗，10-12 肺部感染逐渐好转，拔除气管导管，停用血管活性药物，转回普通病房。考虑左肾上腺嗜铬细胞瘤，异位 ACTH 综合征可能性大。拟行"开腹探查，左侧嗜铬细胞瘤切除术"。

既往史：2 年前诊断糖尿病，此次起病前饮食控制血糖可，未用降糖药。此次起病后空腹血糖 13 ~ 16mmol/L，来得时（甘精胰岛素）10U qn、优泌乐（赖脯胰岛素）10-10-10U 三餐前降糖，血糖控制不佳。否认高血压、冠心病病史。否认药物、食物过敏史。

体格检查：身高 158cm，体重 47kg，BMI 18.8kg/m²。血压：卧位 90 ~ 110/55 ~ 75mmHg，HR 75 ~ 100 次 / 分；坐位 90/60mmHg，HR 110 ~ 120 次 / 分；SpO_2 98%@RA。起病后长期卧床，双下肢肌肉萎缩，仅可坐起，扶站、搀扶行走数步。气道评估无特殊。

辅助检查：包括以下方面。

（1）嗜铬细胞瘤方面如下。腹盆增强 CT + CTA：左肾上腺区不均匀密度肿块影，其内多发片状低密度灶，增强后呈不均匀强化，较大截面约 8.2cm × 6.6cm，病变主要由腹腔干及左肾动脉分支供血，左肾静脉分支引流。奥曲肽显像：左侧肾上腺区生长抑素受体高表达占位，考虑嗜铬细胞瘤可能性大。肾上腺髓质显像：相当于左侧肾上腺区异常所见，考虑嗜铬细胞瘤。血儿茶酚胺代谢产物：MN 4.89nmol/L（<0.5nmol/L），NMN 26.75nmol/L（<0.9nmol/L）；24 小时尿儿茶酚胺：NE 96.3μg（<76.9μg），E 33.7μg（<11.0μg），DA 185.2μg。

（2）异位 ACTH 综合征方面如下。血清皮质醇（8am）64.4μg/dl（4 ~ 22.3μg/dl），ACTH（8am）320.0pg/ml（7.2 ~ 63.3pg/ml），24hUFC 2021.8μg（12.3 ~ 103.5μg），皮质醇节律消失，小剂量地塞米松抑制试验过夜试验示小剂量地塞米松不能抑制血总皮质醇水平，大剂量地塞米松试验暂未进行。

（3）心脏方面如下。超声心动图：LVEF 62%，左心室各壁下段、心尖部运动略减低，各室壁基部运动增强；心肌灌注延迟成像动态 MRI：左心室中间段 - 心尖心肌水肿、运动减弱，伴弥漫延迟强化，符合应激性心肌病改变。LVEF 50.2%，CO 4.28L/min；冠状动脉造影：未见明显狭窄；心电图：86 次 / 分，窦性心律，T 波改变；24 小时动态心电图：窦性心律，平均心率 90 次 / 分（72 ~ 148 次 / 分），房性期前收缩总数 14 次，室性期前收缩总数 2 次；心肌酶正常，NT-proBNP 360pg/ml。

（4）呼吸方面如下。血气分析：pH 7.42，PCO_2 39mmHg，PO_2 80mmHg，HCO_3^- 25.5mmol/L，Lac 2.3mmol/L；肺功能：FEV_1 2.24L，占预计值 % 98.5%；FVC 2.64L，

占预计值 % 98.2%。胸部 CT：双肺多发斑片影伴实变，较前减轻；原双侧胸腔积液，较前吸收好转。

术前诊断：左侧嗜铬细胞瘤，儿茶酚胺心肌病，心源性休克史；高血压；异位 ACTH 综合征可能性大；糖尿病；低钾血症。

拟行手术：开腹探查，左侧嗜铬细胞瘤切除术。

拟行麻醉：全身麻醉。

二、管理难点 / 临床挑战（Bullet points）

（1）对于本例患者最佳手术时机的评估。

（2）患者应激性心肌病、心源性休克病史，其心功能能否耐受嗜铬细胞瘤术中儿茶酚胺大量释放、血压剧烈波动。

（3）嗜铬细胞瘤合并异位 ACTH 综合征手术的麻醉管理。

三、讨论（Discussion）

1. Takotsubo 心肌病

Takotsubo 心肌病又称应激性心肌病，最常见于围绝经期的女性，主要特征是左心室壁运动异常，运动异常可能位于左心室心尖、心室中部、基底部等。其诱因有很多，如外伤、手术、情绪的剧烈变化、嗜铬细胞瘤等均为诱因。嗜铬细胞瘤和副神经节瘤（PPGL）大量释放儿茶酚胺可能是触发 Takotsubo 心肌病的危险因素之一，机制可能有：大量儿茶酚胺释放导致钙超载、氧化应激、诱导凋亡、促纤维化等造成心脏毒性，引起心肌顿抑，或者使冠状动脉微血管痉挛，造成心肌缺血。在治疗 Takotsubo 心肌病引起的心源性休克时，最重要的是区分左心室流出道梗阻还是原发性泵衰竭。若为左心室流出道梗阻，需使用 β 受体阻滞剂（但在 PPGL 患者中必须先使用 α 受体阻滞剂）；若为原发性泵衰竭，除药物治疗外必要时需要机械辅助，如 ECMO、左心室辅助等；但均需要避免使用正性肌力药物。另外，合并 Takotsubo 心肌病的 PPGL 患者术前 α 受体阻滞剂治疗至少需 1 ~ 2 周，术前准备时间通常比其他患者更久，通常需 6 周或更久（本例患者为 15 周）。

2. 嗜铬细胞瘤合并 Takotsubo 心肌病

患者院内死亡率为 2.5%；1/3 患者出现心源性休克，部分患者有左右心力衰竭；早期诊断、识别 PPGL 及 Takotsubo 心肌病对于改善预后非常重要；在术前药物准备后行肿瘤切除，其 LVEF 往往可以逐渐恢复，并阻止进展为不可逆的心肌重构和死亡。一项包括 37 例 PPGL 引起 Takotsubo 心肌病患者的研究发现，他们在围术期均未出现儿茶酚胺诱发的危及生命的并发症，其术中和术后结果与没有 Takotsubo 心肌病的患者相似。

3. 异位 ACTH 综合征

定义为垂体以外肿瘤组织大量分泌 ACTH 或 ACTH 类似物，引起高皮质醇血症。支气管类癌最常见（49.1%），其次为胸腺类癌（10.5%）、胰腺神经内分泌肿瘤（8.7%）、嗜铬细胞瘤（5.2%）等。引起的代谢紊乱包括低钾血症、碱中毒、高血压、高血糖、低蛋白血症、肌肉萎缩、骨质疏松、皮肤菲薄、高凝状态、免疫抑制等。

4. 异位 ACTH 综合征合并嗜铬细胞瘤

异位 ACTH 综合征合并嗜铬细胞瘤已有大约 100 例的报道，大部分（约 80%）为女性；其中有 5 例死亡，1 例为术前严重的败血症，4 例为肾上腺切除术后死亡，死因包括心肌梗死、脓毒性脑栓塞。最常见的术后并发症为感染，其次为血栓栓塞事件。对于详细报道了术后激素管理的病例，1 例术后无须补充激素，9 例可在 4 周到 1 年内停用激素，6 例需要长期激素治疗（其中 4 例为双侧肾上腺切除）。

5. 术前评估

本例患者病情复杂，术前进行了多学科会诊。①内分泌科：嗜铬细胞瘤定性、定位诊断明确，同时分泌 ACTH 导致库欣综合征，近期出现重症肺炎及双下肢深静脉血栓。目前肺部感染已明显好转。双下肢深静脉血栓稳定。目前一般情况尚可，建议尽早手术，以免失去手术机会。②泌尿外科：目前存在手术指征，手术难度大、风险高，若心肺评估可耐受手术，可近期手术。肿瘤体积大，首选开腹手术，继续药物准备，术前充分备血。③心内科：目前心脏情况无绝对手术禁忌。超声心动图提示下腔静脉 7mm，建议密切监测临床表现、BNP 等情况下适当扩容。④呼吸内科：目前活动耐量较前稍改善，可站立、扶走。肺部感染已进一步好转，活动耐量有恢复，建议继续肺功能康复锻炼，呼吸方面无绝对手术禁忌。围术期继续磺胺 1# qd 预防 PCP 复发。⑤麻醉科：患者近期经历心肺多重打击，结合手术中可能循环波动剧烈，大量出血等风险，手术麻醉风险属于极高危。但外科手术指征明确，进一步优化空间有限，手术成功切除瘤体后获益将大于风险，目前可考虑手术。术中加强循环监测，必要时行经食管超声心动图监测。⑥重症医学科：术后返 ICU 继续治疗，围术期风险高，充分交代术中及术后相关风险。

6. 麻醉管理要点

（1）嗜铬细胞瘤方面：术前适用 α 受体阻滞剂，必要时加用 β 受体阻滞剂，以控制儿茶酚胺过度分泌的症状、恢复血容量、控制靶器官受损；术中严密监测血流动力学，尤其在手术探查瘤体，切断瘤体血供时；术后体内儿茶酚胺水平降低，可能需要血管活性药物支持及 ICU 监护。

（2）Takotsubo 心肌病方面：术前注意评估心功能恢复情况，除外冠状动脉病变导致的缺血性心肌病；术中进行血流动力学监测、心功能监测。

（3）异位 ACTH 综合征方面：术前纠正内环境紊乱（低钾血症、高血糖等），术中适当减少麻醉药物用量，避免骨折、皮肤损伤，预防感染、血栓栓塞事件，个体化评估围术期是否需要补充激素。

7. 术中情况

（1）患者入室监测 HR、BP、SpO_2、BIS，建立有创动脉压监测；开放外周静脉通路。

（2）麻醉诱导：给予咪达唑仑 1mg、芬太尼 150μg、依托咪酯 12mg、罗库溴铵 50mg 后行气管插管、机械通气，血压无剧烈波动。

（3）手术开始前：超声引导下颈内静脉穿刺，术中监测 CVP。

（4）探查肿瘤前：需去甲肾上腺素 0.1μg/（kg·min）维持血压 110/70mmHg；肿瘤切除前：硝普钠 0.3μg/（kg·min），间断予酚妥拉明、艾司洛尔控制血压、心率；BP_{max} 180/100mmHg，HR_{max} 110 次/分；肿瘤切除后：血压降至 70/35mmHg，需去甲肾上腺素 0.3μg/（kg·min）维持血压至 110/70mmHg。

（5）手术时间 140 分钟；入量：晶体液 1600ml，胶体液 500ml；出量：出血 100ml，尿量 100ml。

（6）术中血气分析结果见表 13-1。

表 13-1　术中血气分析检查结果

	08：00 （诱导后）	10：00 （处理肿瘤）	10：30 （肿瘤切除后）	12：00 （手术结束）
pH	7.41	7.35	7.31	7.39
$PaCO_2$（mmHg）	38.6	43.8	46.3	41.2
PaO_2（mmHg）	303.7	162.2	222.1	181.3
K^+（mmol/L）	3.71	3.86	3.24	3.51
Ca^{2+}（mmol/L）	1.23	1.22	1.21	1.15
Glu（mmol/L）	5.43	11.42	9.54	7.78
BE（mmol/L）	−0.2	−1.0	−1.9	−0.2
Hb（g/L）	97	104	97	90
Hct（%）	29	31	29	27
Lac（mmol/L）	0.9	0.8	1.6	1.6

8. 术后随访

术后转入 ICU，4 小时拔除气管导管，仍需去甲肾上腺素 0.2μg/（kg·min）维持 MAP 70mmHg，不排除术后激素水平低导致血管张力不足，请内分泌科会诊后考虑可给予氢化可的松 100mg ivgtt，术后第 2 天减停去甲肾上腺素，转回普通病房；术后第 9 天出院。

四、病例总结（Take home message）

（1）合并 Takotsubo 心肌病的 PPGL 患者，早期识别、诊断非常重要。

（2）此类患者在适当的药物准备，并改善心脏情况后，行手术切除通常是安全的，且有利于心功能的恢复。

（3）合并异位 ACTH 综合征的患者，术前需注意改善代谢紊乱，此类患者易合并低钾血症、糖尿病，免疫抑制、重症感染等风险高，在条件允许的情况下尽早手术；而感染、血栓栓塞为主要术后并发症。

（4）在切除可疑异位 ACTH 分泌灶后，术后需监测 ACTH、皮质醇水平，必要时补充激素；若存在低血压对血管活性药反应不佳，需考虑补充激素。

五、专家点评（Attending's comments）

（1）这是一例 MDT 团队多学科协作的典型病例，术前内分泌科精心准备，术中外科医师和麻醉医师密切配合协作，术后 ICU 继续监护治疗，使患者顺利度过围术期康复出院。难点和挑战在于嗜铬细胞瘤合并异位 ACTH 综合征非常罕见，而且患者术前还经受了 Takotsubo 心肌病需要 ECMO 辅助的打击。

（2）术前评估的要点在于心功能是否恢复和是否能耐受手术打击，以及肺部感染的治疗及预防再次感染。

（3）术中麻醉管理的重点除了监测心脏功能，维持呼吸循环系统的稳定，关键点是外科医师操作熟练，操作轻柔，尽快离断肿瘤的血供，减少出血，避免在切除肿瘤时大量出血。

（4）本例的特殊之处还存在于嗜铬细胞瘤切除手术引发的血流动力学剧烈波动和合并异位 ACTH 综合征的患者围术期管理。

六、关键词（Keywords）

嗜铬细胞瘤（pheochromocytoma）

Takotsubo 心肌病（Takotsubo-like catecholamine cardiomyopathy）

异位 ACTH 综合征（ectopic ACTH syndrome）

参考文献

[1] HAIN É, CHAMAKHI A, LUSSEY-LEPOUTRE C, et al. Perioperative outcomes of pheochromocytoma/paraganglioma surgery preceded by Takotsubo-like cardiomyopathy [J]. Surgery, 2022, 172(3): 913-918.

[2] GABI J N, MILHEM M M, TOVAR Y E, et al. Severe Cushing syndrome due to an ACTH-producing pheochromocytoma: a case presentation and review of the literature [J]. J Endocr Soc, 2018, 2(7): 621-630.

[3] Y-HASSAN S, FALHAMMAR H. Pheochromocytoma- and paraganglioma-triggered Takotsubo syndrome [J]. Endocrine, 2019, 65(3): 483-493.

（于春华　树　茜）

病例 14

合并心力衰竭肢端肥大症患者行垂体瘤切除术的麻醉管理

一、病例汇报（Case presentation）

患者，男性，51 岁。

主诉：鼻翼增宽、手足增大 13 年，憋气 5 年。

现病史：患者 2010 年起鼻翼增宽、手足增大，手足关节增粗，逐渐出现额纹加深、眉弓突出、下颌前突、口唇增厚、齿缝增宽、头皮增厚，皮肤多油多汗，腰背部、肩关节酸胀，睡眠打鼾；偶头痛，可自行缓解。同期发现血压升高，马来酸依那普利 10mg bid 降压治疗。2018 年起劳累后出现胸闷、憋气、心悸，夜间可平卧，未重视。2022-08 因肺部感染、心功能不全就诊当地医院，查头颅 CT：蝶鞍占位性病变（24mm×20mm，向上突入蝶窦）。20220-09 于我院门诊查垂体 MRI：垂体大腺瘤可能（23.4mm×25.0mm×20.0mm，病灶向鞍底生长为主并突向蝶窦，不均匀强化，双侧海绵窦区未见包绕，双侧 Knosp 分级Ⅰ级）。2022-10 于我院内分泌科首次住院治疗，完善相关检查。原发病方面检查如下。GH 131.0ng/ml，IGF1 635ng/ml；OGTT-GH 谷值 92.8ng/ml。奥曲肽敏感试验：0h GH 189.0ng/ml，6h GH 8.9ng/ml（谷值），GH 抑制率 95.29%。奥曲肽显像：垂体区生长抑素受体高表达灶。并发症评估：①心血管系统：NT-proBNP 3344pg/ml，心肌酶（–）。超声心动图：LVEF：M 型 32%/ 双平面法 27%，心肌病变，左心室心尖部多发血栓形成。24 小时动态心电图：频发房性期前收缩、室性期前收缩。②呼吸系统：阻塞性通气功能障碍，轻度阻塞性睡眠呼吸暂停，中度睡眠低氧。③余并发症评估：双眼视野缺损；低促性腺激素性性腺功能减退症。患者因心功能极差，多学科评估暂无法耐受手术，2022-10 起予善龙（注射用醋酸奥曲肽微球）20mg qm 肌内注射；心血管方面：予呋塞米 20mg qd，螺内酯 20mg qd，倍他乐克（美托洛尔）12.5mg bid，诺欣妥（沙库巴曲缬沙坦钠）25mg bid，安达唐（达格列净）5mg qd；因下肢深静脉血栓形成予克赛（依诺肝素钠）6000U q12h 抗凝；2022-10 发现右侧顶叶多发梗死，之后调整抗凝方案为华法林 3mg/4.5mg 隔日交替口服。2023-02、2023-03、2023-04 分别于我院内分泌科第 2 ~ 4 次住院治疗，2023-02（首程善龙后）GH 54.3ng/ml，IGF1 424ng/ml；垂体 MRI：鞍区占位较前略缩小（大小约 17mm × 24mm × 17mm）。超声心动图：2023-02：LVEF M 型 30%/ 双平面法 24%，心肌病变，左心室内极缓慢血流，全心增大→2023-03：LVEF M 型 34%/ 双平面法 25%。

诊疗方面。①原发病：2022-10、2022-11、2023-01、2023-02、2023-03 共 5 程善龙 20mg 肌内注射治疗。②心血管：2023-02 多学科会诊后调整用药为，螺内酯 20mg qd，诺欣妥 150mg bid，琥珀酸美托洛尔缓释片 23.75mg/11.875mg 隔日交替 qd，安达唐 10mg qd。③血栓：2023-02 调整为利伐沙班 10mg qd。④呼吸系统：阿奇霉素 0.25g W3D，乙酰半胱氨酸 0.2g tid，噻托溴铵气雾剂 2 吸喷喉 qd。

患者近期自觉胸闷、憋气较前明显好转，活动耐量较前增加，夜间可平卧，偶有心悸、咳嗽，无胸痛、咳痰。近 3 年视力下降、视物模糊，伴畏光、流泪。平素易感冒，睡眠、饮食可，日饮水量 500 ~ 800ml，尿量与饮水量相当，夜尿 3 ~ 4 次，大便正常，体重近 1 个月稳定。

既往史：1999 年因外伤致右下肢骨折，保守治疗，已治愈。2020 年诊断腔隙性脑梗死。否认冠心病等慢性病史，否认药物、食物过敏史。

体格检查：身高 151cm，体重 79kg，BMI 34.6kg/m²，腰围 99cm。T 36.2℃，P 46 次 / 分，RR 16 次 / 分，BP 133/76mmHg，SpO₂ 95%@NC 1L/min。颈部黑棘皮征可疑阳性。面部及手足皮肤粗糙增厚。额纹深，眉弓突出，口唇增厚，齿缝增宽，鼻翼宽，头皮呈扣带回样改变。桶状胸，双肺呼吸音粗，双下肺可闻及湿啰音。心界向两侧扩大，心率 46 次 / 分，律不齐，可闻及期前收缩 2 次 / 分，三尖瓣听诊区可闻及 3/6 级舒张期杂音。手足肥厚，关节无红肿，活动度正常。右下肢可见一陈旧缝合瘢痕，长约 2cm。双下肢轻度可凹性水肿。

辅助检查：超声心动图（2023-03-28）：心肌病变，左心室内极缓慢血流，全心增大（LVED 85mm），轻度二尖瓣关闭不全，轻 - 中度三尖瓣关闭不全，左、右心室收缩功能重度减低（LVEF：M 型 34%/ 双平面法 25%），左心室舒张功能减低（Ⅱ级），轻度肺高压（估测肺动脉收缩压 39mmHg）。24 小时动态心电图（2023-04-20）：平均心率 53 次 / 分。房性期前收缩总数 447 次；室性期前收缩总数 2859 次，多形，室性心动过速 8 阵（最快 144 次 / 分，最长室性心动过速 4 跳），二联律 28 阵，三联律 149 阵。心肌酶（－），NT-proBNP 1459pg/ml。

术前诊断：肢端肥大症；垂体生长激素大腺瘤（双侧 Knosp 分级 Ⅰ 级），双眼视野缺损，低促性腺激素性性腺功能减退症；高血压；全心扩大，慢性心功能不全

（NYHA 分级Ⅲ级），二尖瓣、三尖瓣关闭不全伴反流，左、右心室收缩功能重度减低，左心室舒张功能减低（Ⅱ级），轻度肺动脉高压，心律失常（频发房性期前收缩、室性期前收缩）；糖耐量异常；轻度阻塞性睡眠呼吸暂停综合征；慢性阻塞性肺疾病；支气管扩张伴感染（铜绿假单胞菌定植史）；左侧小腿肌间静脉多发血栓形成；多发腔隙性脑梗死；右下肢骨折史。

　　拟行手术：经鼻蝶窦入路侵袭性垂体生长激素大腺瘤切除 + 鞍底重建术。

　　拟行麻醉：全身麻醉。

二、管理难点 / 临床挑战（Bullet points）

　　（1）术前心功能优化与原发病治疗和手术时机的选择。

　　（2）射血分数减低的心力衰竭患者的麻醉管理。

　　（3）肢端肥大症患者的气道评估和管理。

三、讨论（Discussion）

　　1. 侵袭性垂体生长激素大腺瘤造成的病理生理改变和治疗方案

　　侵袭性垂体生长激素大腺瘤的病理生理改变主要包括垂体占位引起的压迫症状（头痛、视野缺损、垂体功能减退）、垂体瘤卒中、其他垂体激素和靶腺轴异常，以及因 GH/IGF1 分泌过多引起的心血管系统、呼吸系统、糖代谢脂代谢骨代谢等异常。本例患者心血管并发症较为突出，这也是肢端肥大症患者最主要的死因之一。心血管系统并发症主要表现为：①心脏结构和功能改变，初期以舒张功能障碍多见，终末期出现全心扩大和心力衰竭。②心脏瓣膜病变，瓣膜脆性增加、瓣膜反流。③心律失常，与心肌间质纤维化、传导异常有关，以快速性心律失常为主。④心室血栓形成，心室腔扩大和功能障碍导致血流淤滞，且心室壁结构损伤炎症因子激活导致纤溶亢进血液高凝状态，常见心尖部血栓，体循环栓塞风险显著增加。

　　肢端肥大症患者无论腺瘤大小，若能耐受手术首选手术切除。影响手术疗效的因素包括术前 GH/IGF1 水平、腺瘤体积、呈侵袭性生长、已有周围侵犯。对无法手术者可考虑药物治疗（长效生长抑素类似物，注射用醋酸奥曲肽微球），除控制 IGF1 水平外也可同时改善心脏结构和功能。

　　2. 心力衰竭的分期、分级及治疗方案

　　心力衰竭可分为 A 期（有心力衰竭的高危因素但尚无结构功能异常）、B 期（已出现心脏结构异常但无心力衰竭症状体征）、C 期（有心脏结构异常，既往或当前有心力衰竭症状，治疗后可无症状）和 D 期（积极内科治疗休息时仍有症状，需要特殊治疗措施的终末期心力衰竭）。根据诊断心力衰竭后初始的射血分数可分为射血分数保留的心力衰竭（HFpEF）、射血分数轻度减低的心力衰竭（HFmrEF）和射血分数减低的心力衰竭（HFrEF）。根据治疗后复查的射血分数可分为 HFpEF、HFmrEF、HFrEF 和射血分数改善的心力衰竭（HFimpEF）。本例患者为 C 期，初始评估和治疗后评估均为 HFrEF。应采用四联药物治疗：肾素血管紧张素系统抑制剂 ARNI、ACEI 或 ARB；β 受体阻滞剂；盐皮质激素受体拮抗剂（MRA）；钠 – 葡萄糖协同转运蛋白 2（SGLT-2）抑制剂，同时需尽快滴定至最大耐受剂量或靶剂量。

3. 术前评估

ASA 分级Ⅳ级。循环系统方面：NYHA 分级Ⅲ级，心脏射血分数无明显变化，临床心功能较前改善（活动耐量从 200m→可缓慢步行 1km），NT-proBNP 较前降低（3344pg/ml→1459pg/ml），抗心力衰竭药物治疗达标，心室内未见血栓。气道方面：肢大面容，张口度＞3 横指，甲颏距＞3 横指，头后仰不受限，齿缝增宽，有缺失牙。

4. 麻醉准备及实施

入室后监测 5 导联 ECG、BP 和 SpO_2，BP 110/60mmHg，HR 60 次 / 分，$SpO_2$99%。面罩吸氧，给予舒芬太尼 5μg 和咪达唑仑 1mg 后建立 ABP 监测，动脉血气：pH 7.375，PCO_2 43.3mmHg，PO_2 177mmHg，K 4mmol/L，Hb 106g/L，Hct 32.8%，Lac 0.7mmol/L。床旁行 TTE 检查，见全心增大、室壁运动弥漫性减低、血流极缓慢，检查过程中存在室性期前收缩，与术前心脏评估结果大致相同。麻醉诱导给予依托咪酯 14mg、舒芬太尼 10μg、罗库溴铵 80mg，患者出现室性期前收缩二联律伴血压下降，予 80mg 利多卡因静脉注射、去氧肾上腺素间断推注并持续泵注维持血压，使用 4 号镜片可视喉镜暴露声门，Cormack-Lehane 分级Ⅰ级，顺利插入 8# 气管导管，深度 24cm，并超声引导下快速进行股静脉穿刺置管，后使用肾上腺素 0.05μg/（kg·min）、去甲肾上腺素 0.02μg/（kg·min）持续泵注，通过适度强心、缩血管维持循环，同时注意避免容量过负荷。手术开始约 20 分钟患者再发室性期前收缩二联律，心率、血压下降，予 80mg 利多卡因静脉注射同时增加肾上腺素至 0.1μg/（kg·min）。手术历时 40 分钟，出血少量，尿量 200ml，带肾上腺素 0.1μg/（kg·min）、去甲肾上腺素 0.02μg/（kg·min）安返 ICU。

5. 术后转归

患者手术日当天顺利脱机拔管，术后第 1 天从 ICU 转回神经外科病房，术后第 4 天转入内分泌科病房，术后第 10 天顺利出院。术后半年门诊随诊示临床心功能进一步改善，可上 3 ~ 4 层楼。

四、病例总结（Take home message）

垂体生长激素腺瘤的首选治疗方案为手术切除，但部分患者病程长、合并症严重，可能无法耐受手术和麻醉，可以考虑使用长效生长激素类似物治疗的同时积极治疗合并症，争取手术时机。此类患者单纯依靠药物控制原发病和合并症效果有限，原发灶的成功切除对合并症的控制也具有重要作用。肢端肥大症患者最主要的死亡原因为心血管并发症，常合并严重心力衰竭、心律失常、瓣膜病变和心室血栓导致的体循环栓塞。一旦诊断 HFrEF，患者需尽早接受四联抗心力衰竭药物治疗并尽快滴定至最大耐受剂量或靶剂量。对合并 HFrEF 的肢端肥大症患者，在麻醉管理上一方面需关注困难气道风险，做好充分气道评估及可视气道工具的准备；另一方面需关注循环系统，注意避免前负荷过高、维持适当的后负荷和心肌收缩力、维持窦性心律和适当的心率，以达到足够的心输出量和灌注水平。

五、专家点评（Attending's comments）

本例患者首次入院时经多学科会诊评估，直接行手术治疗围术期风险极高，经过半年时间针对原发病及相关合并症的治疗优化，才为本次手术创造了条件。仔细的术前评估和优化对成功的麻醉管理十分重要，麻醉医师可以更早地参与患者术前合并症的评估与治疗，为患者寻找合适的手术时机。

针对射血分数减低的心力衰竭患者，围术期循环管理是非常有挑战的。本例患者即使经过术前优化，手术时 LVEF 也只有 25%，术前 TTE 可见显著的心室收缩功能减低及心腔内血流速度减慢表现，这是术前制订麻醉计划时最需要关注的问题。为了减轻患者焦虑，我们计划在麻醉诱导后建立股静脉通路，用于术中泵注血管活性药，但诱导后患者即出现室性期前收缩伴血压降低，只能通过外周静脉通路给予利多卡因及血管活性药对症处理，同时迅速进行中心静脉通路建立。这是本例患者麻醉管理中可以进一步优化的部分，此类患者在条件允许的情况下，可以先给予小剂量镇静药物，并向患者充分解释及安慰后，于麻醉诱导前在局部麻醉下建立好中心静脉通路，以更有效地保证麻醉诱导过程中循环的稳定。

六、关键词（Keywords）

肢端肥大症（acromegaly）

垂体生长激素腺瘤（growth hormone-secreting pituitary adenoma）

射血分数减低的心力衰竭（heart failure with reduced ejection fraction，HFrEF）

参考文献

[1] COLAO A, GRASSO L F S, GIUSTINA A, et al. Acromegaly [J]. Nat Rev Dis Primers, 2019, 5(1): 20.

[2] GADELHA M R, KASUKI L, LIM D S T, et al. Systemic complications of acromegaly and the impact of the current treatment landscape: an update [J]. Endocr Rev, 2019, 40(1): 268-332.

[3] KATZNELSON L, LAWS E R J R, MELMED S, et al. Acromegaly: an endocrine society clinical practice guideline [J]. J Clin Endocrinol Metab, 2014, 99(11): 3933-3951.

[4] HEIDENREICH P A, BOZKURT B, AGUILAR D, et al. 2022 AHA/ACC/HFSA Guideline for the Management of Heart Failure: Executive Summary: a report of the American College of Cardiology/American Heart Association Joint Committee on Clinical Practice Guidelines [J]. Circulation, 2022, 145(18): e876-e894.

（张　雪　王若曦）

病例 15

气管受压移位患者行胸骨后巨大甲状腺切除术的麻醉管理

一、病例汇报（Case presentation）

患者，女性，58 岁。

主诉：发现甲状腺结节 3 年。

现病史：患者自述 3 年前体检发现甲状腺结节，规律随诊，否认颈部胀痛、呼吸困难、声音嘶哑，否认心悸、气短，否认发热、多汗、乏力。自述结节逐渐增大，近半年自觉吞咽困难，无明显憋气等不适。3 个月前外院行彩超提示甲状腺弥漫性肿大病变，甲状腺左叶多发实性结节，界清。甲功：TG、TPO-Ab、TG-Ab 均增高。颈部 CT 提示甲状腺肿大，气管受压移位变窄。1 个月前外院行双侧甲状腺穿刺，病理提示双侧甲状腺符合桥本甲状腺炎，门诊考虑甲状腺肿大，压迫气管，为进一步手术入院。

既往史：2 型糖尿病 18 年，二甲双胍 0.5g tid、格列齐特餐前 30mg qd，血糖控制可。否认高血压、冠心病等慢性病史，否认肝炎、结核、伤寒、疟疾等传染病史，否认重大手术、外伤及输血史，否认药物、食物过敏史。预防接种史不详。否认疫区、疫水接触史，否认特殊化学品及放射性物质接触史。无吸烟饮酒等不良嗜好。否认家族中有类似疾病史，否认家族性精神病、肿瘤病、遗传病病史。

体格检查：身高 160cm，体重 75kg，BMI 29.3kg/m^2。P 100 次 / 分，RR 20 次 / 分，BP 142/84mmHg，SpO$_2$ 99%。双眼无突出，双手平举无震颤。气管略右偏、不偏移。颈软、无抵抗。双侧甲状腺Ⅲ度肿大，均质地硬，活动度一般，边界尚清，无压痛（图 15-1），Mallampati 分级 Ⅲ级，张口度正常（图 15-2），颈部未触及明显肿大淋巴结。双侧颈部未闻及血管性杂音。双肺呼吸音清，未闻及干湿啰音及胸膜摩擦音。心前区无隆起及凹陷，心界正常，心率 100 次 / 分，心律齐，各瓣膜听诊区未闻及病理性杂音。周围血管征（－）。

辅助检查：颈部 CT：甲状腺肿大伴钙化，气管受压移位、变窄，周围软组织受压移位。颈部软组织间隙可见多发稍大淋巴结；甲状腺超声：甲状腺弥漫性肿大病

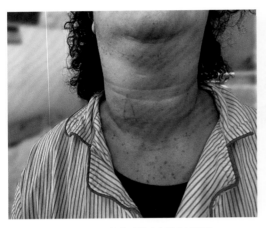
图 15-1　患者颈部查体及情况

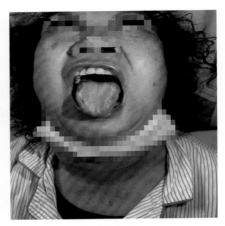
图 15-2　患者张口度情况

变，甲状腺左叶多发实性结节，较大者约 1.4cm×1.1cm×0.9cm，界清；甲状腺右叶 10.2cm×4.4cm×4.7cm；左叶 10.3cm×3.9cm×3.9cm；峡部 2.0cm；双侧甲状腺穿刺病理：左叶中部＋峡部符合桥本甲状腺炎伴嗜酸细胞结节增生；右叶符合桥本甲状腺炎，滤泡细胞明显嗜酸细胞变；甲功：TSH 4.17μU/ml，FT$_4$ 9.4pmol/L，FT$_3$ 5.6pmol/L，TG 303.5ng/ml，TPO-Ab 74.4U/ml，TG-Ab＞4000U/ml，CT＜0.5pg/ml；血气分析和血常规：结果无异常。

术前诊断：双侧胸骨后甲状腺肿，左叶甲状腺结节性质待查，双侧甲状腺桥本甲状腺炎，双侧甲状腺穿刺术后，2 型糖尿病。

拟行手术：双侧甲状腺叶切除术备甲状腺癌根治术。

拟行麻醉：全身麻醉。

二、管理难点 / 临床挑战（Bullet points）

（1）困难气道的术前评估。

（2）甲状腺手术围术期气道评估与管理。

（3）困难气道拔除气管导管时机的选择。

三、讨论（Discussion）

1. 困难气道评估

困难气道的定义：在经过常规训练的麻醉医师管理下患者面罩通气和 / 或气管插管困难，根据有无面罩通气困难将困难气道分为紧急气道和非紧急气道。美国麻醉医师协会（ASA）2022 版指南将困难气道更新定义为：经过麻醉医学培训的医师面临预期或意外的气道管理困难或失败的临床情况，包含但不限于以下 6 种情况中的一种或多种情况：面罩通气困难（面罩通气困难是指在面罩给予纯氧和正压通气的过程中出现通气不足，致使麻醉前 $SpO_2 > 90\%$ 的患者无法维持 $SpO_2 > 90\%$ 以上），喉镜显露困难（喉镜暴露困难是指在常规喉镜暴露下无法看到声门的任何一部分），声门上气道通气困难，气管插管困难或失败（是指常规喉镜下插管时间大于 10 分钟或尝试 3 次以上插管失败）。拔管困难或失败，以及有创气道建立困难或失败。

指南提出，应针对以下情况预先制订气道管理策略：①通气困难，插管不困难。②插管困难但可以通气。③不能插管不能通气。④建立紧急有创气道抢救困难。如果患者可能存在插管困难且有以下一种或多种情况，应实施清醒插管：①面罩或声门上工具通气困难。②误吸高风险。③患者无法耐受短暂的呼吸暂停和缺氧。④预计建立紧急有创气道抢救困难。在尝试对已预料的困难气道患者进行插管前，评估无创和有创方法各自的优势：①如果选择无创方法，预先确定无创气道工具的使用顺序。如果使用单个工具插管困难，可以联合使用多种工具。在插管过程中，注意插管持续的时间和患者氧饱和度的变化；每次尝试插管失败后，给患者面罩通气并评估面罩通气的效果；限制气管插管或声门上工具放置的次数，以避免潜在的损伤和并发症。②如果选择有创方法，确定首选措施。有创方法包括但不限于以下内容：环甲膜切开术（如刀片 – 探条 – 导管技术）、带有压力调节的环甲膜穿刺装置、经环甲膜或气管切开口放置大口径导管、逆行导丝引导插管、经皮气管切开术等。确保有创气道操作尽可能由接受过有创气道技术培训的医师进行；如果所选的有创方法不可行或失败，选择另一种有创方法；在适当的时候可启用体外膜氧合。

对于困难气道患者拔管的处理：①预先制订困难气道拔管和后续的气道管理策略并评估患者是否具备拔管的条件。②确保有擅长气道管理的人员在场协助拔管，尽可能选择合适的拔管时间和地点。③在尝试拔管前，评估先进行气管切开术的风险和获益，评估清醒拔管与麻醉苏醒前拔管的风险和获益。④评估患者拔管后可能导致通气不足的临床因素，评估短期使用气道交换导管或声门上工具以便需要再次插管时作为引导的可行性，但需注意，尽量减少儿童使用气道交换导管。⑤在整个拔管过程中给患者吸氧。

2. 术前评估及麻醉预案

本例患者术前评估的关键在于气道评估，共有 4 个要点：甲状腺肿物与气道的关系、气管插管方式的选择、手术操作对患者可能的影响、术后气管软化 / 塌陷的可能。首先，评估甲状腺肿物与气道的关系，通过 CT 测量可以看到，患者的气道压迫并不明显，肿物主要位于气管的外侧，气管最狭窄处尚＞1cm。结合患者睡眠时无憋醒的病史，7# 喉返神经监测气管导管的外径为 10.2mm 和困难气道处理流程，对患者气管插管的方式进行了评估，决定采取诱导后插管的方式，采用可视喉镜，7# 喉返神经监测导管插管方式，并备纤支镜和舒更葡糖钠备清醒气管插管。就手术操作而言，需要先处理甲状腺上极血管而后处理下极，并在处理完肿物及腺体后，常规检查气管软骨环是否存在软化，可疑软化塌陷者行气管悬吊，同时要注意避免术中损伤无名静脉和锁骨下血管。对于胸骨后甲状腺肿患者，还要评估是否需要胸外科上台处理。最后，巨大甲状腺肿长期压迫气管，会使气管正常解剖位置发生改变，并影响气管的血液循环，气管软骨环发生退行性变、脱钙软化。腺肿移除后气管失去支撑点，会出现气管塌陷，易发生急性呼吸道梗阻甚至窒息死亡。需要术中和外科医师一起评估术后气管软化／塌陷的风险，并准备换管器，随时恢复气管插管。

如发现软骨环软化、凹陷甚至消失，可明确诊断；若由于术中气管导管的支撑导致判断困难，可在麻醉医师缓慢拔管的同时逐节段检查气管以明确诊断。对于风险极高的患者，可以进行术中气切处理，术后返 ICU 治疗。

3. 麻醉诱导维持及术中管理

患者入室建立外周静脉通路，常规无创血压、HR、SpO_2 监测，充分给氧去氮后 SpO_2 100%。予丙泊酚 100mg、舒芬太尼 10μg、罗库溴铵 50mg，地塞米松 5mg 常规诱导，备舒更葡糖钠，备唤醒后清醒气管插管。使用可视喉镜及 7# 喉返神经监测导管进行插管，患者 Cormack-Lehane 分级 Ⅲ 级，插管顺利。术中全静脉丙泊酚 TCI（3μg/ml），瑞芬太尼 0.05～0.1μg/（kg·min）。手术顺利，术中出血少，触摸气管，未有软化塌陷。术中冷冻病理回报恶性，行甲状腺癌根治术。

4. 术后治疗和转归

手术结束后，和外科医师确认喉返神经未损伤、气管塌陷的可能性不大后，使用舒更葡糖钠 200mg 拮抗肌松，患者自主呼吸、意识、肌力恢复可，对患者进行拔管，拔管后患者自主呼吸通畅，恢复室观察 15 分钟后返回病房。术后患者发音正常，呼吸通畅，术后第 1 天恢复进食，第 3 天拔除引流管，伤口恢复顺利后出院。

四、病例总结（Take home messsage）

在巨大甲状腺肿麻醉的管理中，气道管理是重中之重。麻醉医师应当熟悉困难气道的类型和管理流程。巨大甲状腺肿患者均可存在前述 6 种困难气道。在常规气道评估的基础上，巨大甲状腺肿患者还要重点评估甲状腺肿物与气道的关系，气管插管方式的选择，手术操作对患者可能的影响及术后气管软化／塌陷的可能性，必要时需要和基本外科、胸外科、耳鼻喉科、重症医学科进行协同商议，制订安全的围术期气道管理计划，还需要加强阅读患者颈部 CT、甲状腺超声等影像学资料，了解各类气管导管的内径和外径，确定插管及诱导方式。此外，在术中还需要积极和外科进行沟通，根据手术情况，确定拔管时机，同时需要充分预案，做好二次插管或气管切开的准备。

五、专家点评（Attending's comment）

巨大甲状腺肿患者常合并困难气道，围术期气道管理尤为重要。术前评估方面：文献报道颈围和颈围 / 甲颏距比可以对甲状腺手术的困难气道进行筛查，颈围＞40cm 和颈围 / 甲颏距比＞5.85 都提示患者困难气道风险较高。其次，影像学评估在甲状腺困难气道评估中发挥重要作用。气道影像学评估方法有 X 线检查、CT、超声和 MRI，麻醉医师应当熟练掌握以上技能。同时，在详细术前评估的基础上，应结合指南，制订详细合理的气道管理方案，防止意外情况的发生。

六、关键词（Keywords）

巨大甲状腺肿（giant goiter）
困难气道（difficult airway）

参考文献

[1] APFELBAUM J L, HAGBERG C A, CONNIS R T, et al. 2022 American Society of Anesthesiologists Practice Guidelines for management of the difficult airway [J]. Anesthesiology, 2022, 136(1): 31-81.

[2] DE CASSAI A, PAPACCIO F, BETTETO G, et al. Prediction of difficult tracheal intubations in thyroid surgery. Predictive value of neck circumference to thyromental distance ratio [J]. PLoS ONE, 2019, 14(2): e0212976.

[3] 吴觉伦，申乐. 全面评估、充分准备、合理决策、重视氧合——《2022 年美国麻醉医师协会困难气道管理实践指南》解读［J］. 协和医学杂志，2022，13（3）：421-426.

（袁　青　颜昊祺）

鼻咽癌放化疗后困难气道合并肺栓塞患者行胆囊切除术的麻醉管理

一、病例汇报（Case presentation）

患者，男性，56岁。

主诉：间断右上腹疼痛5年，加重3天。

现病史：患者于5年前出现右上腹疼痛，放射至剑突下及右侧肋区，确诊胆囊炎后保守治疗好转，未持续关注。其后发现胆囊结石增大。本次入院前疼痛加重，CT示胆囊及胆管结石。来我院建议先经内镜逆行胰胆管造影（ERCP）取石，后续手术。遂收治消化内科进一步治疗。住院期间行ERCP取石术，术日当晚起患者间断发热，T_{max} 38.5℃，伴咳嗽、咳黄绿色痰，予加强拍背、雾化排痰，留取痰病原学及血培养，予凯复定（头孢他啶）2g q12h和甲硝唑0.5g q12h经验性抗感染。术后第4天患者仍有发热，加用莫西沙星0.4g qd后热峰较前下降。术后第5天患者在起床短暂脱氧后出现头晕、一过性意识丧失，持续数分钟，无四肢强直、抽搐、尿便失禁等表现，当时BP 85/55mmHg，HR 102次/分，SpO_2 90%@NC 4~5L/min，立即予升级为储氧面罩吸氧，快速补液后患者BP 110~120/70~80mmHg，HR 100~120次/分，SpO_2 98%~100%，神志转清。完善急查血气：pH 7.38，PCO_2 45mmHg，PO_2 58mmHg，HCO_3^- 25mmol/L，Lac 2.0mmol/L，血常规、肝肾功能未见明显异常，D-Dimer 3.8mg/L，心肌酶（-），心电图示窦性心动过速。头颅CT（-），CTPA请放射科总值班初步阅片未见肺动脉主干栓塞征象，可见双肺多发斑片实变影。双下肢深静脉超声DVT（-）。考虑肺部感染明确。血培养2套回报（-），痰病原学：G^+棒杆菌（中-大量），G^-杆菌（少-中量，铜绿假单胞菌，对亚胺培南和美罗培南耐药，对头孢他啶敏感）。术后第6天多学科会诊（基本外科、呼吸科、放射介入科、耳鼻喉科、麻醉科、ICU），考虑患者胆石症合并吸入性肺炎，肺部感染、低氧血症较重，手术及麻醉风险高，暂不具备手术条件，建议予头孢他啶和莫西沙星抗感染，甲泼尼龙40mg qd抗炎治疗，拟行空肠营养管置入减少十二指肠乳头刺激。待患者肺部感染控制好转，择期评估行胆囊切除术，术前评估电子喉镜并请麻醉科随诊，根据手术情况备 ICU。遵会诊意见予甲泼尼龙 40mg qd、头孢他啶 1g q8h 及莫西沙星 0.4g qd 治疗，辅以肠外营养、静脉补液、雾化排痰等支持治疗。术后第 10 天于介入科行 CT 引导下空肠营养管置入术并予能全力肠内营养。患者体温正常，一般情况及氧合较前明显好转，逐步下调氧疗条件，次日可间断脱氧，咳嗽、咳痰减少，无明显胸闷、憋气等不适，近 1 周可脱氧于室内活动。后遵呼吸科意见逐步停用糖皮质激素、头孢他啶、莫西沙星。复查胸部 CT 提示双肺斑片渗出影较前明显吸收。CTPA 正式报告回报双肺动脉部分分支管腔内可疑点状低密度影，进一步完善 V/Q 显像提示左肺下叶后基底段、外基底段灌注受损，V/Q 不匹配，肺栓塞高度可疑。再次请呼吸科会诊考虑患者肺栓塞诊断明确，目前临床情况稳定，低度危险，可选择口服抗凝（利伐沙班 15mg q12h，3 周后 20mg qd 维持）。考虑患者肺栓塞方面病情稳定，肺部感染已控制，无绝对手术禁忌，患者及其家属手术意愿强烈，与患者及其家属充分交代手术及麻醉相关风险，术后拔管困难、气管切开可能等风险，患者及其家属表示理解。再次请麻醉科、基本外科、耳鼻喉科会诊完善术前评估，决定准备充分后行手术治疗，术后拟转 ICU，并请血液科会诊调整围术期抗凝治疗方案（依诺肝素钠 4000U q12h 至术前 24 小时停药，术后 24～72 小时依诺肝素钠 4000U qd，其后恢复治疗剂量，出院后可口服抗凝药）。目前患者已完善术前准备及知情同意。患者术前 5 天出现颈部、躯干荨麻疹，皮肤科考虑药疹可能，予苯海拉明 20mg qn 肌内注射及卤米松乳膏外用治疗后好转。患者空肠营养管置入后曾被食物堵塞，介入科予通管，后空肠营养管脱出。与患者及其家属沟通后未再行空肠营养管置入，继续予肠外营养支持，手术当日予胃管置入术前胃肠减压。患者肝功能异常，考虑不除外与肠外营养及抗生素应用相关，予保肝治疗后肝酶恢复正常。术前概况时间轴见图 16-1。

既往史：12 年前确诊鼻咽癌，放化疗后缓解，长期监测肿瘤标志物未有升高。因放化疗后遗症，双耳听力下降，现左耳几乎完全丧失听力，右耳听力较弱。会厌软骨受累，1 年前出现吞咽功能、呛咳功能异常；吞咽易呛咳、误吸，咳嗽、排痰困难，曾发生误吸性肺炎，长期以鼻饲管进流食。自上次误吸性肺炎后，其间间断咳黄绿色痰，否认其他不适。否认高血压、冠心病、糖尿病等慢性病史，否认肝炎、结核、伤寒、疟疾等传染病史，否认重大手术、外伤及输血史，否认药物、食物过敏史。预防接种史不详。

体格检查：身高 174cm，体重 58kg，BMI 19kg/m^2。BP 131/99mmHg，HR 84 次 / 分，SpO_2 98%@RA。背部可见陈旧淡红色皮疹，双肺呼吸音清，未闻及啰音。心律齐，腹软，无压痛，双下肢无水肿。体型消瘦，颈后仰受限（图 16-2），张口受限

（图 16-3），下颌关节僵硬。

辅助检查：术日晨查动脉血气 @RA：pH 7.34，PO_2 92mmHg，PCO_2 48mmHg，$cHCO_3^-$ 25.2mmol/L，cLac 1.6mmol/L。电子喉镜检查：会厌菲薄，双侧声带闭合不佳；鼻腔黏膜干燥萎缩，鼻咽部瘢痕增生（图 16-4）。术前下肢静脉彩超：未见明显异常。

术前诊断：胆石症，胆囊多发结石，胆总管结石；吸入性肺炎，肺栓塞；鼻咽癌。放化疗后，双耳听力下降，甲状腺功能减退；荨麻疹；肝功能异常。

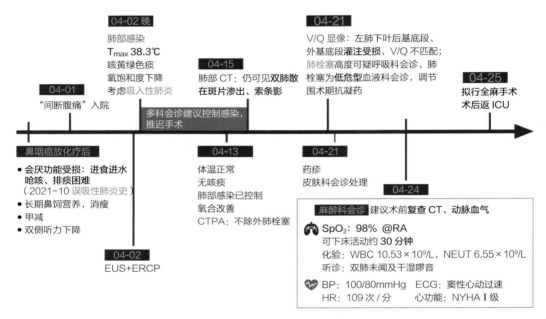

图 16-1　术前概况时间轴

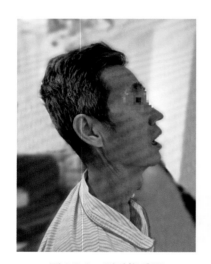

图 16-2　颈后仰受限

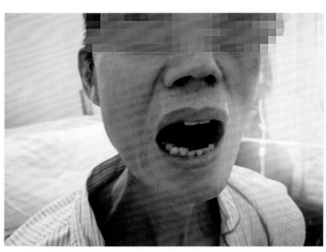

图 16-3　张口受限

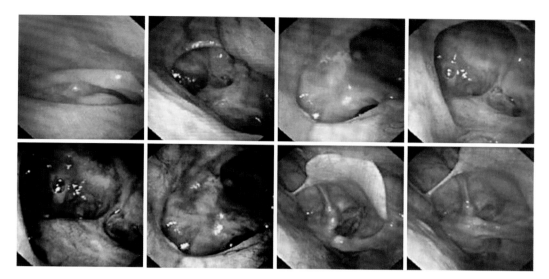

图 16-4　电子喉镜检查

注：双侧鼻腔黏膜干燥萎缩，结构变形；鼻咽部可见瘢痕组织增生，放疗后改变，建议携带既往内镜报告比对；会厌菲薄，双侧声带黏膜菲薄，运动好，闭合不佳；梨状窝未见明显异常。

拟行手术：腹腔镜胆囊切除术。

拟行麻醉：纤支镜引导下清醒气管插管＋全身麻醉。

二、管理难点 / 临床挑战（Bullet points）

（1）头颈部癌放化疗后患者的病理生理改变、相关并发症。

（2）放化疗患者（困难气道）的术前评估和麻醉管理要点。

（3）预防反流误吸的方法，以及清醒纤支镜经口插管的相关知识点。

（4）围术期肺栓塞的预防和处理。

三、讨论（Discussion）

1. 头颈部癌放化疗后患者的病理生理改变及相关并发症

（1）困难气道：鼻咽癌放化疗后患者为困难气道，容易发生面罩通气困难和插管困难，要高度重视，原因是放化疗可能导致颈部组织纤维化、黏膜萎缩和水肿，引起张口受限、颈部僵硬、下颌关节运动受限、咽喉部结构改变等，增加气管插管的难度。鼻咽癌放化疗后导致的张口困难，又称张口受限，指患者主动最大开口小于正常或完全不能开口。张口度（MIO）：患者处于直立的位置，在最大张口时上下颌中切牙切缘间的距离即最大切牙间距离代表最大开口度，单位以毫米（mm）表示；对于无牙颌患者，MIO 即测量最大张口状态下，上下颌牙槽嵴顶之间的距离。健康成人的正常 MIO 为 37～45mm（3 横指），张口困难的评价标准即 MIO≤35mm。临床张口受限分级按照张口度分为：①轻度张口受限，上下切牙切缘间距仅可垂直置入 2 横指，MIO 为 20～25mm。②中度张口受限，上下切牙切缘间距仅可垂直置入 1 横指，MIO 为 10～20mm。③重度张口受限，上下切牙切缘间距不到 1 横指，MIO＜10mm。④完全张口受限，完全不能张口，又称牙关紧闭。参照正常组织晚期不良反应判定系统（LENT/SOMA）可分为 4 个等级：Ⅰ级，张口受限，MIO 为 21～30mm；Ⅱ级，进干食困难，MIO 为 11～20mm；Ⅲ级，进软食困难，MIO 为 5～10mm；Ⅳ级，需鼻饲，MIO＜5mm。

　　鼻咽癌放化疗后的患者张口困难发生率为 58.5%，重度张口困难发生率为 7.1%。原因可能是在对患者进行根治性放疗时大部分甚至全部照射剂量皆由患者的两颞侧给予，致使颞下颌关节受到高剂量照射导致该关节强直。张口困难与放疗时间也有关系，放疗时间在 6 个月以内发生率为 14.9%；6～12 个月为 50.8%；13～24 个月为 72.2%；25～60 个月为 66.4%；＞61 个月为 52.6%，且＞24 个月发生率基本趋于稳定。此外，文献报道张口困难发生率与患者年龄也有关联，有研究报道以＜39 岁、40～59 岁、60 岁分组，前两组患者张口困难的发生率差别不大，但明显高于第三组。因此，麻醉医师需要准备应对困难气道的方案，如清醒纤支镜插管或作为补救措施的经鼻插管或气管切开插管。

　　（2）反流误吸风险：本例患者由于长期放化疗，其会厌功能受损、吞咽困难，存在高误吸风险，要求麻醉前充分评估并采取预防措施，如术前放置胃管减压。针对上述原因，采取一系列预防策略是降低误吸风险的关键。①术前禁食水：遵循严格的禁食指南，确保患者在麻醉或手术前足够长时间内不摄入固体或液体，以减少胃内容物量。②麻醉前综合评估与处理：充分评估，对所有患者进行误吸风险评估，特别是存在喉部反射功能障碍的个体，确保风险识别的准确性。合理使用镇静药：术前使用镇静药物时应谨慎，避免剂量过大，以保护患者的气道反射，减少误吸可能性。促进胃排空：对于胃排空延迟的患者，可通过胃管吸引来有效排空胃内容物和气体，降低胃内压。手术时机选择：对于高风险患者，考虑推迟手术，直至患者状况稳定，以降低误吸风险。③麻醉诱导和气道管理策略：在条件允许的情况下，推荐使用局部麻醉或区域阻滞，以减少气道干预。对于预计插管困难或误吸风险高的患者，清醒状态下通过纤支镜进行气管插管，保持患者的自主呼吸，减少误吸风险。当清醒插管不可行时，采用快速诱导技术迅速完成气管插管，同时应用 Sellick 手法（环状软骨压迫法）减少胃内容物误吸的可能。无论采用哪种插管方式，都应确保吸引装置随时可用，以便及时清除口腔和气道内的分泌物或异物。

（3）心血管自主神经功能障碍：放疗可损害颈动脉窦的压力感受器，导致压力感受性反射失败，表现为血压和心率的不稳定性。

压力感受性反射是一种自动调节机制，它对维持人体血压的稳定性至关重要（图16-5）。该反射通过检测血压的变化，并相应地调节心输出量和外周血管阻力，以保持血压在正常范围内。具体来说，位于颈动脉窦和主动脉弓的压力感受器能感知血压的升高或降低。当血压升高时，这些感受器被激活，通过迷走神经和舌咽神经向位于脑干的孤束核发送信号。随后，孤束核会启动一系列神经调节反应：一方面抑制交感神经系统，降低心脏的收缩力和心率，同时促进血管扩张，导致血压下降；另一方面，激活迷走神经，减慢心率，同样有助于血压下降。相反，当血压下降时，压力感受器活动减弱，交感神经兴奋性增强，导致心输出量增加和血管收缩，从而血压回升。

对于接受头部和颈部放疗的癌症患者，压力感受性反射功能可因颈部照射的晚期并发症而受损。具体来说，颈部放疗可以导致颈动脉窦区的组织损伤，包括动脉壁硬化、内膜增厚、斑块形成等，这些病理变化可能导致压力感受器功能受损或其传入神经受损。受损的颈动脉窦压力感受器无法有效地感知血压变化，进而影响其对血压的

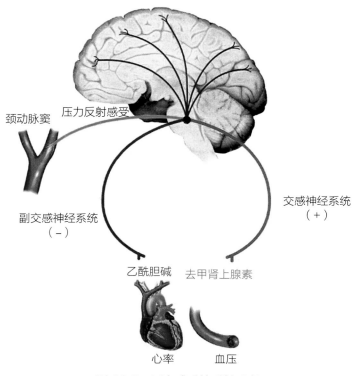

图 16-5　压力感受性反射示意

负反馈调节能力。这种损伤通常为慢性过程，可能在放疗后几年才显现出来。当颈动脉窦压力感受器的传入信号减弱或缺失时，脑干无法准确调节心率和血管紧张度，造成血压控制失衡，表现为血压波动大、阵发性高血压、直立性低血压及对血压变化的心率反应缺失。

因此，放化疗患者压力感受性反射的失调主要是由于颈部放射治疗导致的颈动脉区域的结构变化，影响压力感受器的正常功能，进而破坏血压调节的精细平衡，引起一系列临床表现，如血压不稳、直立性耐受不良等。这种长期的神经功能障碍可能增加患者的心血管疾病风险，并影响生活质量。

（4）营养不良和贫血：放化疗可能导致消化道功能障碍、营养吸收不良和血液学异常，影响患者的一般状况和麻醉耐受性，麻醉医师需要关注患者的营养状态和血容量。

（5）甲状腺功能减退和其他腺体功能受损：放疗可能损伤甲状腺和其他内分泌腺体，影响代谢和内环境平衡，需要术前评估和相应调整。

（6）其他长期并发症：包括但不限于心血管系统（心包炎、心律失常）、呼吸系统（肺纤维化、肺炎）、头颈部（张口困难、吞咽障碍）及其他全身性影响（肝肾功能损害、神经毒性）。

图 16-6 展示了本例患者鼻咽癌放化疗后的主要病理生理变化。

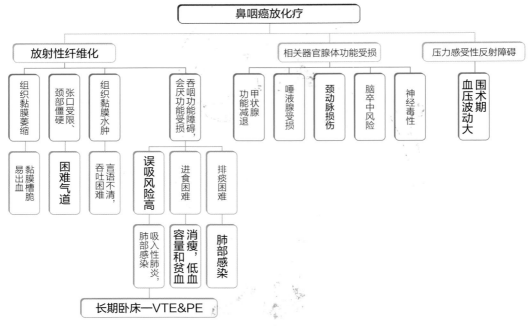

图 16-6 患者鼻咽癌放化疗后的主要病理生理变化
注：VTE，静脉血栓栓塞症；PE，肺栓塞。

2．围术期肺栓塞的管理

围术期肺栓塞的管理是一个复杂的临床挑战，特别是高风险患者，如本例鼻咽癌放化疗后的患者。肺栓塞的危险度分层，如采用 Caprini 风险评估模型（表 16-1），能够帮助识别患者围术期发生肺栓塞的风险水平，指导预防和治疗策略。Caprini 风险评分涉及多个风险因素，包括年龄、手术类型、卧床状态、既往血栓病史等，分数越高，提示肺栓塞风险越大。术前评估 Caprini 评分＞5 分，VTE 极高危。

表 16-1　手术患者静脉血栓栓塞症风险评估表（Caprini 评分表）

1 分	2 分	3 分	5 分
年龄 41～60 岁	年龄 61～74 岁	年龄 ≥75 岁	脑卒中（＜1 个月）
小手术	关节镜手术	VTE 史	择期关节置换术
BMI＞25kg/m²	大型开放手术（＞45 分钟）	VTE 家族史	髋、骨盆或下肢骨折
下肢肿胀	腹腔镜手术（＞45 分钟）	凝血因子 V Leiden 突变	急性脊髓损伤（＜1 个月）
静脉曲张	恶性肿瘤	酶原 G20210A 突变	
妊娠或产后	卧床（＞72 小时）	狼疮抗凝物阳性	
有不明原因或习惯性流产史	石膏固定	抗心磷脂抗体阳性	
口服避孕药或激素替代疗法	中心静脉通路	血清同型半胱氨酸升高	
脓毒症（＜1 个月）		肝素诱导的血小板减少症	
严重肺病，包括肺炎（＜1 个月）		其他先天性或获得性血栓形成倾向	
肺功能异常			
急性心肌梗死			
充血性心力衰竭（＜1 个月）			
炎症性肠病史			
卧床患者			

注：低危，0～2 分；中危，3～4 分；高危，≥5 分；VTE，静脉血栓栓塞症。

针对本例，围术期肺栓塞的管理原则应着重于以下几点：①避免血流动力学紊乱。②保证右心室功能相对稳定。避免进一步增加肺动脉压，保证心肌灌注。③保证大脑灌注。④保护性通气策略。如果麻醉状态下患者突发低血压、心动过速或心律失常、血气分析氧分压过低、呼气末二氧化碳分压突然降低、右心室明显增大等，麻醉医师需要警惕急性肺栓塞的可能。处理措施包括：提高吸入氧浓度；去甲肾上腺素、小剂量多巴胺、米力农改善右心室功能，积极治疗低血压；应用肺血管扩张药（前列环素、一氧化氮）；抗凝及溶栓治疗需要权衡利弊。

3. 术前评估

患者接受的手术属于择期常规手术，风险不高。主要是气道评估（图 16-2、图 16-3）：颈僵硬，后仰受限，下颌关节僵硬，前伸受限，由于患者张口受限，Mallampati 分级未做准确评估；睡眠中无憋醒；可能无面罩通气困难。

4. 麻醉预案

鉴于患者存在预期的气管插管困难及较高的反流误吸风险，首选清醒气管插管（ATI）方案，采用轻度镇静（如右美托咪定）结合局部麻醉，保持患者意识清醒进行经口气管插管。若此方法不可行，则考虑经鼻插管或气管切开作为补救措施。充分准备，插管操作时至少有一位助手和一位困难气道处理经验丰富的麻醉医师在场。详细向患者及其家属解释可能的插管方式及相关风险，包括气管切开的潜在风险、术后转入 ICU、脱机拔管延迟、反流误吸风险增加及肺炎可能加重等情况。对于外科医师，建议术前置入胃管以预防反流误吸，告知插管可能遇到的困难及应对措施，做好有创气道准备，了解手术必要性、手术时机、手术方式、预计时长等。

5. 麻醉诱导

带胃管入室，提前抽吸胃管内容物。入室后连接心电、血压、指氧监护，麻醉深度监测（BIS），进行体温保护，做好保暖措施。充分面罩吸氧 6L/min。同时予右美托咪定 200μg/h 泵入，给予咪达唑仑 2mg 静脉注射、利多卡因 20mg 静脉注射、芬太尼 50μg 静脉注射。使用 1% 丁卡因于口腔、咽腔喷洒表面麻醉。随后纤支镜引导下经口顺利插入 7# 气管导管，暴露视野 I 级，置入深度 22cm，套囊充气 4ml。整个过程患者无烦躁与呛咳，导管置入后患者可眨眼配合，心率血压无剧烈波动，插管顺利。插管后予芬太尼 50μg、丙泊酚 80mg、罗库溴铵 50mg 静脉注射。诱导后行有创动脉穿刺，监测血气、电解质稳定。

6. 麻醉维持、术中管理

术中 1% 七氟烷吸入维持，瑞芬太尼 100μg/h，予去氧肾上腺素持续泵入，视情况调节泵速。BIS 值维持在 40~60；采用肺保护性通气策略，小潮气量、合适 PEEP，维持合适的氧合和通气，减少肺损伤风险。该患者因颈部接受过放化疗，导致压力感受器反射功能受损。在术中监测过程中，观察到患者的血压搏动幅度较大，且在使用血管活性药物进行干预时，患者血压对药物反应性降低，具体表现为血压调至目标范围所需的时间延长，即药物起效及纠正血压异常的速度明显减慢。手术时间共 80 分钟，术中输入晶体液 1250ml，出血少量，未导尿。手术顺利，术后带气管导管、有创动脉压监测返回 ICU。

7. 术后治疗及转归

术后第 2 天顺利拔除气管导管，拔管后鼻导管吸氧 2L/min，氧合满意，呼吸平稳。循环稳定，血管活性药物减停，凝血功能指标基本正常，暂未予以抗凝。体温正常，感染指标正常。甲状腺功能减退方面继续监测甲功，胃管入左甲状腺素钠（优甲乐）。其他方面，予营养支持，维持内环境稳定。术后随访患者生命体征平稳，未见麻醉相关并发症，术后第 9 天顺利出院。长期随访未见麻醉相关并发症。患者术后 5 个月因吞咽困难再次就诊我院行胃造瘘术。

四、病例总结（Take home message）

1. 困难气道的识别与管理

鼻咽癌放化疗后的患者因颈部结构变化和张口受限，存在高度困难气道风险。术前应充分评估，准备困难气管插管预案，优先考虑清醒纤支镜引导下的气管插管，同时备选经鼻插管或紧急气管切开方案。右美托咪定联合局部麻醉在维持患者清醒合作的同时，降低了插管过程中的应激反应。

2. 反流误吸的预防

针对吞咽困难和会厌功能受损的患者，术前胃管置入减压、严格禁食水及采用清醒插管等措施，有效降低了误吸风险。

3. 注意放化疗带来的病理生理变化

放疗对颈部的照射可能导致颈动脉窦压力感受器受损，压力感受性反射障碍，麻醉期间使用血管活性药物如去氧肾上腺素进行滴定，需更加谨慎和精细化。术中血压的波动可能更加频繁和难以预测，要求麻醉医师具备高度的预见性和迅速干预能力，可使用连续动脉血压监测，必要时使用更先进的监测设备以实时评估并调整血流动力学状态。

4. 围术期风险管理

全面考虑放化疗后可能出现的多种并发症，如甲状腺功能减退、营养不良、贫血等，术前做好相应的评估和调整。患者术前评估 Caprini 评分＞5 分，VTE 极高危，围术期需注意肺栓塞或深静脉血栓形成的预防。

5. 团队协作与沟通

本病例展示了麻醉团队与其他医疗团队（外科、重症监护等）之间紧密合作的重要性，从术前计划、术中管理到术后复苏，确保信息共享和应对策略的统一。

五、专家点评（Attending's comments）

针对可预见的困难气道患者进行的清醒纤支镜引导下气管插管，是麻醉管理中的一个典型难点，也是临床实践中的高级技能展示。从提高插管成功率和患者舒适度的角度出发，我们可以总结以下几点关键要素。

1. 精准的术前评估与准备

（1）困难气道预测：通过详细的病史询问、体格检查（如 Mallampati 分级、张口度测量、颈部活动度评估等）和影像学资料，对患者的气道情况进行全面评估，预测困难气道的可能性。

（2）心理准备与沟通：与患者进行充分沟通，解释清醒插管的必要性、流程和可能的不适，减轻其焦虑情绪，获取合作。

（3）设备与人员准备：确保纤支镜、各种型号的气管导管、局部麻醉药物、吸引装置等设备齐全，同时安排有经验的麻醉医师和助手参与操作。

2. 清醒插管的技术要点

英国困难气道协会将 ATI 的关键组成部分是镇静（sedation）、气道表面麻醉（topicalisation）、氧合（oxygenation）和操作技能（performance），简称 sTOP（此处 "s" 小写是强调镇静，为非必选要素）。

维持适度镇静：使用右美托咪定等药物维持患者在清醒但镇静的状态，既能减轻应激反应，又保证患者能配合指令，如吞咽动作。

3. 表面麻醉的精细化实施

局部麻醉药物选择包括利多卡因、丁卡因等，丁卡因因其起效快、作用持久成为首选，但需注意毒性反应。麻醉范围包括鼻腔、咽喉、气管等多部位，确保从入口到气管的全程麻醉。鼻腔使用棉签蘸取麻醉药涂抹，咽喉部可采用喷雾或直接涂抹的方式，必要时进行气管内表面麻醉。分步骤进行，先鼻腔后咽喉，逐渐推进至声门下，每一步都给予足够时间让麻醉药发挥作用，减少刺激。

4. 维持氧合

（1）ATI 期间持续吸氧：应在患者入室后立即吸入氧气，并在整个过程中持续吸入。如果有条件，可选择经鼻高流量给氧，既能保持氧合的需求，又能不妨碍气管插管的操作。

（2）细致的纤支镜操作：操作者需熟练掌握纤支镜的操控，避免对气道造成不必要的伤害，减少刺激，同时利用纤支镜的可视化优势，准确快速找到并进入声门。

5. 团队合作的重要性

与外科、护理、重症监护团队的紧密沟通，确保术前、术中、术后管理的一致性和连贯性。特殊的插管技术和谨慎的气道管理对接受全身麻醉手术的患者非常重要，最终的治疗方案应该由外科医师和麻醉医师共同决定。纤支镜的操作风险和难度较高，需有经验的麻醉医师操作和有经验的助手配合，减少咽喉部黏膜损伤，提高插管成功率。可以使用罗库溴铵加舒更葡糖钠拮抗肌松的配伍管理，提高复苏期的安全性，关注患者预后，必要时可送 ICU 过渡治疗。注意准备应急预案，包括插管喉罩、逆行插管、气管切开等，必要时也可取消手术。

总之，清醒纤支镜引导下的气管插管是一项技术含量高、风险与挑战并存的操作，需要麻醉医师具备扎实的理论基础、熟练的操作技巧及对患者整体状况的精准把握。通过精心的术前准备、精细的局部麻醉、熟练的纤支镜操作及有效的并发症预防，可以大大提高插管成功率，同时优化患者的体验和安全性。

六、关键词（Keywords）

鼻咽癌（nasopharyngeal carcinoma）

放化疗后（post-radiochemotherapy）

困难气道（difficult airway）

清醒纤支镜插管（awake fiberoptic intubation）

压力感受性反射功能障碍（baroreflex dysfunction）

参考文献

[1]　LAMOTTE G, COON E A, SUAREZ M D, et al. Standardized autonomic testing in patients with probable radiation-induced afferent baroreflex failure [J]. Hypertension, 2022, 79(1): 50-56.

[2]　GROENEWOLD M D, OLTHOF C G, BOSCH D J. Anaesthesia after neoadjuvant chemotherapy, immunotherapy or radiotherapy [J]. BJA Educ, 2022, 22(1): 12-19.

[3]　APFELBAUM J L, HAGBERG C A, CONNIS R T, et al. 2022 American Society of Anesthesiologists Practice Guidelines for management of the difficult airway [J]. Anesthesiology, 2022, 136(1): 31-81.

[4]　AHMAD I, EL-BOGHDADLY K, BHAGRATH R, et al. Difficult Airway Society guidelines for awake tracheal intubation (ATI) in adults [J]. Anaesthesia, 2020, 75(4): 509-528.

[5] KETCH T, BIAGGIONI I, ROBERTSON R, et al. Four faces of baroreflex failure: hypertensive crisis, volatile hypertension, orthostatic tachycardia, and malignant vagotonia [J]. Circulation, 2002, 105(21): 2518-2523.

（车　璐　丁　瑶）

病例 17

合并气管狭窄患者行俯卧位腰椎管减压术的麻醉管理

一、病例汇报（Case presentation）

患者，男性，67岁。

主诉：腰痛伴右下肢疼痛、无力感1年，加重4个月。

现病史：患者1年前无明显诱因右下肢无力感，伴腰痛及右下肢疼痛，中医治疗后无明显缓解，4个月前症状加重，间歇性跛行。

既往史：高血压；骨化性气管支气管病，两次气管插管失败史。

体格检查：身高182cm，体重80kg，BMI 24.2kg/m²。ASA分级Ⅲ级，Mallampati分级Ⅲ级，张口度3横指，颈椎活动度正常，自主呼吸通畅，无喘憋。

辅助检查：电子喉镜（图17-1）：声门暴露良好，声门窄、前后径短，气管前外侧壁可见多发不规则凸起，无气道梗阻。颈胸CT：声门下气管壁增厚伴广泛钙化，管腔多不规则狭窄；最窄处：声门下2~3cm，前后径约8mm。

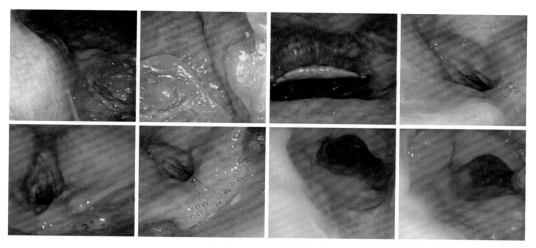

图 17-1　电子喉镜检查

术前诊断：腰椎狭窄（$L_2 \sim S_1$），骨化性气管支气管病，高血压。

拟行手术：经皮脊柱内镜单侧入路双侧减压术。

拟行麻醉：全身麻醉。

二、管理难点 / 临床挑战（Bullet points）

（1）术前评估：术前全面评估患者气道狭窄程度、位置，选取合适的导管类型、型号。

（2）插管过程：选取合适的、操作者最熟练的插管工具，制订详细的插管方案、备选方案和紧急预案，保障患者正常通气。

（3）拔管过程：麻醉恢复期提高苏醒质量，排除麻醉药物、体温、内环境等影响患者自主呼吸恢复的因素，警惕气道高反应、气道出血、气道水肿等并发症。制订紧急预案，做好再次插管准备。

三、讨论（Discussion）

1. 骨化性气管支气管病的病程特点，临床表现和治疗方案

骨化性气管支气管病是一种罕见的良性慢性疾病，特征是于气管前外侧壁多发骨性或软骨性结节，可突入气管、支气管，但不累及气道膜部。大多数患者没有症状，或仅有某些非特异性呼吸道症状，少数患者表现为劳力性呼吸困难、喘憋、复发性感染和咯血。该病的治疗尚无明确根治方案，但因其进展缓慢，通常无须治疗。对于出现气道严重狭窄或梗阻的患者，可以通过气管内置入支架、激光或外科手术进行干预治疗。

2. 制订麻醉方案及紧急预案

清醒纤支镜插管是处理困难气道的最佳方案。插管前需要进行充分的气道准备，给予患者适度镇静，并对气道进行充分的表面麻醉。但患者体验感可能较差，所以对于张口度正常、面罩通气无障碍的患者，可以选择诱导后插管，避免患者紧张、焦虑、恐惧等不适。麻醉诱导后，依据困难气道处理流程，操作者最多进行3+1次插管尝试。每一次尝试即对气道造成一次应激，多次尝试可导致气道痉挛、哮喘等气道高反应事件发生。因此，操作者需重视每一次插管机会，第一次插管失败后立即换在场最有经验的高年资医师进行二次插管。如插管方案全部失败，必须有紧急预案保障患者正常通气，可使用喉罩、口咽通气道、鼻咽通气道、面罩等上气道工具维持患者呼吸，或通过拮抗剂充分拮抗肌松、镇静等药物作用，使患者自主呼吸恢复，保障重要器官氧供。

3. 麻醉前准备

患者入室后常规监护，建立外周静脉通路，充分吸氧，提高患者氧储备。对于存在困难气道的患者，需明确气道困难特点，是否存在通气困难。最理想的麻醉方案是保留患者自主呼吸下完成手术，当麻醉方案受手术方式、体位、时长等因素影响时，麻醉医师只能选择全身麻醉机械通气的方式来保障手术的顺利进行及患者的安全舒适。因此，在麻醉诱导前，鉴别患者是否存在通气困难、能否在面罩通气下完成正常的正压通气至关重要。有效面罩正压通气可保障患者的氧供需求，为后续处理困难气道提供更多的时间。本例患者困难气道在于声门下气道狭窄，无面罩正压通气困难，为避免插管过程引起患者紧张、恐惧等不适，减轻患者应激，降低气道高反应等风险，麻醉团队决定行快速诱导后插管。

导管型号的选择需参考最狭窄处与导管外径的大小关系，理想型号是在能够置入气管的前提下，尽量选择内径较大的导管，可以充分保障患者通气，降低气道压力。结合疾病特点，在选择导管时需要考虑导管外壁可能对气管内的不规则凸起或气管内壁造成挤压，时间较长则可引发气管壁水肿、气道压升高，不利于术后拔除气管导管。

导管类型的选择对置管过程的顺利进行具有重要作用，加强型导管具有易弯不易折、可塑性强的特点，但这也影响了导管对于力的传导，尤其在外在阻力下，不利于操作者对导管进行旋转、推进等调整。相反，普通型导管可以充分传导作用力，方便完成旋转、推进等调整动作；但普通导管质地较硬，需谨慎缓慢操作，避免暴力置管损伤气管壁，引发气管内出血、气管破裂等严重并发症。

4. 麻醉实施

快速顺序诱导，待肌松剂充分起效，使用视频喉镜充分暴露声门，再由纤支镜引导6.5#加强型导管行气管插管。纤支镜镜体头端达隆突上2~3cm后，保持位置固定，并在镜体引导下置管，导管尖端穿过声门约1cm后即遇阻力，不能推进，遂尝试缓慢旋转并推进导管。可视喉镜直视下见加强型导管不能有效传导旋转及推进力，第一次插管失败。面罩正压通气下，再次充分吸氧去氮。为提高插管成功率，第二次插管调整使用6.0#普通气管导管，置管方法同前，可见导管能够完成有效传导旋转并推进。在镜体引导下，导管缓慢置入主气道，至导管第二条黑线刚刚越过声门，插管成功，充分固定。患者于俯卧位下开始手术，术程顺利，生命体征平稳，手术时长约8小时，术中冲水约50L，输液2400ml，尿量300ml，出血量约50ml。术中给予物理加温治疗维持患者体温正常，术毕前半小时，静脉给予甲泼尼龙1g，冲击疗法，预防脊髓神经根水肿。

5. 麻醉恢复

术毕，充分排醚，复合少量瑞芬太尼辅助镇痛，减轻气管导管刺激作用，降低气道高反应性，并使用纤支镜再次检查气道内部情况，未见出血、水肿等并发症，最后采用舒更葡糖钠充分拮抗肌松剂，待患者呼吸、意识、肌力充分恢复后拔管，安返病房。

困难气道患者的麻醉恢复期主要目标为恢复患者的有效自主呼吸，警惕或避免气道并发症的发生。减轻麻醉药物、患者体温、内环境等因素的干扰，可提高苏醒质量，有助于患者自主呼吸恢复。拔除导管前需经纤支镜复查气管内情况，确认无气道水肿、出血、损伤等并发症后方可尝试拔管。同麻醉诱导插管方案一致，拔除气管导管时同样需要制订紧急预案，如使用换管器拔管，做好再次插管准备。另外，拔除导管后继续密切患者生命体征，警惕迟发的气道水肿。

6. 术后转归与治疗

术后第 1 天，生命体征平稳，呼吸通畅，声音较术前稍嘶哑，术日痰多、部分带血，雾化后好转。术后第 2 天，无气道水肿、损伤等表现，继续外科相关治疗。

术后密切监测，警惕迟发气道风险，可提高患者安全保障。对于手术时间长、气道并发症风险高的患者，术毕转运至 ICU 可提供给患者更完善的术后监护，也为麻醉恢复提供更充分的时间，提高患者恢复质量。但对于合并困难气道患者，较 ICU 而言，手术室内处理困难气道的工具更全面，因此，在手术室内拔管为再次插管提供了保障。本例患者术毕，经纤支镜评估无气道出血、水肿等并发症，最终于手术室内拔管，拔管后持续监测 1 小时，患者无不适症状，自主呼吸满意，意识、肌力达出室条件，最后安返病房。病房监护条件有限，对于术毕苏醒质量欠佳，气道并发症风险高的患者，转运至 ICU 更为安全；苏醒质量佳，气道风险低者可尝试于手术室内拔管，但拔管后仍需加强术后监测，提高安全保障。

四、病例总结（Take home message）

（1）困难气道的患者，最理想、最安全的麻醉方式是保留患者自主呼吸。因此，对于拟行腹部手术、四肢手术，且合并困难气道的患者，首选椎管内麻醉或神经阻滞麻醉；如手术需要于全身麻醉下进行，则需对患者气道情况进行全面评估，包括面罩通气、张口度、颈后仰等上气道暴露条件的评估，以及通过颈胸 CT、MRI、支气管镜等完善下气道评估。上气道无特殊的患者，在保障安全的情况下，使用喉罩通气可避开下气道带来的通气困难。但对于俯卧位手术、预计时间较长的手术，或其他不适用喉罩通气的手术，只能通过气管插管保障术中通气。

（2）术前评估需了解困难气道的主要矛盾，针对主要困难点制订麻醉方案。如气道狭窄时，需了解最狭窄层面的气道直径，进而选择相应的气管导管型号。CT 图像、MRI 图像、纤支镜检查等可以为术前评估提供全面、准确的依据。纤支镜不仅可以提供术前评估，还可引导气管插管，提高插管成功率。困难气道最安全的插管方式即患者清醒下经纤支镜引导插管，通过镇静和充分表面麻醉减少患者不适体验，又保留了患者自主呼吸，可为处理困难气道提供更充分的时间。

（3）麻醉方案包括拟行方案和紧急预案，无论是麻醉诱导插管期，还是麻醉苏醒拔管期，都需要紧急预案保障患者生命安全。

五、专家点评（Attending's comments）

本例患者属于术前已知的困难气道，由于患有骨化性气管支气管病，之前有两次气管插管失败经历。对于所有困难气道，应当区分是困难插管、困难通气还是两者兼具。本例患者属于单纯困难插管，其通气没有障碍。另外，本例困难插管主要原因是声门下主气管狭窄、变形弯曲且硬化失去弹性，而非声门暴露困难。因此，在通过声门后如何将气管导管通过狭窄、扭曲和硬化的气管，而使套囊能成功固定在声门下方是关键。

根据上述分析，麻醉医师采用的插管方案为镇静麻醉下、不保留自主呼吸、经口双镜联合进行气管插管。内部含有螺旋金属丝的加强型气管导管可以放置在体位变化和通过一些气道弯折部位时，提供一定的支撑力而避免气管导管管腔被压缩变窄，因此，应当优先选择加强型气管导管，但存在如下两个限制：一是本例气管插管需要较粗的纤支镜作为插管的"导芯"；二是患者身材高大，因此无法选择较细的气管导管。另外，加强型气管导管质地柔韧性好，有弹性，但不利于力的有效传导，因此会出现"使不上劲"的情况，即在口外部分的旋转和插入的力量，无法有效传导到导管的声门下部分。第一次采用 6.5# 加强型气管导管失败主要是上述原因。在第二次尝试中采用普通 6.0# 气管导管对于该患者已是极限，如果有加长型 6# 气管导管将更为合适。

由于本例患者主气道硬化，走行过程中在声门下约 2cm 处向后方成角，因此要通过该处势必要在旋转中缓慢推进才可能通过。另外，还需要动作轻柔，必须在旋转过程中缓慢推进，否则有造成气管损伤甚至破裂的风险。因此采用双镜联合模式，即支气管镜作为导芯支撑和引导气管插管，视频喉镜帮助在直视下看到导管前段通过声门，并且在声门处有效旋转。操作者必须确认气管导管在有效旋转的前提下，以缓慢且持续的力量逐渐送入气管导管。直至在视频喉镜直视下气管套囊完全通过声门。这也是本例患者气管插管能够最终成功的原因。在双镜联合长时间操作无法正压通气时，可以通过经鼻高流量氧疗的方法维持患者的氧合。

六、关键词（Keywords）

困难气道（difficult airway）

骨化性气管支气管病（tracheobronchopathia osteoplastica，TO）

经鼻高流量氧疗（high-flow nasal cannula oxygen therapy）

参考文献

[1] APFELBAUM J L, HAGBERG C A, CONNIS R T, et al. 2022 American Society of Anesthesiologists Practice Guidelines for management of the difficult airway [J]. Anesthesiology, 2022, 136(1): 31-81.

[2] TAKAMORI R, SHIROZU K, HAMACHI R, et al. Intubation technique in a patient with tracheobronchopathia osteochondroplastica [J]. Am J Case Rep, 2021, 22: e928743.

[3] WARNER M A, CHESTNUT D H, THOMPSON G, et al. Tracheobronchopathia osteochondroplastica and difficult intubation: case report and perioperative recommendations for anesthesiologists [J]. J Clin Anesth, 2013, 25(8): 659-661.

[4] CHAURASIA S, RAY S, CHOWDHURY S, et al. Tracheobronchopathia osteochondroplastica: a rare case of misdiagnosis and difficult intubation [J]. J R Coll Physicians Edinb, 2022, 52(1): 54-56.

（宋锴澄　鲁志龙）

病例 18

合并任克水肿致气道梗阻患者行前列腺穿刺活检术的麻醉管理

一、病例汇报（Case presentation）

患者，男性，69 岁。

主诉：间断肉眼血尿 1 年余。

现病史：患者入院前 1 年出现 2 次肉眼血尿，伴尿急，否认排尿困难。

既往史：高血压、糖尿病，药物治疗控制良好。

个人史：吸烟史（40 年包），饮酒史，磺胺过敏。

体格检查：身高 182cm，体重 92kg，BMI 27.8kg/m²。BP 123/73mmHg，P 70 次/分，SpO_2 99%，Mallampati 分级 III 级，张口度、颈部活动度、甲颏距等评估均无特殊。

辅助检查：血常规、肝肾功能、凝血功能、胸片（－）。

术前诊断：血尿原因待查，高血压，糖尿病。

拟行手术：前列腺穿刺活检术。

拟行麻醉：喉罩置入，全静脉麻醉。

手术经过：手术当日，麻醉医师按照计划对患者行全静脉麻醉（TIVA）。静脉诱导药物包括地塞米松 5mg、罗库溴铵 25mg、芬太尼 50μg 及丙泊酚以 5μg/ml 的效应室浓度进行目标控制输注（TCI）。待患者意识及自主呼吸消失后，麻醉医师尝试置入 LMA Supreme 喉罩进行机械通气，综合考虑患者的体重及舌体宽度，最终选择置入 4# 喉罩。呼吸参数初始设定为潮气量（TV）500ml，呼吸频率（RR）12 次/分，新鲜气体流量 2L/min。然而在进行机械通气后，呼吸机显示存在 100～150ml 的漏气量。调整喉罩位置，拔除喉罩后重新置入，漏气问题未解决。考虑到 LMA Supreme 喉罩硬度较强，可塑性差，麻醉医师决定改用材质更为柔软的 Igel 4# 喉罩，以适应可能存在的声门上通路结构异常。但更换喉罩后，漏气问题依旧未能得到缓解。

由于持续的漏气问题影响通气效果，麻醉医师决定使用纤支镜进行进一步探查。通过纤支镜下观察，发现患者声带处存在对称的囊样隆起。呼吸机辅助正压通气状态下，吸气相时该隆起受气流运动而向内移动，从而堵塞部分声门（约前 2/3 面积）；呼气相时则随气体排出而向外运动，使得声门完全开放。这种吸气相才存在的声门部分堵塞，即动态的声门阻塞导致声门上通气装置难以纠正的通气困难。尽管存在上述问题，由于手术进行顺利，在患者生命体征稳定的状态下（SpO_2 100%，NIBP 120～140/60～80mmHg，HR 70～90 次/分），手术持续 7 分钟后结束。术后，停止患者丙泊酚 TCI 输注，并使用 200mg 舒更葡糖钠进行肌松拮抗。待患者自主呼吸恢复，且潮气量充足，意识苏醒后，拔除喉罩。术后患者无呼吸困难及发声异常，于 PACU 苏醒后安返病房。麻醉医师与外科医师沟通，建议对症进行雾化治疗，以缓解声带囊样变引起的不适症状。术后随访过程中，患者亦未出现呼吸困难或声音嘶哑等症状，一般情况良好。

结合患者术前大量吸烟史（任克水肿的首位高危因素），以及术中喉罩置入时的纤支镜下影像（声门处突起的囊样病变，因声门任克间隙液体的积聚而呈较为透明的水肿样变），耳鼻喉科医师得出"任克水肿"的临床诊断，但患者无声音嘶哑及呼吸困难等不适主诉，尚未达到手术干预的标准，因此未对患者建议行特殊处理。

二、管理难点/临床挑战（Bullet points）

（1）任克水肿发病率低，虽危险因素明确，但术前识别困难。

（2）对于清醒状态下无症状的任克水肿，全身麻醉状态仍可进展为困难气道。

（3）对于短小手术，任克水肿的气道处理尚无明确标准。

三、讨论（Discussion）

1. 任克水肿概述

任克水肿（RE）是一种声带的良性疾病，定义为浅层固有膜（又称任克间隙）肿胀。任克间隙由 Friedrich Berthold Reinke 于 1895 年首次提出，该间隙是在真声带内的一个上皮下空间，位于声带韧带的表层，由上、下弧线界定。由于任克水肿为浅层固有膜的形似息肉样的变性，也被称为息肉性声带炎或息肉性喉炎，在晚期手术病例中可以通过组织学检查发现该种病理改变。吸烟、声带损伤和咽喉反流是导致任克水肿的风险因素，其中吸烟被认为影响最显著。长时间暴露于香烟烟雾会导致该病的发展和复发。

任克水肿是一种罕见的声带病变，最常见于 50～60 岁的患者。80% 的患者是女性，且近半数患者年龄在 40～59 岁。任克水肿更偏好女性的原因尚不清楚，但有几种假说被提出：女性可能更容易察觉到声音的变化，因此更有可能寻求治疗。女性的声带内天然含有较高浓度的透明质酸，而患有任克水肿的患者的声带比未患病者的声带具有更高的透明质酸浓度。暴露于香烟烟雾会增加声带固有层中透明质酸的生成。虽然还需要进一步研究，但透明质酸增加可能会促使任克水肿的发展。

任克水肿在临床上具有重要意义，它可导致显著的发声困难，主要症状通常是声音变得低沉；进一步进展则可能会发生气道梗阻及呼吸困难。诊断性喉镜检查为诊断及评估疑似任克水肿所必需。对于存在任克水肿的患者，喉镜检查通常显示声带浅层固有膜表层扩张导致的声带膨胀样肿胀。为了标准化任克水肿严重程度的分级和报道，最近，de Vincentiis 等提出一个将以前分级系统结合的分类系统。该系统描述了4 种类型的任克水肿：类型 1，一侧声带的任克水肿；类型 2，双侧声带的任克水肿；类型 3，一侧声带的任克水肿，伴有任一侧声带的息肉样病变；类型 4，双侧声带的任克水肿，伴有一侧或双侧声带的息肉样病变。

任克水肿的治疗复杂多样，有许多可用的选择，如 CO_2 激光、微切除术。其治疗成功主要在于恢复和改善声音功能，而不是单纯改变声带外观。对于较轻的任克水肿，生活方式的改变（包括戒烟）通常是初步的治疗步骤。

2. 任克水肿所致气道相关并发症

任克水肿的显著并发症几乎全部源自潜在的气道梗阻。任克水肿可能会使声门开口缩小，另外水肿还常导致喉蹼的形成，喉蹼则会进一步加剧这种狭窄，妨碍气管导管的通过。为了实现顺利插管，对于该类患者可能需要使用较小尺寸的气管导管。通过声门上装置进行正压通气可能会因水肿造成的声带变形和由此引起的声门阻塞而受到阻碍。这种情况可能被误诊为声门上装置位置不当或喉痉挛。而通过该装置进行纤维镜检查有助于确定原因。在某些情况下（如俯卧位、Trendelenburg 位手术及过量液体输注），在既有的任克水肿基础上，喉部水肿会加重。在拔管前，这类患者应通过直接喉镜或电子喉镜检查喉部水肿的程度，并进行定量套囊漏气试验。虽然行套囊漏气试验的可信度存在争议，但阳性的定量套囊漏气试验表明拔管后发生憋喘的可能性增加。对于这类患者，可以考虑在换管器的辅助下拔管或推迟拔管直到水肿消退。静脉注射糖皮质激素有助于减少炎症性水肿。

3. 本例患者气道管理策略

本例患者存在大量吸烟史，为任克水肿高危人群，但术前访视时患者未主诉声音嘶哑、呼吸困难等不适主诉，结合患者其余气道评估未显示明显异常，仅存在 Mallampati 分级为Ⅲ级，综合评估本例患者喉罩置入困难的可能性较低。因此，术前麻醉医师仍考虑使用全静脉麻醉及喉罩置入。本例患者虽体重提示其适配 5# 喉罩，但综合考虑如舌体宽度等条件，麻醉医生选择了 4# 喉罩尝试进行通气。患者在全身麻醉诱导后未行正压通气，待麻醉药物充分起效后，顺利置入喉罩。但呼吸机机械通气时出现了难以纠正的通气困难，具体表现为通过调整原有喉罩对位，以及更换喉罩种类后仍存在的中等程度漏气。因患者生命体征平稳，麻醉医师遂行纤支镜检查以排除存在的气道异常。根据纤支镜的影像显示，喉罩对位正常，而导致难以纠正的机械通气漏气为声带处对称的囊状隆起。该声带结构病变并未持续阻塞声门，而是在机械通气吸气相时，由于气流的运动，以及可能存在的由气流导致的管腔内压力降低，而使得声带病变向内运动，从而堵塞部分声门，导致潮气量未达到设定水平。而呼气相时，随着气流的外向运动，声门病变随气流活动而向两侧移动，从而声门完全开放结合患者清醒时无呼吸困难的表现，考虑患者清醒，即肌张力正常时，即使吸气相的气流也未导致声带病变对气道的显著阻塞。因此，该阻塞也由于全身麻醉使用肌松药后，咽喉部肌张力减弱，导致气流对声带病变移动的影响增加导致。因此，这就使得患者的气道梗阻更加难以预测。

对于任克水肿的气道管理，首选气管插管，同时推荐选择型号较小的气管导管。因此，本例患者接下来的气道管理应为气管插管。但因患者生命体征平稳，在行纤支镜检查过程中手术随即完成，结合声门处部分阻塞，且肌张力的恢复可能更加有助于缓解此梗阻，故此时麻醉医师选择恢复患者自主呼吸，即使用足量肌松药拮抗剂。而待肌松药拮抗剂充分起效后，患者也显示出充分的自主呼吸。因此，对于该类清醒状态下无呼吸困难症状（提示无显著的气道梗阻），同时可视化设备提示无完全性的声门梗阻的任克水肿患者，行短小手术时，并非一定需要气管插管来维持气道，在维持自主呼吸，即一定肌张力的状态下，甚至可以缓解可能存在的气道梗阻，这样也能进一步提高患者舒适度。

四、病例总结（Take home message）

任克水肿是一种罕见的声门良性病变，患者通常因声音嘶哑就诊，严重者可出现呼吸困难。但本例患者在术前访视时未诉声音改变、嘶哑及憋喘史，故术前未考虑存在声门处病变可能。患者在全身麻醉诱导喉罩置入后出现动态的气道梗阻，即正压通气下吸气相声带病变向内移位，挤压阻塞部分气道，而呼气声带病变向外移位开放气道。而当患者恢复肌张力及自主呼吸后，气道阻塞症状完全消失。因此，该动态气道梗阻现象只存在于肌张力减弱、自主呼吸消失后的正压通气过程中。而在清醒患者中，因肌张力存在，自主呼吸下并不存在该气道梗阻现象。对于存在任克水肿的患者，气管插管是全身麻醉后的首位选择。对于未明确诊断任克水肿，但存在明确高危因素的患者，若出现声门上装置通气困难，且难以纠正，应及时考虑声门处的结构病变，对于生命体征不平稳，或手术时间较长的手术，应及时选择气管插管。而对本例患者，一方面患者清醒时无呼吸困难、气道梗阻表现；另一方面全身麻醉后声门阻塞尚未引起完全梗阻，可考虑行短小手术时保留自主呼吸，维持一定肌张力，这样既可依赖肌张力降低气道梗阻程度，也可提高患者舒适度。

五、专家点评（Attending's comments）

从麻醉的角度来看，任克水肿患者在手术中的管理具有一定的挑战性，特别是在涉及全身麻醉和气道管理时。这种声带的良性病变主要由声带的浅层固有膜肿胀引起，常见于中老年女性，主要风险因素包括吸烟、声带损伤和咽喉反流。

1. 气道评估和计划

术前对患者的全面评估是关键。尽管本例患者在术前访视时未诉声音改变、嘶哑及呼吸困难，但对于有吸烟史的患者应保持高度警惕。Mallampati 分级 Ⅲ 级提示潜在气道困难，这种情况下应预先准备好可能的替代气道管理策略，包括纤支镜检查和备用的气管插管设备。

2. 全身麻醉和喉罩置入

全身麻醉诱导和喉罩置入是常用的麻醉方法。然而，在任克水肿患者中可能引发特有的挑战。本例患者在喉罩置入后出现正压通气下的呼吸困难，这归因于声带的囊状隆起在吸气相向内移位，部分阻塞气道。正压通气导致声带病变向内运动，阻塞声门，造成通气困难。这一现象在清醒状态下并不存在，因为自主呼吸和正常的肌张力有助于保持气道的开放。

3. 动态气道阻塞管理

纤支镜检查显示喉罩对位正常，但声带肿胀导致动态气道梗阻。由于患者生命体征平稳，麻醉医师决定在术中管理这类动态梗阻现象。通过恢复自主呼吸和肌张力，能够减轻气道梗阻程度，确保手术顺利进行。此时，使用足量的肌松药拮抗剂是一个关键步骤，帮助恢复肌张力，从而缓解气道梗阻。

4. 气管插管的优先选择

对于任克水肿患者，全身麻醉后的气道管理应为首选气管插管。小型号的气管导管可以减少气道阻力和声门的机械压力，降低术中气道管理的风险。对于手术时间较长或患者生命体征不平稳的情况，及时进行气管插管是必需的，以确保患者的安全。

5. 术后管理和监测

术后患者的气道管理同样重要。由于麻醉过程中可能出现的动态气道梗阻现象，拔管前应通过直接喉镜或电子喉镜检查喉部水肿的程度。对于套囊漏气试验阳性的患者，可以考虑在换管器的辅助下拔管，或推迟拔管直到水肿消退。静脉注射类固醇可用于减少术后的炎性水肿，从而降低气道梗阻的风险。

总之，从麻醉的角度来看，管理任克水肿患者的气道需要综合评估和个体化处理。术前详尽的气道评估和术中的灵活应对措施至关重要。麻醉医师需准备多种气道管理策略，尤其是在遇到正压通气引起的动态气道梗阻时，恢复患者的自主呼吸和肌张力可能是一个有效的解决方案。对于长时间或复杂手术，优先选择气管插管以确保患者的气道安全。术后监测和管理也不容忽视，合理使用药物和设备可以进一步提高患者的术后恢复质量和安全性。

六、关键词（Keywords）

喉罩气道（laryngeal mask airway）

任克水肿（Reinke edema）

动态气道梗阻（dynamic airway obstruction）

参考文献

[1] LESLIE V. Laryngeal mask airway [M]. Treasure Island (FL): StatPearls Publishing, 2023.

[2] NOLAN N. Reinke edema [M]. Treasure Island (FL): StatPearls Publishing, 2023.

[3] FRETHEIM-KELLY Z L, HALVORSEN T, CLEMM H, et al. Exercise induced laryngeal obstruction in humans and equines. A comparative review [J]. Front Physiol, 2019, 10: 1333.

[4] SREEDHARAN R, CHHABADA S, KHANNA S. Reinke's edema: implications for airway management [J]. Anesthesiology, 2018, 129(4): 810.

（高　卉　贺渝淼）

病例 19

合并气道狭窄患者行卵巢癌肿瘤细胞减灭术的麻醉管理

一、病例汇报（Case presentation）

患者，女性，69岁。

主诉：腹胀8月余，发现盆腔占位6月余。

现病史：患者8个月前出现腹胀，伴尿频、便秘，无腹痛、恶心、呕吐等不适，未就诊。6个月前症状逐渐加重就诊于当地医院，行胸腹盆CT：可疑盆腔软组织结节，腹膜增厚，伴盆腹腔积液、胸腔积液。为进一步就诊于我院完善肿瘤标志物：CA125＞25 000U/ml，CA19-9 124U/ml，HE4 329pmol/L。PET/CT：盆底腹膜不均匀增厚且代谢增高，与子宫及双附件分界欠清，考虑恶性病变，妇科来源可能；脾表面、大网膜、肠系膜、腹膜种植转移；右侧胸膜转移可能；右锁骨区、左侧胸肌间隙、腋下、心膈角、腹膜后、双侧腹股沟淋巴结转移不除外；胸腹盆腔癌性积液可能。行胸腔置管引流术，胸腔引流液病理：找到腺癌细胞。门诊考虑盆腔恶性肿瘤，卵巢癌可能性大，手术可切除性差，建议先行新辅助化疗。先后行4程化疗。监测CA125变化：＞25 000U/ml（2023-05-31）→4390U/ml（07-26）→742U/ml（08-14）→191U/ml（09-04）→82.3U/ml（09-25）。现为行手术治疗收入院。

既往史：2023-06下肢静脉超声提示双侧小腿肌间静脉血栓，口服利伐沙班10mg qd治疗中。2017年因手足麻木诊断脑梗死，未行二级预防治疗。2023-06完善头颅CT提示右侧基底节及侧脑室旁腔隙灶。自13岁起发现甲状腺肿大，未诊治，2023-09术前评估行颈胸CT提示甲状腺左叶含钙化占位，气道受压、右偏，管腔明显狭窄；2023-04发现甲状腺功能减退，予口服优甲乐（左甲状腺素钠）50μg qd治疗至今。否认高血压、冠心病、糖尿病等慢性病史。2004年宫颈癌放化疗史，2008年食管癌放化疗史（具体放化疗方案不详）。40年前行剖宫产术。否认药物、食物过敏史。

体格检查：身高156cm，体重59kg，BMI 24.2kg/m^2。BP 112/73mmHg，HR 104次/分。左侧甲状腺结节肿大，质硬固定，气管右偏。Mallampati分级Ⅱ级，张口度＞3

横指，颈后仰约 45°，甲颏距约 3 横指，上唇咬合试验 3 级，一枚切牙稍活动，偶有打鼾，否认憋醒。

辅助检查：血常规：Hb 100g/L，Hct 31.4%，WBC 4.44 × 10^9/L，PLT 256 × 10^9/L；凝血功能：PT 11.2s，APTT 24.8s，Fbg 4.70g/L，D-Dimer 0.72mg/L；NT-proBNP 168pg/ml；动脉血气：pH 7.43，PCO$_2$ 35mmHg，PO$_2$ 112mmHg，Lac 1.0mmol/L，HCO$_3^-$ 22.9mmol/L，BE –0.6mmol/L。胸腹盆增强 CT：卵巢癌先期化疗后，双侧附件区软组织密度影伴钙化结节；大网膜多发结节影，种植转移可能；盆腔少量积液；腹、盆壁皮下水肿。右肺下叶背段实变影，双肺多发淡片、索条影；两肺门及纵隔多发小淋巴结，部分钙化；左侧包裹性胸腔积液，邻近胸膜增厚；甲状腺左叶含钙化占位；气管受压、右偏，管腔明显狭窄。颈胸部增强 CT+ 颈部冠状重建（图 19-1）：甲状腺左叶含钙化占位，大小约 60mm × 53mm，伴散在及环形钙化，CT 值约 46Hu，局部轻度强化；颈部未见明确肿大淋巴结；气管受压、右偏，管腔明显狭窄；右肺下叶背段实变影，双肺多发淡片、索条影；双侧胸膜增厚，左侧少量胸腔积液；右第 6 ~ 9 肋骨折后改变。电子喉镜：舌根淋巴组织增生，会厌游离缘光滑。双侧声带黏膜光滑，双侧声带运动好，声门开放闭合可；双侧劈裂无红肿，位置及活动基本对称；双侧梨状窝未见明显异常；声门下气管左侧壁隆起，气管狭窄（图 19-2）。

术前诊断：卵巢癌（ⅣB 期），甲状腺占位性质待查，甲状腺功能减退，脑卒中史，下肢静脉血栓史，食管癌放化疗史，宫颈癌放化疗史，剖宫产史。

拟行手术：开腹中间型肿瘤细胞减灭术。

拟行麻醉：全身麻醉。

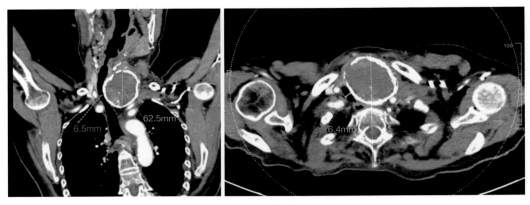

图 19-1　颈胸部增强 CT

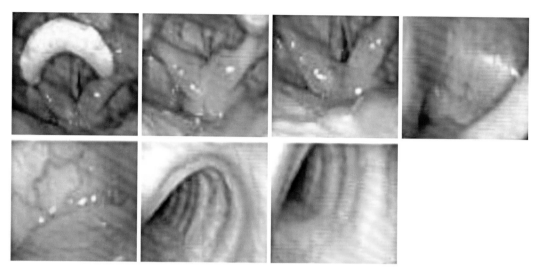

图 19-2　电子喉镜

二、管理难点 / 临床挑战（Bullet points）

（1）重度狭窄气道的管理。

（2）肿瘤细胞减灭术围术期出血及容量管理。

（3）老年患者的麻醉管理。

三、讨论（Discussion）

1. 中心气道狭窄的分类与评估

中心气道狭窄可根据病因分为良性和恶性。恶性中心气道狭窄可由气道原发恶性肿瘤及转移性恶性肿瘤导致，其治疗方式包括外科手术切除、经支气管镜介入治疗等。良性中心气道狭窄的病因则包括先天性和获得性两类。先天性良性中心性气道狭窄主要见于儿童，病因包括完全性气管软骨环、肺动脉吊带、心血管畸形压迫气道等。成人患者良性气道狭窄主要为获得性良性气道狭窄，病因可分为损伤性狭窄（如气管切开和 / 或气管切开后气道狭窄、理化性损伤等）、感染性炎症（如气管支气管结核、真菌感染等）、非感染性炎症（如复发性多软骨炎、肉芽肿性多血管炎等）、气道良性肿瘤（如错构瘤、软骨瘤、甲状腺良性肿瘤引起的外压性狭窄）、特发性气道狭窄及其他病因导致的气道狭窄。

良性中心气道狭窄可根据狭窄的部位、程度和长度进行分类。中心气道狭窄的定位以治疗难易程度和患者预后为目的，分为声门下狭窄（病变累及声门下 2cm 以内区域）、气管狭窄（病变未累及声门下 2cm 以内及隆突区域）、隆突狭窄、双侧主支气管狭窄、单侧主支气管狭窄。单纯气管狭窄处理相对容易、预后相对较好。气道狭窄的类型可分为结构性和动力性两大类，结构性狭窄包括管腔内生长、外源性压迫、瘢痕挛缩、扭曲变形，动力性狭窄则包括气道膜部向内膨出及气道软化。气道狭窄程度根据狭窄横断面积占正常气管横断面积的比例进行划分，共分为 6 级：1 级狭窄程度<25%；2 级狭窄程度 26%~50%；3 级狭窄程度 51%~75%；4 级狭窄程度 76%~90%；5 级狭窄程度>90% 几近完全闭塞；6 级为完全闭塞。对于动力性狭窄，应考虑用力呼气时的状态。狭窄长度也分为 4 个等级；<1cm 的气道狭窄为 1 级，一般多为瘢痕狭窄类型中的蹼状网眼狭窄，相对容易处理，预后较好；1~3cm 的气道狭窄为 2 级；3~5cm 的气道狭窄为 3 级；>5cm 的气道狭窄为 4 级，通常难以通过手术切除解决。

良性中心气道狭窄的主要临床表现为呼吸困难，其程度除与狭窄部位、长度、程度有关外，还与狭窄的病程进展、基础肺功能有关。在慢性病程中，即使狭窄程度较严重，患者的呼吸困难症状可能也不明显，但当患者基础肺功能减退或出现轻度气道梗阻、急性呼吸系统感染时，可能因气道黏膜水肿、分泌物增多而导致狭窄部位管腔明显缩小，出现呼吸系统症状的迅速恶化。推荐使用呼吸困难分级量表（mMRC）对患者呼吸困难程度进行评价。0 级：除非剧烈活动，无明显呼吸困难；1 级：当快走或上缓坡时有气短；2 级：由于呼吸困难比同龄人步行得慢，或以自己的速度在平地上行走时需要停下来呼吸；3 级：在平地上步行 100m 或数分钟需要停下来呼吸；4 级：明显的呼吸困难，不能离开房屋 / 穿脱衣服时气短。

根据气管支气管狭窄的病因、位置、范围，在体格检查时肺部听诊可能闻及鼾音或哮鸣音。胸腔外的气道狭窄以吸气相鼾音增强、吸气相延长为著，胸腔内气道狭窄则表现相反。严重气道狭窄患者可能出现三凹征、发绀、强迫体位等。

辅助检查方面，颈胸部 CT 是目前评估气道情况最准确的无创检查方法，可评估气道狭窄的类型、长度、部位、严重程度、与周围组织的关系，但对于发现细微气道狭窄的能力有限，与支气管镜检查相比，常会低估气道狭窄的长度。支气管镜检查则在直视下明确病变的定位、形态、狭窄部位的直径和长度，必要时可获取标本协助病理诊断，但由于支气管镜检查可能会加重已狭窄管腔的阻塞，在严重气道狭窄时存在风险，需要做好气道介入治疗、紧急抢救的准备。肺功能检查是评价气道狭窄的重要指标，如条件允许，均应进行检查。当气道狭窄直径≤6mm 时，FEV_1 才会出现显著下降，而最大呼气流速、最大自主通气量对于气道狭窄的敏感性相对更高。由于肺活量测定可能会诱发呼吸衰竭，对于病情严重的患者可不进行肺活量测定。分析流量 - 容积环的形态有助于帮助发现气道狭窄并进行分类，可区分胸腔外动力性狭窄、胸腔内动力性狭窄、固定性气道狭窄，但其诊断敏感性并不高，只有当出现气管管腔严重狭窄（直径 8~10mm）时才会出现典型的曲线异常。对于有基础肺部疾病的患者，应同时检测弥散功能以协助评估。血气分析可协助了解肺的通气和换气功能、呼吸衰竭类型及严重程度，但不能用于判断狭窄严重程度。重度气道狭窄患者的血气结果也可能正常，而对于既往肺功能正常的患者，即使存在轻度 PCO_2 升高，也应当提高警惕，可能需要紧急处理。

本例患者即存在慢性外压性气道狭窄。患者自幼发现甲状腺肿大，胸骨后结节性甲状腺肿病程 50 余年，肿大约 60mm×53mm，伴环形钙化、质硬固定，压迫气道右偏、狭窄，累及第一气管环至胸廓入口，长度约 62.5mm，最狭窄处位于胸廓入口下方，直径约 6.4mm，属于重度气道狭窄。患者慢性病程，无明显呼吸困难主诉，否认平卧位或日常活动后呼吸困难、胸闷、憋气等不适，NYHA 分级 II 级，mMRC 1 级。患者无法配合肺功能检查，完善血气分析无明显异常。

对于外源性压迫导致的气道狭窄，治疗方法以解除压迫因素为主，如外科手术切除甲状腺肿物。在危及生命的情况下，可临时置入气道支架以解决通气问题，待压迫因素解除后再将临时放置的气道支架取出。但在无法解除压迫的情况下，只能通过置入永久气道支架维持通气，患者预后取决于病变的发展及气道支架相关并发症。但对于缓慢发展产生压迫的重度气道狭窄，往往会因为外压力量过高，出现气道支架难以张开或难以打开气道的情况，可能需要气管切开或其他手段缓解气道狭窄。

2. 术前评估

拟行手术：中间型肿瘤细胞减灭术，麻醉风险评估：ASA 分级 III 级。

（1）呼吸系统：重度中心气道狭窄，为明确的困难气道。

（2）消化系统：食管癌放化疗史，偶有吞咽困难，警惕反流误吸风险。

（3）神经系统：陈旧性脑梗死，无明显后遗症状，关注围术期脑血管意外风险。

（4）凝血系统：发现下肢肌间静脉血栓 3 个月，利伐沙班抗凝治疗中（停药 1 天）；术前轻度贫血；拟行肿瘤细胞减灭术，围术期大出血风险、血栓栓塞事件风险。

3. 麻醉前准备

本例患者主要的麻醉挑战为气道管理。患者因胸骨后结节性甲状腺肿出现外源性压迫导致重度气道狭窄，累及范围长，术前进行多学科会诊评估气道管理方案。根据气道狭窄的治疗原则，如欲解除气道梗阻，需手术切除甲状腺占位。基本外科考虑需颈胸联合切口行甲状腺结节切除，与胸外科联合上台，因手术创伤大、风险高，不建议与妇科肿瘤手术同期切除甲状腺结节。另外，因患者病程较长、无明显不适主诉，患者与家属也拒绝行甲状腺手术。在无法手术切除甲状腺占位的情况下，耳鼻喉科评估了患者进行气管切开的可能性，考虑到患者巨大甲状腺压迫气管向右、近全程狭窄移位直至胸廓入口下方，如行高位气管切开，气切管的长度可能无法跨越狭窄，而受甲状腺肿物阻挡，低位气管切开也无法进行，如尝试进行，气道壁损伤、气道出血风险极大。在难以建立有创气道的情况下，出现紧急气道梗阻时需考虑启用体外膜氧合（ECMO），而患者及家属因经济原因拒绝 ECMO 支持治疗。

患者病程较长，日常活动量无明显受限，否认平卧位或活动后憋气、呼吸困难，无明显气道压迫症状，肿物环形钙化，查体触诊肿物较为固定、难以推移，无法准确预计全身麻醉诱导后是否会发生气道塌陷、通气困难风险。在重度气道狭窄持续存在，气管插管可能加剧气道黏膜水肿、围术期气道分泌物增多、气道狭窄可能加重、脱机拔管困难、二次气管插管失败风险极高的情况下，围术期气道管理需尽可能减少气道内操作，计划采用声门上气道工具即喉罩进行气道管理，减少对气道黏膜的刺激，同时术前使用干燥剂减少气道分泌物的产生，术前加用质子泵抑制剂降低反流误吸风险，并积极与外科医师沟通尽量缩短手术时间。

4. 麻醉实施

入室后常规监测，予丁溴东莨菪碱 20mg 静脉注射，建立有创动脉压监测，面罩吸氧 6L/min 至 SpO_2 100%，予丙泊酚 100mg、芬太尼 50μg、罗库溴铵 20mg 静脉诱导，其间面罩正压通气满意，置入 3# Igel 喉罩对位满意，容量控制模式机械通气，潮气量 7ml/kg，通气效果满意，间断追加 30mg 罗库溴铵未出现明显气道压升高或喉罩漏气，术中麻醉维持采用 2% 七氟烷吸入，监测 MAC 0.8～0.9，BIS 45～60，间断追加芬太尼、罗库溴铵，持续泵入瑞芬太尼、小剂量去氧肾上腺素。手术持续约 2 小时，术中出血 200ml，尿量 500ml，输注晶体液 1700ml、胶体液 1000ml，术毕充分吸引，予舒更葡糖钠 120mg（2mg/kg）拮抗肌松，唤醒患者恢复满意后在手术室内拔除喉罩，术后返 ICU。

5. 术后治疗与转归

手术室内拔除喉罩，予鼻导管吸氧 3L/min，氧合指数＞300mmHg，无呼吸困难等不适，术后第 1 天由 ICU 转回普通病房，术后第 8 天顺利出院，后续根据手术病理结果进行化疗。

四、病例总结（Take home message）

患者因甲状腺肿压迫气管向右偏斜、狭窄，属于已预料的困难气道，且气道狭窄累及范围由第一气管环至胸廓入口下方，术前耳鼻喉科评估高位气管切开无法跨越狭窄部位，且因甲状腺肿物阻挡，也无法行低位气管切开，建立紧急有创气道抢救困难，根据 2022 ASA 困难气道管理指南推荐，可考虑行清醒插管。尽管评估患者面罩通气、喉镜暴露、气管插管条件尚可，在可视喉镜或纤支镜下或可尝试置入合适型号的气管插管，但由于本次妇科手术并不能解决甲状腺肿物引起的气道压迫狭窄问题，且患者及其家属拒绝行甲状腺手术治疗，如按计划行肿瘤细胞减灭术，面临手术时间长及大出血风险，可能会存在气道黏膜水肿、气道分泌物增多、气道狭窄加重、术后难以脱机拔管、二次插管风险，且二次插管面临更大的插管失败风险，在无法行气管切开建立有创气道的情况下，可能需启用 ECMO 方能维持患者氧合，因此，气管插管非本次手术的首选气道管理方式。喉罩作为困难气道管理工具之一，对气道黏膜刺激较小，降低术后气道黏膜水肿的风险，且能够在无肌松或小剂量肌松药物下建立气道，减少全身麻醉诱导后因肿物压迫气道导致气道塌陷、狭窄加剧的风险。

五、专家点评（Attending's comments）

本例患者麻醉的主要难点为气道管理。患者气道狭窄由甲状腺肿物导致，属外源性压迫导致的气管狭窄，对于发病缓慢的疾病，可能因慢性代偿而临床症状往往不明显。由于并不计划切除甲状腺肿物，本次手术后气道压迫仍将持续存在，对于术前评估即存在重度狭窄且有创气道建立困难的情况，在无 ECMO 保驾的条件下，减少气道内操作、减少肌松药物使用、减少气道分泌物、术后早期脱机恢复自主呼吸、自主排痰、呼吸功能锻炼，也可作为围术期气道管理的备选方案之一。本例手术麻醉最终使用喉罩建立声门上气道，术中喉罩对位、通气顺利，术毕在手术室内拔除喉罩，术后恢复顺利，与详尽的问诊查体有关。术前问诊发现患者甲状腺肿物已生长 50 余年，查体发现甲状腺占位质硬固定、难以推移，术中亦可见 Igel 喉罩沿甲状腺结节边缘右偏，亦提示甲状腺占位可能已形成较为稳定的支撑结构，反而有利于全身麻醉诱导后维持气道通畅及正确对位。

六、关键词（Keywords）

困难气道（difficult airway）

气道狭窄（airway stenosis）

胸骨后甲状腺肿（substernal goiter）

肿瘤细胞减灭术（cytoreductive surgery）

参考文献

[1] APFELBAUM J L, HAGBERG C A, CONNIS R T, et al. 2022 American Society of Anesthesiologists Practice Guidelines for management of the difficult airway [J]. Anesthesiology, 2022, 136(1): 31-81.

[2] 中华医学会呼吸病学分会. 良性中心气道狭窄经支气管镜介入诊治专家共识 [J]. 中华结核和呼吸杂志，2017，40（6）：408-418.

（权　翔　余佳文）

病例 20

年轻女性患者行术中唤醒的脑功能区肿瘤切除术的麻醉管理

一、病例汇报（Case presentation）

患者，女性，32岁。

主诉：体检发现左额叶占位3月余。

现病史：患者3月余前体检行头颅CT检查时发现左侧额叶低密度区影，边缘模糊，否认头晕、头痛、恶心、呕吐、眩晕、记忆力下降、反应减退、四肢抽动等不适，于外院完善头颅增强MRI示左额叶不规则片状长T1长T2、大小约为36mm×51mm信号影，增强时未见明显强化，未予特殊治疗。现患者为进一步诊治，就诊于我院神经外科门诊，门诊以左额叶占位性病变收治入院。起病以来精神、食欲、饮食可，大小便无明显变化，体重无明显下降。

既往史：平素身体健康状况一般，否认高血压、冠心病、糖尿病等慢性病史，否认肝炎、结核、伤寒、疟疾等传染病史。2016年行右侧乳腺纤维瘤切除术，2019年行宫颈锥切术，2022年行剖宫产术。否认外伤及输血史，否认药物、食物过敏史。预防接种史不详。

月经史及家族史：无特殊。

体格检查：身高160cm，体重61kg，BMI 23.8kg/m²。BP 121/77mmHg，P 78次/分，SpO_2 98%@RA。神清语利，查体合作。GCS评分：E4V5M6。脑神经查体（－）、运动、感觉系统查体无特殊。双瞳孔等大等圆，直接、间接对光反射灵敏。脑膜刺激征、病理征未引出。

辅助检查：头颅增强MRI：可见左额叶不规则片状长T1长T2信号，邻近脑回肿胀，边界欠清，大小约为36mm×51mm，内信号欠均匀。增强扫描未见明显强化，考虑低级别胶质瘤可能性大。血常规、血生化、凝血功能、心电图、胸片：无特殊。

术前诊断：左额叶占位性病变，低级别胶质瘤可能。

拟行手术：开颅左额叶肿瘤切除术。

拟行麻醉：全身麻醉。

二、管理难点 / 临床挑战（Bullet points）

（1）肿瘤位置邻近大脑皮质语言、运动功能区——术中定位，拟行术中唤醒。

（2）术中唤醒麻醉患者的镇痛——头皮神经阻滞。

（3）术中唤醒麻醉患者的气道管理。

（4）胶质瘤术中唤醒麻醉患者围术期癫痫的处理。

三、讨论（Discussion）

1. 术中唤醒麻醉的适应证与禁忌证

适应证：①脑皮质功能区的术中定位（如功能区肿瘤切除、功能区供血血管手术）。②脑电生理的术中定位与记录（如癫痫手术）。

绝对禁忌证：①无法实现唤醒后评估。术前严重颅内高压，已有脑疝者。②术前有意识、认知功能障碍者。③术前沟通交流障碍，有严重失语，包括命名性、运动性及传导性失语等，难以完成术中神经功能监测者。④气道管理困难。术前未严格禁食水和饱胃患者，可能造成术中胃内容物反流误吸。⑤合并严重呼吸系统疾病和长期大量吸烟者。⑥枕下颅后窝入路手术需要俯卧位者。⑦无经验的外科医师和麻醉医师。

2. 神经外科术中唤醒麻醉的技术要点

（1）手术体位：侧卧位或半侧卧位，保障气道通畅兼顾患者舒适度。

（2）镇痛方案：充分的头皮神经阻滞、切口局部浸润麻醉、硬膜表面麻醉的基础上使用适量的静脉阿片类药物，注意避免呼吸抑制。

（3）麻醉方案：①监护麻醉（MAC）方案，清醒镇静评分≥3 或 BIS＞60，患者保留自主呼吸，完全不依赖或仅部分由呼吸机供氧。②睡眠 – 唤醒 – 睡眠（AAA）方案，开 / 关颅阶段的麻醉深度接近全身麻醉，通常需插喉罩行机械通气，术中切开硬膜前唤醒患者、恢复自主呼吸，仅维持轻度镇静。

3. 本例患者的麻醉

（1）术前评估：患者一般状态好，无基础合并症，无颅内高压及癫痫症状，既往无术后恶心呕吐病史，ASA 分级 I 级。术前无特殊用药，备丙戊酸钠、甘露醇术中使用。术前与患者交流手术方式及术中唤醒过程，适应术中唤醒时语言功能评估测试，充分沟通减轻焦虑。

（2）麻醉管理：患者入室后建立常规心电监护、Narcotrend 麻醉深度监测、静脉通路。予鼻导管吸氧、呼气末 CO_2 监测。15 分钟内泵入右美托咪定 1μg/kg，随后泵速降至 0.4μg/（kg·h），同时丙泊酚靶控输注 0.5 ~ 1μg/ml 和瑞芬太尼 100μg/h，静脉注射昂丹司琼 4mg 预防恶心呕吐，其间加强呼吸监测，避免上呼吸道梗阻。待患者 OAA/S 镇静评分降至 3 ~ 4 分、Narcotrend 麻醉深度指数降至 60 ~ 70，建立足背动脉有创血压监测，使用 0.6% 罗哌卡因行超声引导下头皮神经阻滞。本阶段维持自主呼吸频率 15 ~ 16 次 / 分，$P_{ET}CO_2$ 40 ~ 45mmHg，鼻导管吸氧下 SpO_2 98% ~ 100%。

（3）手术过程：患者取右侧卧位，上头架。切皮前予切口局部浸润麻醉，剪开硬膜前予局部麻醉药棉片贴敷 15 分钟表面麻醉。唤醒前予丙戊酸钠 0.8g 缓慢静脉注射，减停静脉镇静镇痛药。患者顺利唤醒，并配合进行语言功能测试，但在第一次术中唤醒后行皮质电刺激过程中患者出现癫痫大发作、四肢抽搐，术者迅速予冰盐水冲洗皮质，数分钟后癫痫缓解，其间生命体征稳定，予丙戊酸钠 48mg/h 持续泵入。第二次术中唤醒过程顺利，确认切除范围，唤醒试验结束。后予全身麻醉诱导，置入喉罩行机械通气，切除肿瘤后行术中 MRI 检查证实手术切除范围满意。术毕患者苏醒后拔除喉罩，苏醒满意，未出现癫痫发作副损伤。神经查体双侧瞳孔等圆等大，可遵嘱活动，不能发声，返回病房。

（4）术后恢复：返病房后继续丙戊酸钠抗癫痫、甘露醇脱水治疗。神经查体示命名性失语。术后第 7 天抗癫痫药物调整后出现癫痫大发作，急查头颅 CT 考虑脑水肿，予脱水、抗癫痫治疗后缓解。术后第 10 天患者出院，神经查体示命名性失语。术后 2 个月、4 个月复查，肿瘤稳定，语言功能较前好转。

四、病例总结（Take home message）

通过本例的麻醉管理与相关指南学习，对于神经外科术中唤醒麻醉的适应证、术中管理要点及并发症的处理有了基础的认识和经验积累。对于有术中唤醒行术中功能或电生理定位的患者，要充分认识到术中呼吸管理、镇痛镇静管理与并发症管理的难点和风险点。在术中保留自主呼吸时，注意气道的保护、阿片类药物节约性多模式镇痛（尤以充分的头钉、切口、硬膜局部镇痛为重）、恶心呕吐的预防。在本例中学习到了术中唤醒时癫痫发作的处理。

五、专家点评（Attending's comments）

术中唤醒大脑皮质功能区定位这类手术一直是神经外科麻醉中比较特殊和困难的类型，尽管近年来随着电生理监测技术的不断进步，小范围的运动功能区肿瘤手术已逐渐不再依赖术中唤醒，但对于语言功能区手术和大范围的功能区手术，术中唤醒仍然具有不可替代的价值。

麻醉医师术前应充分了解病变位置、涉及的大脑功能区，预估手术难度、时间及出血风险，并做好相应准备工作。访视患者期间，除了解病情相关的症状体征外，还应关注患者癫痫的发作类型、频率及药物控制效果。体格检查方面着重关注气道评估，预估患者在静脉镇静至麻醉状态下的呼吸条件，以及置入喉罩甚至气管插管的难度，并做好相应的麻醉耗材和气道设备方面的准备。术前访视期间尤为重要的一点是了解患者情绪状态、性格类型、认知能力，并预估其配合程度。另外，需要向患者充分介绍麻醉术中唤醒的必要性、流程、患者方面需要配合的内容等，争取以专业的能力和细致的态度，尽可能消除患者术前的焦虑、解答相关的疑问、获得患者最大限度的信任和配合。笔者在实际工作中，通常都是亲自访视这类手术患者，而不是委托相对缺乏经验的麻醉助手完成访视工作，在访视过程中可以让患者模拟手术中唤醒时的身体姿态、模拟和练习运动功能和语言功能测试中配合的内容，并告知患者可能会遇到的不适感和解决方案。

关于术中唤醒麻醉方案的选择，通常是 AAA 方案（睡眠 – 唤醒 – 睡眠）和 MAC 方案（监护镇静），两类方案的选择主要取决于麻醉医师的工作习惯和经验，以及所在医疗中心的医疗条件和工作常规，二者各有优势，需要灵活选择。在实际工作中，笔者更倾向于在手术麻醉第一阶段，当患者建立静脉通路后给予右美托咪定负荷量，之后以 $0.4 \sim 0.6\mu g/(kg \cdot h)$ 维持镇静状态，在此基础上滴定丙泊酚 TCI 和瑞芬太尼泵速，达到 OAA/S 评分 3 分后再进行有创动脉压监测、头皮神经阻滞、建立粗外周静脉通路、导尿及神经电生理监测等一系列具有伤害性刺激的操作。在此期间患者保留自主呼吸，严密监测呼吸指标，同时严格控制丙泊酚和瑞芬太尼剂量，避免过度呼吸抑制。实际上效果是在手术麻醉第一阶段通过使用 MAC 方案保留患者的自主呼吸、精准滴定麻醉药物剂量，同时尽可能使患者获得舒适的医疗体验、获得几乎接近于 AAA 方案的麻醉镇静深度。在手术麻醉第三阶段，可以再次滴定麻醉药物剂量让患者恢复到镇静麻醉状态，即以 MAC 方案完成手术，亦可加深麻醉、给予适度肌松后置入喉罩，即以 AAA 方案完成手术，具体选择取决于患者不同的状态和麻醉医师的临场判断。

术前头皮神经阻滞已被广泛应用于开颅手术，其与全身麻醉结合所带来的预防性多模式镇痛的优势是传统单纯全身麻醉所不具备的。对于处在规培阶段的年轻麻醉医师，头皮神经阻滞复合全身麻醉可以作为一个新时期麻醉方案的典型示例，有助于了解和体会预防性多模式镇痛的流程与价值。

本例手术皮质刺激过程中发生癫痫属于相对小概率但紧急而严重的术中并发症，另外神经外科术中 MRI 也并不普及，同时还具备一系列复杂的准入标准和注意事项，这些都提示规培阶段的年轻麻醉医师在遇到自己不熟悉的手术麻醉类型之前，需要预先做好充分理论准备和具体麻醉预案。

六、关键词（Keywords）

术中唤醒（awake craniotomy）

清醒镇静（conscious sedation）

术中磁共振成像［intraoperative MRI（iMRI）］

参考文献

[1] 中华医学会麻醉学分会. 中国麻醉学指南与专家共识［M］. 北京：人民卫生出版社，2020：190-197.

（许　楠　金　迪）

病例 21

困难气道患者行斜坡肿物切除术的麻醉管理

一、病例汇报（Case presentation）

患者，男性，49 岁。

主诉：鼻咽癌放化疗后 16 年，头痛半年余。

现病史：患者 16 年前因"右鼻塞伴出血"发现鼻咽部顶后壁肿物，活检病理诊断为鼻咽癌（低分化鳞癌 II 期，$T_2N_0M_0$）。后行放射性粒子治疗及放化疗。半年前因急性咽喉炎后出现自双下颌区经后枕部至头顶间断疼痛，伴鼻腔臭味，鼻腔冲洗可见脓涕，进食水易反呛入鼻腔，考虑"不除外斜坡转移灶"，行 2 程化疗后出现张口受限、牙齿黑斑。本次因"鼻咽癌放化疗后、鼻咽颅底坏死"收入院，拟行手术治疗。近半年患者体重无明显变化，进食水易反呛入鼻腔但无呛咳，无呼吸困难或憋气，无声音嘶哑或发音费力，大小便正常，睡眠质量尚可。

既往史：20 年前行右颈部淋巴结清扫术（自诉非鼻咽癌转移或其他恶性肿瘤）。右锁骨骨折保守治疗，现右上肢较左上肢力量稍差。双黄连过敏史，表现为皮肤红肿。否认其他慢性病史。否认传染病史。否认输血史。否认食物过敏史。

体格检查：身高 163cm，体重 77kg，BMI 29.0kg/m^2。HR 99 次 / 分，BP 138/84mmHg，RR 18 次 / 分，SpO_2 100% @RA。神志清，心、肺查体无明显异常。鼻：近患者鼻腔可闻及明显臭味，外鼻无畸形，右侧鼻腔黏膜充血，鼻中隔向右侧偏曲，左侧下鼻甲肿大。咽喉：咽腔窄，双扁桃体 II 度肿大。气道评估：张口度偏小，2 横指左右，头后仰 5°~ 10° 稍受限，颈前可及质硬肿物，Mallampati 分级 I 级，甲颏距＞3 横指，上唇咬合试验 2 级。

辅助检查：鼻咽部活检病理：（鼻咽顶后壁）送检为坏死物、血块、炎性渗出物、少量放线菌团及少量增生鳞状上皮，有轻 – 中度异型性；免疫组化：CKpan（＋），P40（＋），EGFR（EP38Y）（＋），P53（＋10% 中等），Ki-67（＋30%~40%），原位杂交 EBERS（－）；结合形态，不支持鼻咽癌复发或残留。颈部血管及淋巴结超声：双侧颈动脉内中膜局限性增厚，左侧颈动脉分叉处可见一个斑块，大小约

4.5mm×2.4mm，管腔内未见狭窄；CDFI：双侧管腔血流充盈良好；双侧颈部Ⅰ、Ⅱ、Ⅵ区淋巴结肿大，边界清，部分皮质不规则增厚，部分未见淋巴门结构。鼻咽颅底颈部增强 MRI：鼻咽顶后壁欠规整，咽旁及颅底信号不均；双侧颈内动脉管壁增厚伴强化，左侧颈内动脉局部管腔轻 – 中度强化。电子喉镜：鼻咽部坏死伴感染，鼻咽癌放化疗后，右侧声带麻痹，咽部乳头状瘤？

术前诊断：鼻咽颅底坏死，鼻咽癌放化疗及放射性粒子治疗后，鼻咽癌复发待除外；颈动脉斑块（左）；颈部淋巴结清扫术后（右）；声带麻痹（右）；甲状腺结节（左）；锁骨骨折（右）。

拟行手术：经鼻内镜鼻咽颅底病变清除备鼻中隔黏膜瓣 / 颞肌瓣修复术。

拟行麻醉：全身麻醉。

二、管理难点 / 临床挑战（Bullet points）

（1）困难气道。

（2）困难拔管。

（3）鼻内镜手术控制性降压。

三、讨论（Discussion）

1. 困难气道患者选择清醒气管插管时机

困难气道包括困难面罩通气、困难喉镜暴露、困难气管插管、困难声门上气道、困难有创气道等多方面内容。结合 2022 年 ASA 困难气道管理指南，如果患者可能存在困难气管插管，并且符合以下一项或多项条件，可进行清醒气管插管：①面罩或喉罩通气困难。②误吸风险增加。③患者可能无法承受短暂的呼吸暂停。④预计紧急有创气道困难。困难气道管理流程见图 21-1。

2. 术前评估

（1）患者方面：ASA 分级Ⅲ级，心功能分级Ⅰ级。气道评估：患者鼻咽癌放疗史，提示困难插管、困难通气、困难有创气道高风险；张口度 2 横指，头后仰受限，提示困难插管高风险；声带麻痹，夜间憋醒史，提示可疑困难通气高风险。合并症：患者左侧颈内动脉狭窄、斑块形成，术中刺激颈内动脉，可引起颈内动脉破损、闭塞、斑块脱落致脑血管并发症。

（2）手术方面：手术预计 6 ~ 8 小时，不进颅内；术中坏死组织较多，范围较广，与颈内动脉和其他重要结构关系密切，出血风险较高。

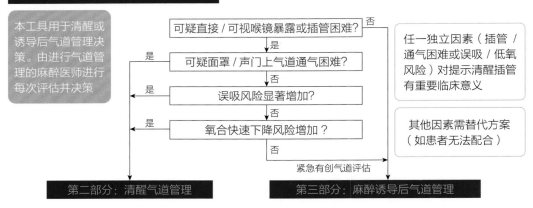

图 21-1　困难气道管理流程（成人）

3. 麻醉预案

（1）困难气道：患者存在困难插管、可疑困难通气和困难颈前气道风险，备可视喉镜和可视软镜，拟行清醒可视软镜插管。

（2）出血风险：术前备红细胞 4U、血浆 400ml；建立有创动脉压监测和中心静脉通路；术中采用控制性降压以减少出血，并提供良好的术野。

（3）长时间手术：优化循环管理，兼顾肺保护、体温管理、内环境管理。

4. 麻醉诱导

患者入室后平卧位诉呼吸困难，让患者取坐位咳出较多黄脓痰后缓解。①面罩吸氧。②咪达唑仑 2mg 加芬太尼 50μg 镇静镇痛。③表面麻醉：采用 2% 利多卡因喷雾进行气道表面麻醉，包括口咽部和声门上部，环甲膜穿刺注射 2% 利多卡因 2.5ml 进行声门下表面麻醉。④操作：可视软镜到声门口时嘱患者深吸气送镜，见隆突后顺入气管导管至隆突上方约 3cm，打气囊接呼吸机，见二氧化碳波形后再予诱导药。整个插管过程顺利，患者无呛咳或其他不适。

5. 麻醉维持

术中静吸复合全身麻醉，吸入七氟烷 0.7～0.8MAC，采用瑞芬太尼持续泵注进行控制性降压，平均动脉压（MAP）控制在 80mmHg 左右（患者基础血压 138/84mmHg，控制性降压目标 MAP 70mmHg，考虑患者存在颈动脉斑块，血压目标上调）。同时监测乳酸、尿量、ECG，确保组织灌注。

6. 苏醒期管理

手术时间约 5 小时，过程顺利，出血约 800ml。术毕减停七氟烷，停药后患者突发气道压明显升高。听诊双肺：吸气相和呼气相均有粗糙啰音，考虑痰堵引起气道压升高。遂予丙泊酚加深麻醉，纤支镜进行主气道和深部吸痰，吸痰后手法膨肺，患者气道压恢复基础水平21mmHg。考虑患者为高危拔管，充分吸痰膨肺后，采用新斯的明加阿托品拮抗肌松药物，持续泵注瑞芬太尼200～300μg/h，高流量新鲜气体洗脱七氟烷，患者自主呼吸恢复满意，自主睁眼，苏醒完全能遵嘱张嘴后拔除气管导管，并停止瑞芬太尼泵注。

7. 术后治疗与转归

拔管后患者在恢复室内观察50分钟后返回普通病房。术后第10天出院，无手术、麻醉相关并发症。

四、病例总结（Take home message）

（1）困难气道评估与插管决策：存在气管插管困难联合困难面罩通气、高误吸风险、低氧风险、困难有创气道中任一条需清醒气管插管。

（2）清醒插管流程包括氧合、表面麻醉、镇静、操作4个步骤。

（3）鼻内镜手术通过瑞芬太尼进行控制性降压并联合适当的容量控制，可减少出血，并获得更好的手术视野。

（4）高危拔管患者的评估及优化：评估包括拔管后能否维持氧合、再插管风险和再插管难度。优化包括气道方面：吸痰、膨肺、肌松拮抗、术野渗血情况，避免解剖或功能因素引起气道梗阻；全身情况：循环稳定、无贫血、内环境稳定。二次插管准备包括设备、人员、方案的准备。

五、专家点评（Attending's comments）

本例患者为已预料困难气道，鼻咽癌术后加放疗患者可能出现的导致困难气道的因素包括张口受限、颈部后仰受限、口咽部组织瘢痕增生、颈前组织僵硬、瘢痕形成等，所以患者可能同时存在面罩通气困难、插管困难和颈前气道困难。鼻咽癌复发的患者鼻咽腔狭窄，肿瘤坏死渗血可进一步增加气道管理的难度。同时，本例患者一侧声带麻痹，鼻咽部坏死组织脱落误吸进入气道，术前出现呼吸困难。对于已预料困难气道患者，建议按照困难气道管理指南选择标准的清醒软镜插管的方法，尽量避免心存侥幸，实施麻醉诱导后可能导致面罩通气困难或试插管失败后导致紧急气道。

患者鼻咽癌二次手术，手术时间长，术后鼻咽部渗血的风险高。基础困难气道的患者合并呼吸道的大手术，术后早期拔管风险极高。需要行充分评估和优化后，严格按照困难气道协会（DAS）高危患者拔管指南进行管理。首先需对患者进行风险评估，包括拔管后能否维持氧合、再插管风险和再插管难度。拔管前优化和准备工作包括：①观察鼻咽部止血情况是否满意，尤其是血压恢复到基础水平时是否有明显渗血。②气道方面包括吸痰、膨肺改善呼吸条件，充分拮抗肌松残余，避免术后呼吸咳嗽无力。③全身情况，循环稳定、无贫血、内环境稳定。④二次插管准备，设备方面备可视喉镜、可视软镜、气切设备，人员包括有丰富气道管理经验的麻醉医师和耳鼻喉科医师。拔管操作方法包括小剂量瑞芬太尼泵注法、换管器法或声门上气道设备辅助法。

六、关键词（Keywords）

困难气道（difficult airway）

清醒插管（awake tracheal intubation）

控制性降压（controlled hypotension）

高危拔管（"at risk" extubation）

参考文献

[1] ALKAN A, HONCA M, ALKAN A, et al. The efficacy of esmolol, remifentanil and nitroglycerin in controlled hypotension for functional endoscopic sinus surgery [J]. Braz J Otorhinolaryngol, 2021, 87(3): 255-259.

[2] APFELBAUM J L, HAGBERG C A, CONNIS R T, et al. 2022 American Society of Anesthesiologists Practice Guidelines for management of the difficult airway [J]. Anesthesiology, 2021, 136(1): 31-81.

[3] GOLLAPUDY S, GASHKOFF D A, POETKER D M, et al. Surgical field visualization during functional endoscopic sinus surgery: comparison of propofol‐vs desflurane‐based anesthesia [J]. Otolaryngol Head Neck Surg, 2020, 163(4): 835-842.

[4] AHMAD I, EL-BOGHDADLY K, BHAGRATH R, et al. Difficult Airway Society guidelines for awake tracheal intubation (ATI) in adults [J]. Anaesthesia, 2020, 75(4): 509-528.

[5] Difficult Airway Society Extubation Guidelines Group, POPAT M, MITCHELL V, et al. Difficult Airway Society Guidelines for the management of tracheal extubation [J]. Anaesthesia, 2012, 67(3): 318-340.

（龚亚红　戴依利）

病例 22

创伤患者术后出血行二次手术的麻醉管理

一、病例汇报（Case presentation）

患者，女性，53 岁。

主诉：外伤后腹部疼痛 1 天。

现病史：患者 1 天前家中不慎意外摔倒，磕伤腹部，当即感腹部疼痛难忍，无恶心及呕吐，疼痛持续不缓解，遂急就诊当地医院，当地医院完善相关检查后考虑胰腺损伤、腹腔出血。予补液、抗休克对症治疗后建议转上级医院治疗。患者为求进一步诊断及治疗遂急来我院急诊求治，完善我院增强 CT 检查考虑患者胰腺损伤，脾损伤不除外，大网膜损伤不除外，腹水，腹穿抽出不凝血，结合患者临床表现、查体及辅助检查结果，考虑诊断腹部闭合性损伤、胰腺挫裂伤、脾破裂不除外、腹水、失血性休克，有手术指征，患者及其家属手术意愿强烈，现为行手术治疗收治入院。当日全身麻醉下行"腹腔镜探查术；腹腔镜肠粘连松解术；腹腔镜脾动脉探查结扎术；腹腔镜脾切除术；腹腔镜脾组织自体移植术"，手术时间 3 小时，术中清除不凝血及血块共约 2500ml，出血 100ml，尿量 250ml，输注晶体液 2525ml，红细胞 6U，机洗红细胞 917ml，术后因患者创伤大、再出血风险高，术后带经口气管插管、右颈内深静脉置管、腹腔引流管、尿管及动脉置管转入 ICU。患者入室后数分钟之间胃下引流管引流出约 250ml 血性引流液，伴血压进行性下降，自 122/60mmHg 降至 66/30mmHg，考虑活动性腹腔出血，需再次手术止血。

既往史：平素身体健康状况一般，发现高血压 3 年余，间断口服药物（具体用药家属无法提供）治疗，血压控制可。否认冠心病、糖尿病等慢性病史，否认肝炎、结核、伤寒、疟疾等传染病史，否认重大手术、外伤及输血史，既往有阿奇霉素过敏史，否认食物过敏史。预防接种史不详。

体格检查：身高 158cm，体重 74kg，BMI 29.6kg/m^2。患者镇痛镇静状态（异丙酚 20mg/h，芬太尼 30μg/h），经口插管接呼吸机辅助通气（IPPV 模式，TV 400ml，PEEP 5cmH$_2$O，FiO$_2$ 40%，f 15 次 / 分）。监测 RR 15 次 / 分，SpO$_2$ 100%，HR 90 次 / 分，ABP 122/60mmHg，后下降至 66/30mmHg，持续泵入肾上腺素 0.045μg/（kg·min）、

去甲肾上腺素 1.09μg/（kg·min）。贫血貌，结膜、甲床苍白，双侧瞳孔等大，对光反射迟钝。双肺呼吸音清，未闻及干湿啰音及胸膜摩擦音。心律齐，各瓣膜听诊区未闻及杂音。腹部敷料干燥，腹腔引流管通畅在位，肠鸣音 0 次 / 分。双下肢无水肿。

辅助检查：2023-09-03 外院化验提示如下。15：00 血常规：WBC 9.2×10^9/L，NEUT% 92.9%，Hb 52g/L，PLT 210×10^9/L；18：00 血常规：WBC 10.20×10^9/L，NEUT% 92%，Hb 46g/L，PLT 224×10^9/L。同日外院腹盆 CT 平扫：考虑胰腺挫裂伤伴周围血肿；左侧肾上腺挫裂伤不除外；脾下缘显示欠清，损伤不除外；腹盆腔积血；胃形态不规则，胃壁可疑增厚。

术前诊断：腹部闭合性损伤，胰腺挫裂伤，脾破裂不除外，左侧肾上腺挫裂伤不除外；腹水，失血性休克，弥漫性腹膜炎；高血压。

拟行手术：剖腹探查术，血管探查术，脾动脉瘤切除术。

拟行麻醉：全身麻醉。

二、管理难点 / 临床挑战（Bullet points）

（1）创伤患者的围术期管理。

（2）警惕创伤性凝血病。

（3）警惕稀释性凝血病。

三、讨论（Discussion）

1. 创伤性凝血病的原因和发病机制

（1）病因：创伤患者凝血病的病因是多因素的，多种促成因素重叠，具体取决于创伤和复苏的性质。正常凝血过程是止血与纤维蛋白溶解过程之间的平衡，可控制轻度损伤后的出血，同时防止不适当的血管内血栓形成。创伤性凝血病（TIC）是组织损伤和休克引起的多因素生化反应，由凝血过程失调、纤溶改变、全身性内皮功能障碍、创伤引起的炎症反应及血小板功能障碍所介导。

（2）发病机制：TIC 与创伤的范围及严重程度直接相关，其发病机制具有多源性：①创伤大出血导致的凝血因子及血小板的丢失造成凝血功能异常。通常认为 24 小时内失血量达全身血容量的 1 倍以上，或 3 小时内失血量达全身血容量 50%，或出血速度达 150ml/min 或 1.5ml/（min·kg）持续 20 分钟，即被认为是大量失血。由于失血所致凝血因子和血小板的丢失未能得到及时补充因而造成 TIC 的发生。②创伤失血患者接受液体输注时造成内源性促凝因子的稀释导致稀释性凝血病，加重凝血功能障碍。严重创伤患者接受 3000ml 以上液体输注，且胶体液与晶体液的比例≤1：2，是创伤患者发生凝血功能障碍的独立危险因素。除稀释作用外，晶体液还可加重组织水肿、影响微循环血流，从而影响凝血功能。大量应用生理盐水可造成稀释性酸中毒，影响凝血酶生成和纤维蛋白聚集。高渗盐水虽能快速稳定循环系统并减轻组织水肿，却能抑制血小板功能从而影响凝血功能。明胶虽无应用剂量的限制，但也可使纤维蛋白聚集受到抑制。羟乙基淀粉能够包被血小板，阻断纤维蛋白原受体，引起纤维蛋白聚集障碍从而加重出血倾向。因此，临床上针对严重创伤患者进行液体复苏时应谨慎选择所输注液体种类，以免加重患者的凝血功能障碍。③创伤组织释放的组织因子能够引起局部凝血系统活化，造成凝血因子消耗和血小板降低，引发消耗性凝血病。低体温、酸中毒、贫血、离子紊乱能够进一步加重上述复杂的凝血异常网络，共同促使 TIC 的发生。

2. 稀释性凝血病的原因

由于红细胞基本不含血浆和血小板，在大量输注红细胞或晶体液会稀释凝血蛋白和血小板，可能引起凝血异常。凝血蛋白的逐渐稀释导致 PT 和 APTT 延长。对于成人，采用血浆量少、含添加液的红细胞制品每补充 500ml 失血，凝血蛋白浓度将会下降约 10%。当某种凝血蛋白水平降至正常值的 25% 以下时，可能出现仅由稀释导致的额外出血。在成人，通常需要输注 6 ~ 10U 红细胞才会造成这种情况。因此，最好在每输注 5U 红细胞之后或在临床情况允许时进行凝血指标的检测。

3. 麻醉前准备

患者带气管插管、有创动脉压监测、颈内静脉置管入室，持续泵入肾上腺素 0.045μg/(kg·min)、去甲肾上腺素 1.09μg/(kg·min)。备红细胞、血浆、纤维蛋白原、凝血酶原复合物、自体血回输机。

4. 麻醉实施

患者入室 BP 75/45mmHg，HR 107 次 / 分，术中使用静吸复合维持，吸入七氟烷 2%，间断注射芬太尼、罗库溴铵，应用血管活性药物维持血流动力学稳定［肾上腺素 0.045μg/(kg·min)→0μg/(kg·min)、去甲肾上腺素 1.09μg/(kg·min)→0.8μg/(kg·min)→0.5μg/(kg·min)→0.3μg/(kg·min)→0μg/(kg·min)］。术中监测血气分析，维持内环境稳定。手术时间 3 小时，术中出血 600ml，尿量 60ml，输注晶体液 1100ml，红细胞 8U，血浆 800ml，机洗红细胞 223ml，人纤维蛋白原 1g，凝血酶原复合物 400U，术后转入 ICU。入室查凝血功能：PT 14.1s，INR 1.20，APTT 31.6s，D-Dimer 2.37mg/L FEU。

5. 术后治疗与转归

患者术后继续抗休克、抗感染、容量管理、抑酸、抑酶、输血等治疗，术后第

1天顺利脱机拔管，于术后第2天转回急诊综合病房继续原有治疗。患者术后恢复顺利，经口进水及半流食，无发热、腹痛、腹胀，术后第10天出院。

四、病例总结（Take home message）

创伤患者在围术期管理中的关键点是及时识别和处理循环不稳定及大出血情况。对于此类患者，应第一时间进行外科干预，以去除直接导致出血的病因。通常包括紧急的剖腹探查术、血管探查术等。快速、有效的外科干预可以及时止血，稳定患者的生命体征。

在术中管理中，应采取一系列血液保护措施。例如，自体血回输是常见且有效的措施，通过回收和再输注患者自身的血液，减少外源性血制品的需求，降低输血相关的风险。此外，还应确保患者在输血及补液过程中，维持内环境稳态及凝血功能。维持内环境稳态包括保持正常的体温、电解质和酸碱平衡。

由于创伤后患者容易出现TIC，这是一种复杂的病理生理状态，涉及凝血因子消耗、纤维蛋白溶解亢进和微循环障碍。TIC增加了患者的出血风险和病死率。因此，在术中和术后需要密切监测凝血功能，及时纠正凝血异常。

另外，大量输血可导致稀释性凝血病。稀释性凝血病是指由于大量输注晶体液、胶体液和血液制品，导致血液中的凝血因子和血小板被稀释，从而引发凝血功能障碍。为预防和处理稀释性凝血病，术中应根据患者的凝血功能监测结果，适时补充血浆、纤维蛋白原、血小板和其他凝血因子。必要时可以通过测定血气分析和血栓弹力图（TEG），在其指导下进行精准治疗。这种个体化的治疗策略能够更好地纠正凝血功能障碍，减少术中和术后的出血风险。

总之，创伤患者的围术期管理需要综合考虑外科干预、血液保护措施和凝血功能维护。在输血及补液过程中，医务人员应始终关注患者的内环境稳态及凝血功能，警惕TIC和稀释性凝血病的发生，通过实时监测和及时处理，确保患者安全度过围术期。

五、专家点评（Attending's comments）

创伤是临床常见的危急病症，30%～40%创伤患者因失血过多而死亡，而TIC是创伤致死的重要原因。及时补充血液成分和促凝物质治疗以稳定血压和重建凝血机制的治疗可以有效延缓病情进展，提高生存率。

针对创伤患者，应优先解除危及生命的情况，使伤情得到初步控制，然后进行后续处理，创伤失血性休克治疗总目标是积极控制出血，采取个体化措施改善微循环及氧利用障碍，恢复内环境稳定。

在早期即有 25% 的严重创伤患者可发生 TIC。创伤时大量失血、内皮细胞下基质蛋白暴露引起的血小板和凝血因子消耗、低体温性血小板功能障碍和酶活性降低，酸中毒诱导的凝血酶原复合物活性降低及纤溶亢进等因素均与凝血病有关。创伤失血性休克患者在入院时确定其是否伴凝血病非常重要，开展凝血功能床旁快速检验是诊断凝血病的有效手段。如有条件，推荐使用标准的实验室凝血指标和 / 或 TEG 制订目标化策略指导复苏。除控制出血外，应尽早检测并采取措施维持凝血功能。对大出血患者，早期处理推荐血浆输注，并根据纤维蛋白原、血红蛋白检查结果判断是否需使用纤维蛋白原及红细胞。

对于诊断为凝血病的创伤患者，建议进行以血浆为基础的复苏，将浓缩红细胞、新鲜冰冻血浆或类似血液制品和血小板的目标比值设定为接近 1∶1∶1，而不是采用比值更低的方案。存在 TIC 的创伤患者更可能需要大量输血并获益于早期血型匹配的输血。优选使用 TEG 筛查纤溶亢进、指导持续输血和监测患者。可用于治疗创伤患者重度凝血病的辅助止血药物包括重组凝血因子Ⅶa、凝血酶原复合物、抗纤溶药物（氨甲环酸、氨基己酸及抑肽酶）等。建议创伤后早期联合简单准确的评分系统预测 TIC 风险。

六、关键词（Keywords）

创伤患者围术期管理（perioperative management of trauma patients）
创伤性凝血病（trauma-induced coagulopathy，TIC）

参考文献

[1] COUNTS R B, HAISCH C, SIMON T L, et al. Hemostasis in massively transfused trauma patients [J]. Ann Surg, 1979, 190(1): 91-99.

[2] HOLCOMB J B, TILLEY B C, BARANIUK S, et al. Transfusion of plasma, platelets, and red blood cells in a 1∶1∶1 vs a 1∶1∶2 ratio and mortality in patients with severe trauma: the PROPPR randomized clinical trial [J]. JAMA, 2015, 313(5): 471-482.

[3] HO V K, WONG J, MARTINEZ A, et al. Trauma-induced coagulopathy: mechanisms and clinical management [J]. Ann Acad Med Singap, 2022, 51(1): 40-48.

（吴林格尔　李默晗）

病例 23

植入心脏起搏器患者行甲状腺癌根治术的麻醉管理

一、病例汇报（Case presentation）

患者，女性，65 岁。

主诉：体检发现甲状腺结节 3 个月。

现病史：患者于 3 个月前体检发现甲状腺结节（未见报告），无心悸、多汗，无呼吸困难，无声音嘶哑、饮水呛咳、吞咽困难，无多食消瘦，无性格改变等症状。为求诊治至外院就诊，术前查甲状腺超声提示甲状腺左叶上部 0.7cm×1.3cm×0.8cm 低回声结节，边界欠清，形态不规则，另腺体内多发囊实性结节，建议左叶结节行穿刺活检。穿刺活检病理回报：（左叶上段）甲状腺乳头状癌。后患者为求进一步诊治就诊我院，入院后查甲功未见明显异常，复查甲状腺超声提示腺体内多发结节，左侧上极最大者大小约 1.2cm×0.7cm×0.7cm，高风险。门诊考虑左侧甲状腺乳头状癌诊断明确，建议手术。现为行进一步手术治疗收住院。自起病以来，患者精神、睡眠尚可，大小便正常，近期体重无明显改变。

既往史：平素身体健康状况一般，27 年前发现乙型肝炎病毒感染及肝硬化，现口服恩替卡韦 0.5mg qn，定期复查肝功及肝脏超声；10 余年前出现饱食后反酸、烧心症状，未诊治；10 余年前诊断颈椎病，未规范诊治；8 年前发现胃底静脉重度曲张，无呕血、便血等病史，未予特殊处理，我院近期肝胆胰脾超声提示脾大、肝硬化可能；8 年前发现梅毒，行青霉素规范治疗；2 年前因头晕发现心动过缓，行起搏器植入（模式：DDDR），现日常 HR 60~80 次/分；自述血压近 2 年升高，BP_{max}170/110mmHg，未予规范诊治；近 2 年发现血糖升高，自述 FBG>7.1mmol/L，未规范诊治；自述既往曾有活动后右侧季肋部疼痛，外院诊断肋间神经痛；2020 年至外院查冠状动脉 CTA 提示冠状动脉狭窄（未见报告），未予特殊处理；术前 9 个月曾出现一次夜间休息时胸骨部、左肩后疼痛，约 10 分钟后自行缓解，至外院就诊查心电图等检查未见明显异常，外院考虑与心脏起搏器植入后伤口处感染相关，予抗生素治疗（具体不详），现仍存在左侧胸壁、腋下、肩部疼痛；否认其他慢性病史。否认结核、伤寒、疟疾等其他传染病史。27 年前行胆囊切除术，20 年前因子宫肌瘤行全子宫切除术；因肝硬化曾于 20 余年前行 2 次输血治疗，具体不详；否认其他重大手术、外伤史。3 年前曾因心律失常于外院使用利多卡因后出现憋气、心悸等症状，自述此前使用利多卡因均未出现明显异常；青霉素皮试曾有局部红斑，否认其他药物、食物过敏史。预防接种史不详。

体格检查：身高 156cm，体重 79kg，BMI 32.46kg/m^2，肥胖。P 80 次 / 分，RR 18 次 / 分，BP 130/90mmHg。全身皮肤黏膜未见黄染、出血点，巩膜无黄染，左胸壁可见陈旧性瘢痕。心前区无隆起，未触及震颤，心界不大，心律齐，心率 80 次 / 分，各瓣膜听诊区未闻及病理性杂音。腹部平坦，腹壁未见浅静脉曲张，腹部可见陈旧性瘢痕，剑突下 1cm 左右可触及左肝，质韧，肋下未触及，脾肋下约 1cm，移动性浊音（-），肠鸣音正常，3 次 / 分。双下肢无水肿，生理反射存在，病理反射未引出。专科情况：双眼无突出，双手平举无震颤；气管居中、不偏移；颈软、无抵抗；甲状腺无肿大，甲状腺质软，未触及明显结节；颈枕部未触及明显肿大淋巴结。甲状腺听诊区、颈动脉听诊区未闻及明显血管杂音。

辅助检查：血常规：PLT 57×10^9/L↓，WBC 13.40×10^9/L↑，Hb 144g/L；血生化：TBil 21.1μmol/L，DBil 7.9μmol/L，Alb 35g/L，ALT 15U/L；凝血功能：PT 13.6s↑，INR 1.20↑；肝胆胰脾超声：肝回声不均，左肝剑下 1.0cm，门静脉 1.2cm，脾大肋下 1.2cm；甲功：TSH 31.783μU/ml↑，FT$_4$ 1.07ng/dl，FT$_3$ 3.52pg/ml，TPO-Ab<9.000U/ml，Tg-Ab 15U/ml；甲状腺超声及穿刺活检结果：同现病史；心电图：ST-T 改变，大致正常；超声心动图：左心房增大（左心房上下径 55mm），左心室舒张功能减低Ⅰ级（E/A 0.8）；CTA：LAD、LCX、RCA 均未见明显狭窄；心肌酶及 NT-proBNP 正常。

术前诊断：甲状腺乳头状癌（左侧）；甲状腺多发结节；慢性乙型肝炎病毒感染状态，肝硬化，胃底静脉曲张，脾大；右肝囊肿；肥胖症；颈椎病；梅毒感染史；窦性心动过缓，心脏起搏器植入术后；胃食管反流病？高血压？2 型糖尿病？肋间神经炎？冠心病？子宫肌瘤史，全子宫切除术后。

拟行手术：甲状腺癌根治术。

拟行麻醉：全身麻醉。

二、管理难点 / 临床挑战（Bullet points）

（1）植入心脏起搏器患者的麻醉管理。

（2）肝硬化食管 - 胃底静脉曲张围术期消化道大出血风险管理。

（3）患者肥胖伴有反酸、烧心病史，反流误吸风险高；既往术后恶心呕吐（PONV）

病史，本次 PONV 高风险；反酸、烧心及 PONV 均会增加围术期食管 – 胃底静脉曲张消化道大出血的风险。

三、讨论（Discussion）

1. 心脏起搏器相关背景知识介绍

（1）起搏器的基本装置及适应证：起搏器可有效治疗多种缓慢性心律失常，一般由两部分组成：一个起搏发生器，绝大多数放置在胸大肌表面，可提供电脉冲刺激心肌；一个或多个电极（导线），通常经锁骨下静脉放置在心腔，可将起搏器的电脉冲传递到心肌。植入永久性起搏器的 I 类适应证包括窦房结功能异常和房室传导阻滞：①症状与心动过缓存在明确相关性的窦性心动过缓，通常为心率＜40 次 / 分或频发窦性停搏。②有症状的心脏变时性功能不全，即对运动的心率反应受损，通常定义为在负荷试验期间无法达到年龄预测最大心率的 85%，或日常生活活动期间无法达到适龄心率。③无论有无症状的高度房室传导阻滞。④有症状的二度 I 型房室传导阻滞。

（2）起搏器的命名法及常用起搏模式：起搏器采用 5 位编码，第 I 位代表起搏心腔（V：心室，A：心房，D：双，O：无）；第 II 位代表感知心腔（V：心室，A：心房，D：双，O：无）；第 III 位代表起搏器对感知的反应方式（T：触发，I：抑制，D：双，O：无）；第 IV 位代表频率调节（R：有，O：无）；第 V 位代表多部位起搏（V：心室，A：心房，D：双，O：无）。有 3 种常用起搏模式。① VVI 或 VVIR：心室按需起搏（心室起搏、心室感知、感知到心搏后抑制起搏器），适用于心室率缓慢的慢性心房颤动患者。② AAI 或 AAIR：心房按需起搏（心房起搏、心房感知、感知到心搏后抑制起搏器），适用于房室结功能正常的窦房结病变患者。③ DDD 或 DDDR：双腔起搏系统，在心房和心室中均有感知和起搏功能，感知后抑制或触发脉冲输出，最适用于同时存在窦房结和房室结功能障碍的患者。

（3）起搏器的围术期管理要点：心内植入式电子装置的功能在术中最易受到电磁干扰，最常见的原因是使用电外科设备，尤其是单极电刀，其他可产生电磁干扰的设备包括神经刺激器、经皮电刺激设备、射频消融设备、碎石术等。电磁干扰通常发生于脐水平以上的手术操作期间，且电设备距离起搏器越近，发生风险越高。此外，置入中心静脉导管时，导丝在起搏器传感电极附近移动可能对其造成机械干扰。手术麻醉中电磁干扰对心脏起搏器的影响及应对措施主要有：①当装置感知到本应忽略的电信号并将其解读为自身 R 波时，这种过度感知会导致起搏不足，致使起搏器依赖患者发生严重心动过缓甚至心搏骤停。在外科手术前应重新编程为非同步起搏模式

（VOO、AOO、DOO）。②将电磁干扰错误解读为快速性心律失常，导致植入式心律转复除颤器发出不恰当电击或抗心动过速起搏。术前应关闭植入式心律转复除颤器的抗快速性心律失常功能。③刺激频率适应性起搏（R）的主动传感器，导致起搏器以传感器上限频率起搏和不良的心动过速。带有频率适应性起搏的主动传感器，术前应关闭这一功能。

2. 术前评估

（1）ASA 分级Ⅲ级。

（2）心脏方面：NYHA 分级Ⅱ级，活动耐量≥4METs，术前请心内科会诊评估起搏器状态，考虑患者自主心率可，未予调整起搏器模式。术中密切监测心率、脉搏氧饱和度及波形、血压，维持内环境稳态，避免应激。

（3）肝硬化方面：肝功能尚可，Child-Pugh 分级 A 级。PT 轻度延长，考虑与肝硬化凝血因子不足相关，术中必要时予输注血浆对症治疗；血小板减少，考虑与肝硬化脾功能亢进有关，术中视情况予输注血小板支持；重度食管 – 胃底静脉曲张，需警惕曲张静脉破裂大出血，术中注意维持血压平稳、容量稳定，密切监测血红蛋白变化。

（4）其他方面：肥胖伴有反酸、烧心病史，此次手术反流误吸风险高，术前加用质子泵抑制剂抑酸；PONV 病史，此次手术 PONV 高风险，注意预防；利多卡因、青霉素过敏史，麻醉期间避免应用利多卡因，警惕其他药物过敏。

3. 麻醉预案

建立外周静脉通路，持续心电监护（需要重新配置高频过滤以清晰显示起搏脉冲）、脉搏血氧饱和度及波形监测（起搏干扰波可能被错误解读为 QRS 波群并在心电检测仪上显示错误心率，但脉搏血氧测定或动脉压波形监测不受电磁干扰，可显示患者的真正灌注心率）、无创血压监测（维持血压在合适水平 120～130/80～90mmHg，避免大幅波动）。常规诱导，气管插管，术中按需测血气，维持内环境稳态；注意呼吸机管理，机械通气时如果呼吸频率设置过快，可能触发每分通气量传感器的频率适应功能（R），导致起搏器以上限频率起搏，引发不良心动过速；肌松拮抗使用舒更葡糖钠，避免新斯的明和阿托品对心率产生的剧烈影响；为可能发生的紧急心脏电复律、除颤或经皮起搏做好准备，对患者放置经皮起搏 / 除颤电极板，准备好具有起搏功能的体外除颤仪，准备好磁体以防需要重新编程为非同步强制起搏模式；麻醉用药方面，避免大剂量使用会加重心动过缓的麻醉药物，如右美托咪定、芬太尼、瑞芬太尼，以防诱发起搏器依赖；术中密切监测患者容量、避免血压剧烈波动、关注血红蛋白水平，警惕消化道大出血，按需输注新鲜冰冻血浆、血小板、红细胞等血制品；使用地塞米松及昂丹司琼积极预防 PONV。

4. 术中管理

患者入室 BP 138/94mmHg，HR 61 次 / 分，SpO_2 100%，建立左上肢外周静脉通路；诱导使用丙泊酚 150mg、芬太尼 100μg、罗库溴铵 50mg、地塞米松 5mg，可视喉镜经口插单腔 7# 气管导管，插管顺利，呼吸机设置：TV 500ml，RR 10 次 / 分；切皮时使用单极电刀小心电切，电极片贴于右下肢，同时密切监测心率及脉搏，切皮后改用双极电刀；术中持续吸入七氟烷，心率始终 ≥60 次 / 分，血压较平稳，输注血小板 1U，手术结束前给予昂丹司琼预防 PONV；麻醉苏醒期拮抗选择舒更葡糖钠以避免常规拮抗对心率的影响，苏醒平稳，清醒后拔除气管导管，安返病房。

5. 术后转归

术后第 1 天恢复良好，无明显不适主诉，心率及心律未见明显异常，血压较平稳，术后第 2 天予以出院。

四、病例总结（Take home message）

植入心脏起搏器患者进行手术麻醉前需要进行仔细的术前访视，内容包括安装的类型、最近一次随访检测时间、电池剩余电量、目前起搏器的工作模式、患者目前心脏节律和功能是否为起搏器依赖等。此外，还需心内科会诊调整起搏器模式以便更好地适应手术麻醉中的情况，如果是非起搏器依赖患者，且手术部位在脐以下，不需要进行特别的起搏程控；如果是起搏器依赖患者，且无法避免要在起搏发生器距离 15cm 内使用单极电刀，起搏模式程控调整为非同步固定频率模式；ICD 植入的患者，术前关闭心律失常的感知功能，以免触发不适当的除颤电击，术后调整回原起搏模式；术前关闭所有频率反应性功能，术中正压通气和身体电阻变化有时会触发该类传感器而引起一过性心动过速，对于需要严格控制心室率的患者有害，也会干扰麻醉医师的工作判断。

在术中管理方面，心电监护开启起搏状态显示，可以显示起搏信号，维持心电活动稳定，心率 60～100 次 / 分，要与患者的实际灌注需求相符合；SpO_2 意义重大，波形要与心电信号相匹配，电活动必须转化为有效的机械收缩，维持足够的心输出量。避免大剂量使用会加重心动过缓的麻醉药物，如右美托咪定、芬太尼、瑞芬太尼，以防诱发起搏器依赖。但相比麻醉药物的影响，更重要的是电解质和内环境稳定，血钾应维持在 4.0mmol/L，特别是口服地高辛类药物的患者，以及术中使用胰岛素的患者容易出现低钾血症。同时应注意关注外科操作进程，适时提醒外科医师，尽量使用双极电刀，如必须用单极电刀，尽量远离脉冲发生器（＞15cm），放电时间短于 5 秒，术中心率如<60 次 / 分请暂缓使用电刀。

五、专家点评（Attending's comments）

对于植入起搏器患者的麻醉管理，除了上述要点，在手术麻醉前请心内科植入式电子装置治疗团队会诊极其重要。手术麻醉团队需要明确装置类型、当前模式、患者是否依赖起搏、当前程序与患者状况是否匹配、放置位置、近期心电图检查结果、外科团队是否知晓起搏器管理策略等，只有这样才能保证患者术中生命安全。本患者使用的 DDDR 起搏模式是一种频率自适应的双腔起搏器模式，它结合了心房和心室的顺序起搏及感知功能，同时具备频率回退和频率平滑功能，以确保最佳的心脏节律管理。DDD 意味着心房和心室都放置电极。如果自身心率慢于起搏器低限频率，导致心室传导功能障碍，则起搏器感知 P 波触发心室起搏（呈 VDD 工作方式）。如果心房（P）的自身频率过缓，但房室传导功能是好的，则起搏器起搏心房，并下传心室（呈 AAI 工作方式）。这种双腔起搏器的逻辑，总能保持心房和心室得到同步、顺序、协调的收缩。频率自适应〔R，代表 rate response〕起搏器，本型起搏器的起搏频率能根据机体对心输出量（即对需氧量）的要求而自动调节适应，起搏频率加快，则心输出量相应增加，满足机体生理需要。目前使用的频率自适应起搏器，多数是体动型的，也有一部分是每分通气量型的。如果是后者，则术中需要注意控制呼吸频率（RR）可能会诱发起搏器频率的改变。围术期有许多因素可影响起搏器的起搏阈值，起搏阈值的变化又可直接影响起搏效果。起搏阈值升高，可致起搏失效；而降低则易诱发心律失常，尤其当 R 波落在 T 波（R-on-T）时可致心室颤动。常见升高起搏器阈值的因素有：琥珀胆碱，高钾血症（$4.0 \sim 7.1$mmol/L），酸碱平衡失调（碱剩余$\leqslant -15$mmol/L 或$\geqslant +15$mmol/L）。降低起搏器阈值的因素有：缺氧缺血，应用麻黄碱、糖皮质激素、肾上腺素。

六、关键词（Keywords）

起搏器（pacemaker，PM）

心内植入式电子装置（cardiac implantable electronic device，CIED）

电磁干扰（electromagnetic interference，EMI）

甲状腺癌根治术（radical thyroidectomy）

参考文献

[1]　LINK M S. Permanent cardiac pacing: overview of devices and indications [DB/OL].

Beijing: Wolters Kluwer UpToDate. (2023-06-27). https://www.uptodate.com/contents/permanent-cardiac-pacing-overview-of-devices-and-indications.

[2] LINK M S. Modes of cardiac pacing: nomenclature and selection [DB/OL]. Beijing: Wolters Kluwer UpToDate. (2023-08-07). https://www.uptodate.com/contents/modes-of-cardiac-pacing-nomenclature-and-selection.

[3] PRUTKINJ M. ECG tutorial: pacemakers [DB/OL]. Beijing: Wolters Kluwer UpToDate. (2023-12-19). https://www.uptodate.com/contents/ecg-tutorial-pacemakers.

[4] SCHULMAN P M. Perioperative management of patients with a pacemaker or implantable cardioverter-defibrillator [DB/OL]. Beijing: Wolters Kluwer UpToDate. (2024-04-23). https://www.uptodate.com/contents/perioperative-management-of-patients-with-a-pacemaker-or-implantable-cardioverter-defibrillator.

（车　璐　王嫣冰石）

病例 24

主动脉夹层急性心力衰竭患者行腔内修复术的麻醉管理

一、病例汇报（Case presentation）

患者，男性，25 岁，藏族。

主诉：突发胸背部疼痛 1 个月。

现病史：患者于入院前 1 个月突发胸背部剧烈疼痛，伴有多浆膜腔积液、双下肢水肿、咳粉红色泡沫痰，夜间不能平卧。当地医院诊断为主动脉夹层，给予保守治疗后症状有所缓解。为进一步治疗来我院就诊。

既往史和个人史：高血压病史 4 年，最高血压达 170/110mmHg，未规律服药。自幼发现卵圆孔未闭（3mm），未进行干预治疗。否认其他心脑血管疾病史。否认糖尿病、肝炎、结核等传染病史。否认手术外伤史及输血史。否认食物、药物过敏史。患者常年生活海拔约 3800m。

体格检查：身高 165cm，体重 48kg，BMI 17.6kg/m^2。神志清，精神状态一般，呼吸平稳。颈静脉无怒张，双肺呼吸音清，未闻及明显干湿啰音。心率 80 次 / 分，律齐。腹部平软，无压痛及反跳痛。双下肢无明显水肿。

辅助检查：NT-proBNP 2081pg/ml（正常值＜125pg/ml）；hscTnI：阴性；Hb 120g/L；Cr 87μmol/L；电解质：正常范围；凝血功能：正常范围；心电图：窦性心律，Ⅱ、aVF 导联 T 波低平，Ⅲ导联 QS 型，胸前导联 R 波进展不良，V$_1$ ~ V$_4$ 导联 T 波倒置或双向；超声心动图：LVEF 33%，心肌病变，左心增大，轻度二尖瓣关闭不全，左心室肥厚（室间隔、左心室后壁 12mm），左心室收缩功能减低，左心室舒张功能减低（Ⅲ级），少量心包积液，卵圆孔未闭（3mm）；胸腹部 CTA：主动脉弓部至腹主动脉水平见双腔影，真腔位于左前方，假腔位于右后方，左锁骨下动脉远端 2cm 处可见内膜破口，破口下方累及双侧肾动脉开口水平，左腋动脉起始部狭窄，右椎动脉起始部狭窄。

术前诊断：Stanford B 型主动脉夹层，左腋动脉畸形，右椎动脉畸形，心功能不全（NYHA 分级 Ⅳ 级）；先天性心脏病（卵圆孔未闭），左心室肥厚，左心增大，轻度二尖瓣关闭不全；高血压（3 级，极高危）。

拟行手术：经右股总动脉、左锁骨下动脉入路，主动脉夹层腔内修复，左锁骨下动脉支架植入术，主动脉、左锁骨下动脉、肠系膜上动脉造影，右股总动脉、左锁骨下动脉修复术。

拟行麻醉：全身麻醉。

二、管理难点 / 临床挑战（Bullet points）

1. 严重心功能不全

LVEF 仅为 33%，存在心力衰竭、心源性休克、恶性心律失常和猝死的高风险。如何在保证足够麻醉深度的同时，避免进一步抑制心肌收缩力是一大挑战。

2. 复杂的手术方案

涉及主动脉夹层腔内修复、左锁骨下动脉支架植入等多处血管操作，需要精确的血流动力学管理。手术过程中可能出现急性出血、血管痉挛等并发症，需要随时准备应对。

3. 高原居民的特殊生理状态

患者长期生活在海拔 3800m 的高原地区，可能存在生理性红细胞增多、肺动脉高压等高原适应性改变。这些因素可能影响患者的氧合状况、凝血功能和心肺功能，增加了麻醉管理的复杂性。

4. 多种并发症的协同管理

主动脉夹层、心力衰竭、高血压、先天性心脏病（卵圆孔未闭）等多种疾病并存，每种疾病都有其特殊的管理要求，需要在麻醉过程中权衡利弊，制订最优策略。

5. 围术期液体管理的平衡

一方面，患者存在心力衰竭，过多液体负荷可能加重心脏负担；另一方面，手术可能涉及大量失血和血管内操作，需要保证足够的血容量和组织灌注。如何在避免容量过载和保证足够灌注之间取得平衡，是麻醉管理的一大难点。

三、讨论（Discussion）

1. 疾病与手术相关背景

Stanford B 型主动脉夹层是一种严重的血管疾病，指主动脉夹层仅累及降主动脉，不涉及升主动脉。该病的发病机制主要是主动脉内膜撕裂，血流进入主动脉中层，形成真假两腔。对于血流动力学稳定的非复杂性 B 型主动脉夹层患者，通常选择控制疼痛、控制心率、血压等内科治疗。对于存在终末器官缺血、主动脉壁快速扩张瘤样变性、血肿扩大、夹层扩展等急性复杂性 B 型主动脉夹层患者，早期手术治疗是必要的。主动脉夹层腔内修复术是一种微创技术，通过经皮穿刺将覆膜支架输送到病变部位，封堵内膜破口，引导血流回到真腔，具有创伤小、恢复快的优势，结局优于开放式手术。本例患者较年轻，考虑高血压可能是导致主动脉夹层的诱因，在持续内科治疗的基础上早期采用腔内治疗，可以预防灌注不良或其他主动脉并发症，或可带来远期获益。但患者较为年轻，同时合并心肌病变，仍需进一步筛查是否存在潜在的遗传综合征，如马方综合征、Loeys-Dietz 综合征、血管型 Ehlers-Danlos 综合征或家族性疾病（SMAD3 突变、家族性胸主动脉瘤和夹层）。对于存在结缔组织病的患者，优先选择开放手术。

　　腔内修复术的麻醉过程中，需要确保手术全程血压的良好控制和支架释放过程中无体动，麻醉方式的选择值得考虑。通常情况下，患者对局部 / 区域麻醉联合监护麻醉下完成腔内修复术耐受良好，局部麻醉 / 监护麻醉的优势是可缩短 ICU 停留时间和住院时间，避免全身麻醉的心肌抑制效应，避免喉镜检查、苏醒期兴奋和拔管对交感神经的刺激，减少儿茶酚胺释放，患者可以交流，便于及时发现过敏反应和动脉瘤破裂。对于耗时较长的复杂修复术可能需要全身麻醉，其潜在优势包括：不必担心由于患者焦虑、幽闭恐惧症、不适等造成的体动和不配合，减少疼痛刺激诱发的体动，在支架展开时可以实现完全、满意的呼吸暂停。另外，对于严重慢性阻塞性肺疾病、充血性心力衰竭、背痛或其他原因不能平卧的患者，需要全身麻醉保证手术顺利进行。本例患者由于手术方式复杂、手术时间长，可能存在中转开放手术等问题，因此选择全身麻醉。另外，本例患者合并急性心力衰竭，大大增加了围术期风险。心力衰竭患者对容量负荷敏感，维持合适容量状态，避免心肌抑制，维持血流动力学的稳定和充足组织灌注尤为重要。

　　2. 术前评估

　　ASA 分级Ⅳ级，NYHA 分级Ⅳ级。心血管风险评估：高风险。肺功能：中度受限。气道评估：Mallampati 分级Ⅱ级。

　　3. 麻醉前准备

　　（1）多学科评估：组织血管外科、麻醉科、心内科和 ICU 共同评估患者状况，制订个体化治疗方案。讨论术中可能出现的并发症及应对措施，如急性出血、心律失常、心力衰竭加重等。

　　（2）心功能优化：虽然短期内心功能优化空间有限，但患者从高海拔下降到低海拔后，临床症状有所缓解。继续口服抗心力衰竭药物，如利尿剂、ACEI/ARB、β受体阻滞剂等，但需注意剂量调整，术前停用 ACEI/ARB，避免术中低血压风险。

（3）监测准备。①Flotrac 监测：用于连续监测心输出量、每搏量变异度（SVV）等血流动力学参数。②经食管超声心动图（TEE）：实时评估心脏功能、容量状态和主动脉情况。③5 导联心电图：密切监测心律失常。④连续动脉压和 CVP 监测：实时监测血压变化和容量状态。⑤脑氧饱和度监测：评估脑组织灌注情况。⑥尿量监测：反映肾脏灌注情况。

（4）药物准备：备好各类血管活性药物，包括去氧肾上腺素、去甲肾上腺素、多巴胺、多巴酚丁胺、米力农、硝普钠、硝酸甘油等。同时准备抗心律失常药物，如胺碘酮、利多卡因等。

（5）血管通路：评估血管条件，准备建立可靠的动静脉通路。考虑到可能需要快速大量输液，建议建立大口径外周静脉通路或中心静脉通路。

（6）血液保护策略：充分备血，术中使用自体血回输装置，减少同种异体血输注。备好凝血酶原复合物、人纤维蛋白原等，以应对可能的凝血功能障碍。

（7）沟通：与患者及其家属充分沟通，解释手术和麻醉风险，获得知情同意。同时与手术团队沟通，了解手术计划和关键步骤，制订相应的麻醉方案。

4. 麻醉实施

（1）监测建立：入室后建立标准监测，包括 ECG、SpO$_2$、BP。在超声引导下建立右肱动脉有创血压监测。麻醉诱导后建立中心静脉通路和 TEE 监测。

（2）麻醉诱导：采用缓慢滴定式诱导，选用对心血管影响较小的药物。方案如下：咪达唑仑 1~2mg，依托咪酯 0.2~0.3mg/kg，舒芬太尼 0.3~0.5μg/kg，罗库溴铵 0.6mg/kg。诱导过程中密切监测血压变化，必要时使用去氧肾上腺素维持血压。

（3）气道管理：考虑到患者心功能状况，采取轻柔平稳的气管插管技术，避免剧烈的血压波动。可考虑使用可视喉镜，提高一次插管成功率。可考虑于会厌、声门周围喷洒利多卡因，减轻插管刺激造成的血流动力学波动。

（4）麻醉维持：采用静吸复合麻醉，根据 BIS 值（目标 40~60）和血流动力学调整麻醉深度。七氟烷 0.6~1.0MAC，瑞芬太尼 0.1~0.2μg/（kg·min），罗库溴铵间歇性追加。

（5）血流动力学管理：①心率控制和节律控制，维持在 60~80 次/分。②血压控制，收缩压控制在 100~120mmHg，平均动脉压>65mmHg。③根据需要使用血管活性药物。④密切关注 TEE 显示的心功能变化，及时调整治疗策略。

（6）液体管理：能维持足够的前负荷以支持心输出量和组织灌注，避免容量过负荷。①采用目标导向液体管理策略：维持 SVV<13%。②CVP 维持在 8~12cmH$_2$O。

③尿量＞0.5ml/（kg·h）。④初始液体选择平衡盐溶液，如乳酸林格液。

（7）监测调整：①每小时监测动脉血气、电解质和血糖。②监测凝血功能（ACT、TEG）。③及时纠正酸碱平衡失调、电解质紊乱和凝血功能异常。

（8）手术配合：与手术团队密切沟通，在关键手术步骤（如支架释放）时调整麻醉深度和血流动力学参数。支架释放时可能需要短暂降低血压，可考虑使用硝普钠快速降压。同时，做好术中突发情况的应对准备，如急性出血、心律失常等。

（9）器官保护：①肾脏保护。维持足够的肾脏灌注压，避免使用肾毒性药物，监测尿量。②脑保护。维持脑灌注，监测脑氧饱和度，控制血糖在正常范围。③心肌保护。避免心肌缺血，密切监测心电图变化，必要时使用硝酸甘油等冠状动脉扩张剂。

（10）体温管理：监测体温，使用温毯和输液加温装置，维持患者核心体温36～37℃，避免低体温对凝血功能、心血管系统的影响。

（11）特殊情况处理。①急性出血：启动大规模输血方案，使用自体血回输，纠正凝血功能。②心律失常：根据具体情况使用胺碘酮、利多卡因等抗心律失常药物，必要时进行电复律。③心力衰竭加重：及时使用强心药物如多巴酚丁胺、米力农，必要时使用主动脉内球囊反搏。

5. 术后转归

手术历时 6 小时顺利完成。术中患者生命体征平稳，心率维持在 75～85 次/分，血压控制在 100～120/60～80mmHg。总输液量 2000ml，尿量 500ml，出血量约 200ml。术毕患者转入 ICU 继续监护治疗。

6. 术后管理要点

（1）继续呼吸机辅助通气，采用控制通气模式。

（2）严密监测血流动力学变化，调整血管活性药物剂量。

（3）积极预防并发症，如呼吸机相关性肺炎、深静脉血栓形成等，警惕脊髓缺血等风险。

（4）采取阶梯式镇痛方案，保证充分镇痛的同时避免呼吸抑制。

术后第 1 天早晨查房后拔除气管导管，患者意识恢复良好，生命体征平稳，全身各器官无明显缺血表现。继续给予抗心力衰竭、控制血压等治疗。

术后第 4 天复查各项指标：NT-proBNP 1285pg/ml（较术前明显下降），肌酐 87μmol/L（肾功能正常），心肌酶：正常范围，超声心动图：LVEF 40%（较术前有所改善）。患者恢复良好，于术后第 15 天顺利出院。出院时嘱咐定期随访，继续服用抗心力衰竭和降压药物，控制饮食和适度运动。

四、病例总结（Take home message）

本例展示了对复杂心血管疾病患者的成功麻醉管理。关键要点如下。

（1）全面的术前评估和多学科协作：术前进行详细的心功能评估，组织多学科会诊，制订个体化治疗方案。这种协作模式为手术的顺利进行奠定了基础。

（2）精确的麻醉药物管理和血流动力学控制：采用缓慢滴定式诱导，选用对心脏影响较小的麻醉药物。术中通过精确调控麻醉深度和血管活性药物，维持了患者的血流动力学稳定。

（3）综合考虑患者的特殊情况：充分考虑患者作为高原居民的特殊生理状态，在术前评估和麻醉管理中予以充分重视，如关注血氧饱和度、血红蛋白水平等。

（4）先进监测技术的应用：使用 Flotrac、TEE 等先进监测手段，实现对患者血流动力学状态的实时、精确监控，为及时调整治疗策略提供了依据。

（5）合理的液体管理策略：采用目标导向液体管理策略，在保证组织灌注的同时避免容量过载，这对心功能不全患者尤为重要。

（6）器官保护措施：通过维持适当的灌注压、控制血糖、保持正常体温等措施，实现对重要器官的保护，降低围术期并发症的发生风险。

（7）加速康复理念的应用：术后采取早期拔管、早期活动等策略，促进患者的加速康复。

（8）长期随访和管理：制订出院后的随访计划和长期管理策略，确保患者能够获得持续的医疗关注和支持。

总之，本例的成功管理体现了现代麻醉学对复杂心血管患者的全面照护能力，从术前评估到术后康复的全过程都体现了精细化和个体化的管理理念。

五、专家点评（Attending's comments）

本例展示 25 岁藏族男性 Stanford B 型主动脉夹层合并严重心功能不全的复杂临床情况。患者具有的高血压病史、先天性心脏病史及高海拔地区特殊的生理状态这些因素均可能对主动脉结构造成长期影响，增加夹层发生的风险。患者心功能的严重受损（LVEF 33%）是管理的核心难点，心功能不全显著增加了麻醉和手术的风险，特别是在全身麻醉和大型血管手术中，对麻醉和手术管理提出额外挑战。术前对于主动脉夹层的充分内科治疗和心功能的优化是必不可少的，包括调整抗心力衰竭药物、控制血压和心率，以及改善心肌代谢等。对于 Stanford B 型主动脉夹层的治疗，考虑到患者年轻和合并症，选择腔内修复术是合适的，微创手术相比传统开放手术具有创伤小、恢复快的优势，对于心功能不全的患者尤其重要。术前对患者的全面评估，特别是心功能和血流动力学状态的评估，为制订个体化麻醉方案提供了坚实基础。术中使用 Flotrac 和 TEE 等先进监测手段，实现了对患者容量和血流动力学状态的实时、精确监控，不仅提高了麻醉管理的精准度，也为及时发现和处理潜在并发症提供了保障，在保证组织灌注的同时避免液体过负荷，这对于心功能不全的患者尤为重要。麻醉药物的选择和缓慢滴定式诱导给药方式体现了对心功能不全患者的特殊考虑，血管活性药物的合理使用也显示了麻醉团队对复杂血流动力学管理的深刻理解，针对可能出现的急性出血、心律失常等紧急情况制订了详细的应对预案，体现了麻醉团队的高度专业性。术后管理同样重要：密切监测心功能、血压、呼吸和神经系统状态，及时处理可能出现的并发症，如心力衰竭加重、呼吸衰竭、出血、肾功能不全和植入后综合征等，为患者恢复提供保障。血管外科、麻醉科、心内科和 ICU 的共同参与保证了治疗计划的连贯性，为患者提供了全面的围术期照护，这种多学科协作模式值得在复杂病例管理中推广。

总的来说，本例的麻醉管理体现了高水平的临床决策能力和操作技能，为类似复杂病例的处理提供了很好的参考。同时提醒我们，对于复杂心血管患者的麻醉管理，需要在术前充分评估、制订个体化方案、术中精细操作、密切监测及术后积极康复等各个环节都应给予高度重视。这种全面、精细、个体化的管理模式，正是现代麻醉学发展的方向。

六、关键词（Keywords）

主动脉夹层（aortic dissection）

心功能不全（heart failure）

高血压（hypertension）

麻醉管理（anesthesia management）

高原患者（high-altitude patients）

血流动力学监测（hemodynamic monitoring）

经食管超声心动图（transesophageal echocardiography，TEE）

目标导向液体治疗（goal-directed fluid therapy）

参考文献

[1] ERBEL R, ABOYANS V, BOILEAU C, et al. 2014 ESC Guidelines on the diagnosis and treatment of aortic diseases: document covering acute and chronic aortic diseases

of the thoracic and abdominal aorta of the adult [J]. Eur Heart J, 2014, 35(41): 2873-2926.

[2] HIRATZKA L F, BAKRIS G L, BECKMAN J A, et al. 2010 ACCF/AHA/AATS/ACR/ASA/SCA/SCAI/SIR/STS/SVM Guidelines for the diagnosis and management of patients with thoracic aortic disease: a report of the American College of Cardiology Foundation/American Heart Association Task Force on Practice Guidelines, American Association for Thoracic Surgery, American College of Radiology, American Stroke Association, Society of Cardiovascular Anesthesiologists, Society for Cardiovascular Angiography and Interventions, Society of Interventional Radiology, Society of Thoracic Surgeons, and Society for Vascular Medicine [J]. Circulation, 2010, 121(13): e266-e369.

[3] PAPE L A, AWAIS M, WOZNICKI E M, et al. Presentation, diagnosis, and outcomes of acute aortic dissection: 17-year trends from the International Registry of Acute Aortic Dissection [J]. Journal of the Am Coll Cardiol, 2015, 66(4): 350-358.

[4] STEPHENS R S, WHITMAN G J. Postoperative critical care of the adult cardiac surgical patient. Part I: routine postoperative care [J]. Crit Care Med, 2015, 43(7): 1477-1497.

[5] GROCOTT M P, DUSHIANTHAN A, HAMILTON M A, et al. Perioperative increase in global blood flow to explicit defined goals and outcomes after surgery: a cochrane systematic review [J]. Br J Anaesth, 2013, 111(4): 535-548.

（郎珈馨　毕耀丹）

病例 25

合并重度心脏瓣膜病患者行开颅手术的麻醉管理

一、病例汇报（Case presentation）

患者，女性，59 岁。

主诉：活动后喘憋 20 年，加重伴不能平卧 8 个月。

现病史：患者 20 年前无明显诱因出现活动后喘憋，休息后可缓解。曾于外院体检发现风湿性心脏病，平素规律口服地高辛、呋塞米、螺内酯、氯化钾治疗，自诉症状控制较稳定。8 个月前逐渐出现活动后喘憋加重，不能平卧，且下肢间断出现水肿，伴乏力及食欲减退，就诊外院完善超声心动图示：风湿性心脏病，二尖瓣狭窄（重度）合并关闭不全（重度）、三尖瓣关闭不全（重度）。综合评估后因其体弱无法耐受手术，予以调整药物华法林、地高辛、呋塞米、螺内酯、美托洛尔治疗。2023-11 患者为求进一步治疗就诊我科门诊，建议手术，遂收住院拟行心脏瓣膜手术治疗。入院后追溯病史一过性单侧肢体无力，完善头颈 CTA：左侧半卵圆中心、侧脑室旁可见斑片状低密度影，缺血改变可能；左侧颞叶可见结节样异常强化，直径约 7mm，似与动脉相通，动脉瘤不能除外。头颈部血管造影：见左侧大脑中动脉 M2 段分支侧壁旁小动脉瘤，直径约 2mm；右侧大脑后动脉末梢可疑小动脉瘤，直径约 1mm。余未见明显异常。请神经外科会诊，考虑该动脉瘤有破裂出血风险，具备开颅颅内动脉瘤夹闭术指征。

既往史：2010 年因子宫内膜癌行子宫切除术，规律随诊。青霉素过敏史。否认高血压、冠心病、糖尿病、肝炎、结核等病史。否认外伤、输血史，否认其他药物、食物过敏史。

体格检查：身高 157cm，体重 45kg，BMI 18.3kg/m^2。HR 62 次/分，BP 88/50mmHg，SpO_2 97% @NC 1L/min。神志清，对答切题。胸廓无畸形，左右对称，双侧活动对称，双侧呼吸动度对称，双侧触觉语颤一致，双下肺哮鸣音，右下肺呼吸音偏低，少量湿啰音，未闻及胸膜摩擦音，双肺上下界无异常，心前区无隆起及凹陷，心界明显增大，心室率 62 次 / 分，心律不齐，三尖瓣听诊区、二尖瓣听诊区吹风样杂音。周围血管征（－）。

辅助检查：血常规：PLT 144×10^9/L，WBC 6.86×10^9/L，NEUT% 82.7%，Hb 76g/L↓。血生化：K 4.3mmol/L，Alb 32g/L↓，DBil 8.1μmol/L，Na 131mmol/L↓，Cl 94mmol/L，ALT<2U/L，Cr（E）79μmol/L；凝血功能：PT 13.0s，INR 1.12，Fbg 3.56g/L，D-Dimer 0.62mg/L FEU。超声心动图：符合风湿性心脏病，联合瓣膜病变；二尖瓣前叶腱索断裂；冠状静脉窦内胶冻样血流自显影；二尖瓣中 - 重度狭窄伴重度关闭不全；三尖瓣轻度狭窄伴重度关闭不全；主动脉瓣轻度狭窄伴轻 - 中度关闭不全；双房左心室增大，巨大左心房；轻度肺动脉高压；冠状静脉窦扩张；少量心包积液。胸部 CT 平扫：心腔密度减低，贫血相关可能；双肺多发淡片影及条索影；双侧胸膜稍增厚，双侧少量胸腔积液；食管受推压、走行迂曲，腔内高密度，请结合临床。

术前诊断：左侧颞叶动脉瘤，感染性动脉瘤？血栓性动脉瘤？风湿性心脏病（二尖瓣重度狭窄合并重度反流，三尖瓣重度反流），左心房增大，肺动脉高压（轻度），心功能不全（NYHA 分级Ⅳ级），心房扑动，心房颤动；子宫内膜癌，子宫双附件切除术后；中度贫血。

拟行手术：左侧翼点入路动脉瘤夹闭术。

拟行麻醉：全身麻醉。

二、管理难点 / 临床挑战（Bullet points）

（1）心力衰竭合并心房颤动的麻醉管理。

（2）术中容量的评估和管理。

（3）颅内动脉瘤手术的麻醉管理。

三、讨论（Discussion）

1. 背景

本例患者因风湿性心脏病、二尖瓣重度狭窄并重度关闭不全原计划行心脏瓣膜手术，入院后发现颅内动脉瘤。根据 2014 年 ACC/AHA 非心脏手术患者围术期心血管评估指南，达到心外科手术指征的二尖瓣狭窄，如症状严重、内科治疗预后不良，择期非心脏手术应延期，应先考虑瓣膜手术，二尖瓣狭窄合并心房颤动及左心耳血栓者，也需要先行处理心脏问题。但本例神经外科评估颅内动脉瘤不稳定、有破裂风险，心外科手术存在禁忌，需限期先行开颅颅内动脉瘤夹闭术。因此，术前需要积极内科治疗纠正心功能，心房颤动患者控制心室率，并做好抗凝治疗的衔接。

对于颅内动脉瘤手术，麻醉管理的重点和难点在于动脉血压的调控。损伤的脑组织容易出现缺血性脑损害，对合并有脑血管痉挛者更是如此，因此血压应维持在正常水平高限，同时避免 MAP 突然增高引起再出血风险。动脉瘤夹闭后，应使 MAP 高于基础水平 10%～15%，避免脑血管痉挛。

2．术前准备

（1）心脏循环方面：入院前患者喘憋严重，不能平卧。入院后经过螺内酯及呋塞米利尿，地高辛强心，美托洛尔控制心率，华法林→依诺肝素钠抗凝，布地奈德及氨溴索祛痰等药物治疗后患者一般情况改善。术前一天访视时，患者卧床状态，可搀扶下地行走，平卧无喘憋，偶咳痰。查体：BP 95/55mmHg，心房颤动律，心室率 80 次 / 分，SpO_2 97%@NC 1L/min，双下肢不肿，I/O 1200/1600ml。辅助检查：NT-proBNP 6000pg/ml→2545pg/ml，双下肢深静脉超声未见血栓。

（2）气道及呼吸方面：气道评估无特殊，但患者消瘦、营养状态差，围术期环杓关节脱位风险升高；入院后因寒战、发热行胸部 CT 检查，肺部感染证据不足；心源性肺水肿方面，予利尿及祛痰治疗后好转，动脉血气分析大致正常。

（3）感染方面：可疑感染性心内膜炎，予留取血培养，术前暂无阳性结果回报，予万古霉素及阿米卡星经验性抗感染（青霉素、头孢曲松过敏），术前访视无发热、寒战等不适。

（4）贫血方面：予加强肠内营养、口服补铁。

（5）精神方面：入院后心理医学科会诊，予西酞普兰改善抑郁状态、奥氮平控制激越情绪，术前访视时情绪稍淡漠，定向力可，对答流畅，可配合查体。

3．麻醉实施

入室后连接监护，建立 18G 外周静脉通路，连接 Narcotrend 电极。充分预氧合后，经外周泵注小剂量去甲肾上腺素，同时行静脉麻醉诱导，予昂丹司琼 4mg、依托咪酯 10mg、顺式阿曲库铵 8mg、瑞芬太尼 30μg，在 BP 96/70mmHg、心室率 82 次 / 分时经口可视喉镜辅助下插入 7# 单腔气管导管，置入 21cm。随后行左侧桡动脉穿刺置管、右股静脉穿刺置管，监测 ABP、CVP，基线 CVP 7mmHg。术前使用 0.5% 罗哌卡因行超声引导下头皮神经阻滞：左侧眶上、滑车上、耳颞神经各 3ml，左侧枕小神经 5ml。术中全凭静脉麻醉，丙泊酚 TCI 1～1.5μg/ml，瑞芬太尼 100μg/h，间断追加顺式阿曲库铵，维持 Narcotrend 指数在 40 左右。术中采用限制性补液策略，以 50ml/h 的速率分别经外周和中心静脉通路予 0.9% 氯化钠溶液，经中心静脉泵入去甲肾上腺素升压、小剂量米力农强心，目标 MAP 60～80mmHg，目标心室率 70～90 次 / 分。在手术开始后 1 小时，逐渐出现血压下降、心室率加快，去甲肾上腺素最高 0.2μg/

（kg·min），此时 Hb 87g/L，术野出血不多，CVP 8mmHg 较基线无明显变化，提示心功能不全或血容量不足，患者基础右心功能尚可、心脏情况无法耐受补液试验，故通过适当增加强心、减少麻醉药量、输注红细胞补充有效血容量来维持循环。术中见动脉瘤内血栓形成，符合血栓性动脉瘤，不符合感染性动脉瘤。动脉瘤夹闭后，尽量维持 MAP 不低于 70mmHg。手术时间 4.5 小时，麻醉时间 5.5 小时，术中出血量约 50ml，尿量 100ml，输注晶体液 400ml、红细胞 2U。术毕带去甲肾上腺素 0.15µg/（kg·min）、米力农 0.35µg/（kg·min）未拔管返 ICU。

4. 患者转归

（1）神经系统：术后第 4 天新发右侧肢体活动减少，头颅 CT 示左侧大脑中动脉分布区低信号范围扩大，考虑为术后迟发性血管痉挛低灌注，另见左侧后循环梗死灶，考虑为巨大左心房内血栓脱落所致心源性栓塞。积极予早期康复锻炼，右侧肢体肌力逐渐恢复。

（2）循环方面：入 ICU 后予去乙酰毛花苷（西地兰）控制心室率，逐渐减停米力农、去甲肾上腺素，优化容量管理，维持 CVP 6mmHg，MAP 70～80mmHg，循环趋于稳定。

（3）呼吸方面：术后第 2 天起气管导管接高流量持续脱机，氧合良好，无 CO_2 潴留，但痰液黏稠、痰量逐渐增多，痰涂片见革兰阴性杆菌，予美罗培南抗感染，术后第 5 天因咳痰能力差行气管切开，术后第 8 天起气切管可持续脱机，转回心外科病房。

（4）抗凝方面：基础心房颤动有抗凝指征，神经外科嘱术后 1 周内不抗凝，术后第 4 天新发脑梗死，存在抗凝矛盾风险，多学科会诊后考虑推迟至卒中 12 天后恢复抗凝。

（5）转归：术后第 15 天清醒遵嘱，气切可完全脱机，右侧肢体肌力恢复至近术前水平，经胃管予全肠内营养，考虑病情平稳，转入外院治疗，拟气切愈合后返回门诊评估瓣膜手术条件。

四、病例总结（Take home message）

本例报告了一名计划行心脏瓣膜手术的中年女性意外发现颅内动脉瘤，于是首先接受颅内动脉瘤手术。在术前准备阶段，我们特别关注心功能和血流动力学的稳定，通过药物治疗心力衰竭和心房颤动，同时进行呼吸系统、血液系统、感染和神经外科等的全面评估和治疗。围术期的麻醉管理包括精确的血流动力学监测、血管活性药物的合理选择及预防性多模式镇痛策略，特别是在颅内动脉瘤手术中要求精准的血压控制，避免脑血管并发症。最终，颅内动脉瘤夹闭术顺利完成，患者术后早期启动康复治疗，并计划后续的心脏瓣膜手术。综上所述，本例充分展示了围术期管理中多学科协作的重要性，特别是在处理复杂心血管和神经外科病例时，需要精细化的个体化治疗方案，以确保患者安全，寻找预后的最优解。

五、专家点评（Attending's comments）

本例是联合瓣膜病变合并心力衰竭的患者行非心脏手术的典型案例，患者瓣膜病变严重、基础心功能差，同时手术创伤大时间长、术式对血压管理具有特殊要求，因此总体上麻醉风险和管理难度较高。

1. 术前瓣膜病变方面

超声心动图提示患者二尖瓣、三尖瓣、主动脉瓣均存在不同程度的狭窄和关闭不全，这对预先制订术中理想的心室率和心脏前后负荷目标造成了较大的困扰，术前巨大左心房（上下径 120mm，左右径 110mm）考虑是二尖瓣狭窄合并关闭不全的共同结果，但术前左心室舒张末内径增大（68mm）主要考虑是二尖瓣关闭不全及主动脉瓣病变的后果，因此在制订术中心室率控制目标方面主要考虑二尖瓣关闭不全的因素，鉴于术前心室率已经维持在 70 ~ 75 次 / 分，术中心室率亦可维持在此范围，在避免心动过缓的同时，为了保证心室充盈、维持心输出量亦应避免心动过速。术前长期服用地高辛 0.125mg q8h 和美托洛尔 6.25mg q8h 控制心室率，建议服用至手术当天清晨。

2. 术前心力衰竭方面

患者入院状态存在双下肢水肿、喘憋、不能平卧、NT-proBNP 高达 5333pg/ml，考虑容量负荷过高、NYHA 分级Ⅳ级，经过地高辛、呋塞米、螺内酯等药物治疗，双下肢水肿消失、喘憋症状缓解、体重由 45kg 降至 39kg、夜间可以平卧，NT-proBNP 降至 2545pg/ml，认为心力衰竭得到部分缓解、NYHA 分级改善至Ⅲ级，已获得术前最大限度心功能优化。术前血压在 95/55 ~ 100/60mmHg，计划术中目标血压亦维持在此范围，避免低血压导致心脑等重要器官低灌注，同时避免高血压和高外周阻力影响心脏前向血流。

3. 术中容量管理计划

尽管经过术前精细的容量控制和强心利尿治疗，患者已达到最大限度的心功能改善，但术中容量管理仍然存在巨大难度，预计患者难以耐受较大的容量正平衡，否则术中极易发生心力衰竭加重。因此，计划预防性使用缩血管药物以抑制全身麻醉导致的容量血管扩张、使用充分的抗应激措施降低毛细血管炎性反应以减少容量外渗，在此基础上术中可以采用容量零平衡至较小正平衡的策略。术中容量监测方面，由于患者持续心房颤动，以 PPV 和 SVV 为目标导向的容量管理难以进行，计划使用 CVP 作为容量管理的指标，但应明确 CVP 的监测价值比较有限。

4. 实际麻醉实施

（1）诱导前持续泵入小剂量去甲肾上腺素和米力农有助于维持心肌收缩力、调整外周阻力、维持左心前向血流，麻醉诱导采用依托咪酯和瑞芬太尼小剂量缓慢分次滴定，在 Narcotrend 指数低于 50 后静脉注射顺阿曲库铵，气管插管前使用喉麻管给予咽喉和气管内充分表面麻醉，通过以上措施使诱导插管期间血压、心率维持稳定。

（2）术前超声引导下头皮神经阻滞为减轻术中伤害性刺激反应、减轻循环系统应激程度提供了先决条件，实际结果表明，在手术刺激比较强烈的开颅过程中患者生化应激指标和循环指标均保持稳定。

（3）手术时间 5.5 小时，出血量 50ml、尿量 100ml，输注浓缩红细胞 2U、生理盐水 400ml，CVP 由开始阶段的 8 ~ 9mmHg 到结束时的 7 ~ 8mmHg，基本做到了麻醉计划中的较小容量正平衡，未发生心力衰竭加重的情况。

5. 麻醉反思

手术前 4 小时患者各项指标稳定，临近手术结束阶段心室率逐渐升高至 100 次 / 分、动脉血压轻微下降、CVP 降至 7mmHg，考虑手术有少许出血同时患者术前存在轻度贫血，开始输注浓缩红细胞 2U，同时稍加快静脉补液速度，在此基础上进一步上调去甲肾上腺素泵速。处理结果是血压基本维持稳定，但心室率逐渐加快至 110 次 / 分，在手术最后 1 小时内出现典型的脉搏短绌现象，直至术毕转入 ICU。尽管术毕血气分析显示乳酸水平仍在正常范围，并无循环低灌注情况，但事后分析导致这一循环不稳定情况的成因有迹可循：首先，患者术晨服用的美托洛尔、地高辛到下午药效减弱，导致心室率逐渐升高；其次，患者术前术中均处于控制容量状态，少量的手术出血即可加重高心率、低血压的状况；最后，为了维持血压，增加去甲肾上腺素泵速也进一步加快心室率，而偏快的心室率无疑影响患者心室充盈、降低每搏量、不利于维持动脉血压。改进措施理论上包括：①建议此类危重患者手术安排在当天第一台，而不是接台手术，避免早晨服用的地高辛和美托洛尔到下午后疗效减退。②建议外科加快手术节奏，安排较高年资助手上台，避免在危重患者手术期间带教见实习医师，尽可能缩短手术时间。③控制心室率的药物方面，鉴于当前没有针剂美托洛尔，可以考虑使用去乙酰毛花苷缓慢注射。另外，如果使用胺碘酮控制心室率，稳妥起见不必给予负荷量，可以通过微量泵维持给药。

六、关键词（keywords）

心脏瓣膜病（valvular heart disease）

心房颤动（atrial fibrillation）

慢性心力衰竭（chronic heart failure）

颅内动脉瘤（intracranial aneurysm）

参考文献

[1] FLEISHER L A, FLEISCHMANN K E, AUERBACH A D, et al. 2014 ACC/AHA guideline on perioperative cardiovascular evaluation and management of patients undergoing noncardiac surgery: executive summary: a report of the American College of Cardiology/American Heart Association Task Force on Practice Guidelines [J]. Circulation, 2014, 130(24): 2215-2245.

[2] 赵丽云. 伴发心血管疾病患者围麻醉期处理：精选案例解析［M］. 北京：人民卫生出版社，2022.

[3] 刘进，熊利泽. 麻醉学［M］. 2 版. 北京：人民卫生出版社，2022.

（许　楠　石　岳）

病例 26

合并肺动脉高压患者行胰十二指肠切除术的麻醉管理

一、病例汇报（Case presentation）

患者，女性，63 岁。

主诉：发现十二指肠占位 5 年。

现病史：患者 5 年前体检发现十二指肠占位，直径约 1cm，不伴恶心、呕吐，无便血、头晕等不适，规律胃镜复查，未予治疗。2 个月前复查胃镜发现距十二指肠乳头约 1.5cm、十二指肠降部有一环周 3/4 息肉样隆起性肿物，质脆易出血，较前增大，超声内镜提示占位最大厚度 31.5mm，累及肠壁全层，与周围组织分界尚清，活检病理提示十二指肠管状腺瘤，局部伴高级别上皮内瘤变；增强 CT：十二指肠降部与水平部交界处肠壁增厚、强化，大小约 4.1cm×2.8cm；增强 MRI：十二指肠降部 – 水平部局限性软组织增厚，边缘不规则，大小约 4.3cm×3.2cm，增强略不均匀强化，局部肠腔偏心性狭窄，肠壁外膜尚光整。查肿瘤标志物未见异常升高。病程中，患者无恶心、呕吐、呕血，无反酸、嗳气等不适。门诊考虑十二指肠占位诊断明确，恶性不除外，为行进一步治疗收入院。起病以来，患者精神、饮食可，睡眠差，小便正常，大便干，2~3 天 1 次，未用药体重未见明显减轻。

既往史：5 年前诊断系统性红斑狼疮、肺动脉高压，目前口服安立生坦 10mg qd、硫酸羟氯喹 0.2g qd、泼尼松 5mg qd，控制可；2 个月前复查超声心动图未见异常；发现胆结石 20 余年，未治疗；否认高血压、冠心病、糖尿病等慢性病史，否认肝炎、结核、伤寒、疟疾等传染病史，否认重大手术、外伤及输血史，否认药物、食物过敏史。预防接种史不详。

体格检查：身高 161cm，体重 62kg，BMI 23.9kg/m²。HR 85 次 / 分，BP 145/86mmHg，RR 18 次 / 分，SpO_2 98%。神志清，营养良好，自主体位。双肺呼吸音对称，双侧语颤对称，无胸膜摩擦感，双肺呼吸音清，未闻及干湿啰音及胸膜摩擦音。心前区无异常隆起与凹陷，心界正常，心律齐，各瓣膜听诊区未闻及病理性杂音。腹软，无压痛、反跳痛，肠鸣音 3 次 / 分，肝脾肋下未及。四肢无水肿。气道评估未见明显异常。

辅助检查：血常规：WBC 13.89×10^9/L↑，NEUT% 91.4%↑，RBC 3.43×10^{12}/L，Hb 108g/L↓，PLT 107×10^9/L；血生化：Alb 34g/L，ALT 11U/L，Cr 54μmol/L，BUN 3.68mmol/L，hsCRP 5.93mg/L，ESR 60mm/h↑，NT-proBNP 519pg/ml，CK-MB 5.8μg/L，hscTnI 21ng/L；超声心动图：双房增大，左心室短轴切面略成"D"字形；左、右心室收缩功能及室壁运动未见异常；主动脉瓣增厚；肺动脉压收缩压估测为 60mmHg。

术前诊断：十二指肠降部管状腺瘤；慢性非萎缩性胃炎；系统性红斑狼疮，肺动脉高压。

拟行手术：达芬奇机器人辅助胰十二指肠切除术。

拟行麻醉：全身麻醉。

二、管理难点 / 临床挑战（Bullet points）

（1）合并肺动脉高压非心脏手术的麻醉管理。

（2）肺动脉高压的术前评估。

（3）术中容量的评估与管理。

（4）术中呼吸管理。

三、讨论（Discussion）

1. 肺动脉高压的定义与分型

根据 2022 年 ESC/ERS 指南，肺动脉高压的定义为静息状态下平均肺动脉压（mPAP）＞20mmHg。肺动脉高压根据病因和病理机制分为 5 种：动脉性肺动脉高压、左心疾病相关的肺动脉高压、肺部疾病和 / 或低氧血症所致肺动脉高压、慢性血栓栓塞性肺动脉高压和 / 或其他肺动脉阻塞性病变所致肺动脉高压、不明原因和 / 或多因素所致肺动脉高压。

2. 肺动脉高压的术前评估

肺动脉高压患者的术前评估需针对肺动脉高压的类型、严重程度、功能状态、手术类型、合并症及患者状态优化的可调控因素等进行，目前尚无单一标准，需根据患者术前临床症状、实验室检查、影像学和血流动力学、运动功能、生化结果等综合判断。

肺动脉高压患者的临床症状缺乏特异性，主要表现为进行性右心功能不全的相关症状，常为劳累后诱发，表现为疲劳、呼吸困难、胸闷等症状，晚期患者静息状态下可有症状发作，随着右心功能不全加重出现踝部、下肢甚至腹部、全身水肿。根据WHO 于 1998 年提出的功能分级，肺动脉高压分为 4 级，Ⅰ级：体力活动不受限，日常体力活动不会导致气短、乏力、胸痛或黑矇；Ⅱ级：体力活动轻度受限，休息时无不适，但日常体力活动会出现气短、乏力、胸痛或近乎晕厥；Ⅲ级：体力活动明显受限，休息时无不适，但轻微日常活动即导致气短、乏力、胸痛或近乎晕厥；Ⅳ级：不能做任何体力活动，有右心衰竭的征象，休息时可有气短和 / 或乏力，任何体力活动都可加重症状。此外，如患者情况允许，还可根据 6 分钟步行试验对患者功能情况进行判断，一般 ASA 分级Ⅰ～Ⅱ级、WHO 功能分级Ⅰ～Ⅱ级、6 分钟步行试验结果＞440m 提示患者可较好耐受手术。

此外，术前必要的检查可帮助麻醉医师更全面地了解患者情况。详细的体格检查有助于初步判断患者术前情况，应包括评估是否存在心力衰竭的体征（外周水肿、颈静脉扩张、肝颈静脉回流征、肝脾大、腹水）、严重程度，以及近期有无病情变化。辅助检查方面，心电图、心肌酶、超声心动图有助于了解患者术前的心脏基线情况（如心腔大小、右心功能），帮助判断是否合并心律失常、心力衰竭、心肌缺血等情况。如果患者长期使用利尿剂，可通过血气结果以明确是否存在电解质紊乱（如低钾血症）。除对肺动脉高压进行评估外，还应明确患者是否合并有心、肺、肾、肝等其他系统的并发症，术前合并有冠心病、肺栓塞、睡眠呼吸暂停综合征、慢性肾功能不全均为肺动脉高压患者围术期不良预后的危险因素，必要时可请相关科室会诊。

除对患者自身因素的评估外，手术因素同样与肺动脉高压患者的预后相关。研究显示，高风险手术（如肝移植手术）、急诊手术、手术时间超过 3 小时为肺动脉高压患者围术期死亡的危险因素。

3. 肺动脉高压的围术期管理策略

（1）术前：应尽可能使患者的容量状态、氧合、血压和心率处于最佳范围，并使加重肺动脉高压或心力衰竭的可治疗因素得到控制。一般而言，肺动脉高压患者术前为缓解肺动脉高压及其他导致肺动脉高压的基础疾病而长期用药，肺动脉高压的靶向治疗药物（前列环素通路激动剂、内皮素受体拮抗剂、cGMP 介导的平滑肌血管扩张剂等）与治疗心力衰竭药物（β受体阻滞剂、ACEI、ARB 等）围术期通常可安全使用。利尿剂、抗凝药物等可根据临床实际情况判断是否需要术前停药。术前的基础治疗（如氧疗、戒烟，必要时呼吸支持等）有助于改善患者状态，提高对手术的耐受能力。慢性血栓栓塞性肺动脉高压患者在进行择期大型手术前，可能需要进行肺动脉血管内膜剥脱术或球囊肺动脉成形术。

（2）麻醉管理的目标：包括避免增加肺血管阻力的因素，维持前负荷在最佳范围，增加右心室氧供，减小右心室氧耗。

（3）麻醉方式选择：如果手术允许，优选对患者血流动力学影响轻微的外周神经阻滞和/或监护性麻醉管理。椎管内麻醉在确保血流动力学稳定的前提下同样适用于肺动脉高压患者的麻醉管理，但需警惕高位硬膜外麻醉或蛛网膜下腔阻滞麻醉导致的全身血管阻力下降。此外，许多手术操作依赖全身麻醉，但全身麻醉对患者的呼吸及循环影响较大，要求术中严密的监护与细致的麻醉管理。

（4）术中监测：推荐所有患者都应接受标准无创监测，包括心电图、脉搏血氧饱和度（SpO_2）、袖带式无创血压测定、体温监测。对于存在严重肺动脉高压和右心室功能不全的患者，推荐在麻醉诱导前即开始有创动脉导管监测。呼吸参数监测应包括连续监测吸入氧浓度（FiO_2）、呼气末二氧化碳分压（$P_{ET}CO_2$）与气道压，有助于避免低氧血症和高碳酸血症，以及过高的气道压对肺循环的影响。此外，也可根据实际临床情况选择高级监测手段，包括肺动脉导管（测量 CVP、PAP、CO、$ScvO_2$）、Flotrac、PiCCO、LiDCO、经食管超声心动图等。

（5）术中循环管理：注意维持血流动力学稳定，理想目标如下。①维持 MAP > 65mmHg 或高于 mPAP 20mmHg 以上。②如有条件，术前肺动脉漂浮导管测得的基线值作为目标值，mPAP 在基线 ±15%～20% 波动。③维持 CVP 8～12mmHg。容量管理方面，肺动脉高压患者右心室前负荷的最佳范围很窄，应避免右心室前负荷过重或不足，在血流动力学监测下 CVP 通常维持在 8～12mmHg。除适当的容量管理外，术中经常需合并使用血管活性药以维持循环稳定，去甲肾上腺素通过 α_1 受体介导全身血管收缩，β_1 受体介导正性变时变力，为肺动脉高压患者首选的血管活性药。此外，维持右心室灌注压的血管加压药去氧肾上腺素及血管升压素也可选用。但需要注意，去氧肾上腺素可引起肺血管收缩，并造成反射性心动过缓，进一步减少右心输出量，不建议在合并有右心衰竭的肺动脉高压患者中使用；血管升压素呈剂量依赖性，中低剂量通过 NO 途径和 V_2 受体激活引起肺血管扩张，高剂量通过激活 V_1 受体引起肺血管收缩。此外，血管升压素可能剂量依赖性地收缩冠状血管，可能加剧右心室缺血并导致收缩功能不全，两种药物在使用时需更加谨慎。

（6）呼吸管理：应注意维持氧合和通气，避免低氧血症、高碳酸血症加重低氧性肺血管收缩而进一步使右心室功能恶化。同时应避免肺不张与肺过度扩张，肺不张会通过肺小血管的塌陷和末梢气道的塌陷，以及由此引起的低氧血症导致肺血管阻力增加，而肺过度扩张可能会减少静脉回心血量及降低右心输出量，还可能通过压迫肺泡血管而增加肺血管阻力。由于总肺血管阻力在功能残气量的状态下最低，因此应选择合适的 PEEP 使呼气末肺容量接近功能残气量，避免高平台压，建议使用低潮气量

（6～8ml/kg）和低 PEEP 以促进气体交换并最大限度地减少肺损伤。

（7）术后管理：肺动脉高压患者在情况允许时应尽早拔除气管导管，自主通气的恢复有助于降低胸内压和右心室压力，但同时应注意保证患者氧合，避免低氧导致的肺血管阻力增加。

4．本病例麻醉管理

（1）术前评估：拟行手术为达芬奇机器人辅助胰十二指肠切除术；手术风险评估：外科高危手术，发生主要心血管不良事件的概率＞5%。麻醉风险评估：ASA 分级Ⅲ级，中度肺动脉高压，无劳力性呼吸困难、心绞痛、心悸与晕厥等症状，WHO 心功能分级Ⅰ～Ⅱ级，NT-proBNP＞300pg/ml，超声心动图示左心室呈"D"字形。气道方面，Mallampati 分级Ⅱ～Ⅲ级、颈部活动度可、张口度 2 横指。围术期心血管事件发生率高，有困难气道风险。

（2）麻醉预案：建立外周静脉通路，心电监护。循环方面：术中有创动脉导管实时监测血压，Flotrac 监测心输出量，术中容量平衡，避免心力衰竭，关注尿量，备强心药（多巴酚丁胺、米力农）、血管活性药（去甲肾上腺素、去氧肾上腺素）维持循环稳定，抗心律失常药物（胺碘酮、艾司洛尔等）控制心室率，常规诱导，纤支镜引导下气管插管，术中密切监测血气，维持酸碱平衡和内环境稳定，体温监测及体温保护，密切关注术中出血，必要时及时补充血制品。

（3）麻醉诱导：患者带 PICC 入室，BP 120/57mmHg，HR 70 次/分，RR 12 次/分，SpO_2 97%。开放左上肢外周静脉通路，监护，面罩吸氧，诱导药物给予舒芬太尼 10μg、丙泊酚 TCI 4μg/ml→3μg/ml、罗库溴铵 50mg、利多卡因 60mg，待药物充分起效后经纤支镜引导下置入 7.0# 普通气管导管，过程顺利，一次成功，置管深度 21cm，确认导管位置后固定气管导管。

（4）麻醉维持：静吸复合全身麻醉，吸入七氟烷 0.8MAC，维持 BIS 在 40～60。术中持续泵注瑞芬太尼 200μg/h、利多卡因 60mg/h，间断静脉注射舒芬太尼、罗库溴铵，并使用血管活性药物（去氧肾上腺素 1mg/h）维持血流动力学在正常范围。术中密切监测动脉血气（表 26-1），维持内环境、电解质稳定。麻醉诱导后患者第一次血气结果提示患者出现肺不张，在确定患者心输出量稳定的情况下，使用 PEEP 递增法为患者进行肺复张，术中使用肺保护性通气：TV 6～8ml/kg，PEEP 5cmH_2O。

（5）术中管理：手术时间 6 小时，术中晶体液用量 3400ml，出血 100ml，尿量 200ml，未输血。手术过程顺利，手术结束后带气管插管返 ICU。

（6）术后治疗与转归：术日当晚成功脱机并拔除气管导管，改双鼻导管吸氧（流量 2L/min，FiO_2 29%）。患者循环稳定，呼吸平稳，术后第 1 天返回基本外科病房。

表 26-1　患者术中血气分析指标

时间点	pH	PCO$_2$（mmHg）	PO$_2$（mmHg）	BE（mmol/L）	Lac（mmol/L）	K$^+$（mmol/L）	Hb（g/L）
诱导后	7.382	35.3	96.9	−3.6	0.8	3.0	109
手术开始后1.5 小时	7.273	40.0	106	−7.9	0.6	3.4	96
手术开始后3.5 小时	7.297	35.7	116	−8.4	0.6	3.6	93
手术结束前	7.299	40.3	118	−6.3	0.5	3.5	101

术后予以肠外营养、抑酸护胃治疗，术后第 1 天拔除尿管并早期下地活动，术后第 3 天恢复饮水，术后 1 周开始进流食，术后第 11 天出院。

四、病例总结（Take home message）

肺动脉高压是多种病因和发病机制所导致的静息状态下 mPAP＞20mmHg 的病理状态，术前存在肺动脉高压的患者围术期并发症和死亡的风险升高，对麻醉医师围术期管理提出了更高要求。

完善的术前评估有助于全面了解患者情况，并进行针对性优化：了解肺动脉高压情况；使患者的容量、氧合、血压和心率处于最佳范围；控制加重肺动脉高压或心力衰竭的可治疗因素等。

术中麻醉管理目标包括避免增加肺血管阻力的因素，改善右心氧供，减少右心氧耗。全身麻醉会对血流动力学和呼吸产生显著影响，注意完善相关监测，呼吸方面通过肺保护性通气，确保通气和氧合充足，避免肺不张与高平台压；循环方面通过严格的容量管理，将前负荷维持在合适范围，必要时合理使用血管活性药，维持循环稳定，保护右心功能。

术后自主通气的恢复有助于降低胸内压和右心室压力，应在保证通气与氧合的前提下尽早拔管。完善的术后镇痛有助于减少患者应激。术后肺动脉高压的相关治疗应在条件允许情况下尽早启动。

五、专家点评（Attending's comments）

肺动脉高压患者的围术期管理要求完善的术前评估及严密的术中监测与管理，关键在于避免肺血管阻力升高，保护右心功能。尽管目前有术中经食管超声心动图等全面的监测手段、去甲肾上腺素为代表的血管活性药物、多模式镇痛在内的一系列术后加速康复措施帮助麻醉医师更安全有效地进行肺动脉高压患者的围术期管理，但仍存在许多挑战。例如，全身麻醉中患者麻醉诱导后易出现肺不张，肺不张可能会导致肺通气不足、低氧血症与高碳酸血症的发生，进一步导致肺血管阻力增加，使右心负担增加。肺复张作为肺保护性通气中的重要部分，有利于改善患者肺不张，但肺复张为时间依赖性与压力依赖性过程，而过长时间或气道压力过高的肺复张也同样对循环有不良影响，而短时间、气道压力较低的肺复张对循环影响较小，但肺不张改善效果有限，如何在肺动脉高压患者的围术期管理中平衡二者关系值得更多研究进一步探索。

六、关键词（Keywords）

肺动脉高压（pulmonary hypertension）

右心衰竭（right-sided heart failure）

肺血管阻力（pulmonary vascular resistance）

参考文献

[1] HUMBERT M, KOVACS G, HOEPER M M, et al. 2022 ESC/ERS Guidelines for the diagnosis and treatment of pulmonary hypertension [J]. Eur Respir J, 2023, 61(1): 2200879.

[2] PRICE L C, MARTINEZ G, BRAME A, et al. Perioperative management of patients with pulmonary hypertension undergoing non-cardiothoracic, non-obstetric surgery: a systematic review and expert consensus statement [J]. Br J Anaesth, 2021, 126(4): 774-790.

[3] BANDYOPADHYAY D, LAI C, PULIDO J N, et al. Perioperative approach to precapillary pulmonary hypertension in non-cardiac non-obstetric surgery [J]. Eur Respir Rev, 2021, 30(162): 210166.

[4] HOEPER M M, HUMBERT M, SOUZA R, et al. A global view of pulmonary hypertension [J]. Lancet Respir Med, 2016, 4(4): 306-322.

[5] MINAI O A, YARED J-P, KAW R, et al. Perioperative risk and management in patients with pulmonary hypertension [J]. Chest, 2013, 144(1): 329-340.

（申　乐　吴觉伦）

静脉内血管平滑肌瘤病患者行肿瘤切除术的麻醉管理

一、病例汇报（Case presentation）

患者，女性，46岁。

主诉：发现右心房占位3个月。

现病史：患者3个月前外院体检超声心动图提示右心房内可见4.2cm×1.7cm的高回声团，结构组织疏松，随心动周期来回摆动，可见蒂部附着于近三尖瓣后叶瓣环处，建议上级医院就诊。患者否认胸闷、憋气、咳嗽、咳痰、双下肢水肿、头晕、恶心、发热等不适，活动不受限，遂就诊于我院，复查超声心动图提示下腔静脉开口处6.3cm，可见一宽约0.7cm中低回声条带影，与管壁关系不紧密，延伸至右心房，右心房内可见中低等回声不规则团块影，大小约4.7cm×1.5cm，舒张期部分随三尖瓣开口进入右心室，收缩期回到右心房，活动度幅度较大与房壁关系不紧密，EF 66%。完善PET/CT提示右心房软组织肿物，边缘代谢可疑稍高（亦可能为右心房壁摄取），结合病史，考虑平滑肌瘤病可能。完善血管超声提示下腔静脉、髂静脉条状低回声，考虑静脉内血管平滑肌瘤病（IVL）可能。拟多学科协作行联合开胸开腹探查，体外循环下右心、下腔静脉、右髂静脉内占位切除术及双侧卵巢切除术。

既往史：平素身体健康状况一般，否认高血压、冠心病、糖尿病等慢性病史，否认肝炎、结核、伤寒、疟疾等传染病史，既往有胃食管反流病史，33年前行甲状腺囊肿剥除术。18年前患者行双侧输卵管结扎。2019-04因多发子宫肌瘤于外院行全子宫+双侧输卵管切除，术后病理提示宫体、右附件梭形细胞肿瘤（富于细胞），免疫组化考虑平滑肌来源，右输卵管符合子宫内膜间质与平滑肌混合性肿瘤，边界情况不详，ER 70%，PR 90%。右输卵管符合富于细胞的平滑肌瘤。术后复查胸部CT发现右肺结节，提示右肺下叶1.9cm×1.9cm（2019-06）→右下肺2.3cm（2019-11）→右肺下叶前基底段2.6cm×2.6cm和右肺下叶后基底段1.4cm×1cm（2020-10）→右肺下叶见两结节2.6cm×2cm、1cm×0.9cm，呈囊性改变（2020-11），2020-10复查PET/CT发现右肺两个结节，较大 2.7cm×2.5cm，SUV_{max} 0.9，2021-07-19 起服用西罗莫司 2mg qd，2023-02-25 复查 CT 提示双肺多发结节、肿块影，右侧为著，病变较前增多、略增大，考虑双肺转移性病变，于 2023-03 停药。否认外伤及输血史，否认药物、食物过敏史。

体格检查：身高 160cm，体重 58kg，BMI 22.3kg/m²。T 36.2℃，HR 87 次 / 分，BP 102/82mmHg，RR 20 次 / 分，SpO_2 98%。发育正常，营养良好，神志清，回答切题，步入病房，自主体位，查体合作，无急慢性病容。全身皮肤及黏膜无皮疹、黄染，无肝掌、蜘蛛痣。全身浅表淋巴结未触及肿大。颈前可见约 3cm 陈旧手术瘢痕。颈软，无抵抗，颈静脉无充盈，气管居中，甲状腺无肿大，双侧颈部未闻及血管杂音。全腹软，无压痛、反跳痛，未及包块。下腹部可见纵行陈旧性手术瘢痕，约 12cm，愈合良好。气道评估未见明显异常。

辅助检查：血常规、肝肾功能、甲状腺功能、炎症指标、性激素 6 项未见明显异常；下腔静脉彩超：下腔静脉内条状低回声，IVL 不除外；髂静脉彩超：左侧髂静脉条状低回声，IVL 不除外；超声心动图：距下腔静脉开口处 6.3cm，可见一宽约 0.7cm 中低回声条带影，与管壁关系不密切，延伸至右心房，右心房内可见中低等回声不规则团块影，大小约 4.7cm×1.5cm，舒张期部分随三尖瓣开放进入右心室，收缩期回到右心房，活动幅度较大与房壁关系不密切；PET/CT：右心房软组织肿物，边缘代谢可疑稍高（亦可能为右心房壁摄取），结合病史，考虑平滑肌瘤病可能；双肺多发实性肿物、结节及微小结节，部分代谢轻度增高，考虑符合平滑肌瘤病；颈、胸、腹部和盆部其余部位未见明确代谢异常增高病灶。CTPA 及 CTV：下腔静脉、右侧髂总静脉、髂内外静脉及右侧生殖静脉内多发条状低密度影，结合病史考虑 IVL 可能，请结合临床；右心房及右心室内条状低强化影，考虑右心房、心室受累可能；右侧附件区、膀胱旁及膀胱内低强化影，转移灶不除外；双肺多发结节、肿块影，右侧为著，边缘规则、较光滑，密度均匀，部分病变内见空泡影，较前增多、增大，考虑双肺转移。

术前诊断：右心、下腔静脉、右髂静脉内占位，IVL 可能性大；双肺多发结节，肺肌瘤病可能性大；全子宫及双侧输卵管切除术后；甲状腺囊肿剥除术后。

拟行手术：联合开胸开腹探查，体外循环下右心、下腔静脉、右髂静脉内占位切除术及双侧卵巢切除术。

拟行麻醉：全身麻醉。

二、管理难点 / 临床挑战（Bullet points）

（1）手术创伤大、损伤范围广、术中失血量较大。术前需详细评估肿瘤的形式和大小、邻近血管及其受累程度。根据患者对手术的耐受性、肿瘤解剖结构和外科医师的专业能力选择行一期或二期手术。

（2）肿物脱落风险较高，术中需在经食管超声心动图（TEE）的实时监测下取血管内瘤栓，避免肿物脱落造成患者右心室流出道梗阻及肺栓塞。

（3）预计手术创伤大、时间长，术中出血和凝血功能障碍风险高，增加患者术中低体温的风险，进一步影响患者术中凝血功能。

三、讨论（Discussion）

1. 静脉内血管平滑肌瘤病概述

IVL 是一种罕见的、好发于围绝经期女性的子宫平滑肌瘤亚型，特征是静脉内生长的良性平滑肌细胞瘤。一般 IVL 患者有子宫肌瘤或子宫切除术病史，且已被证明为雌激素依赖性。据报道，IVL 主要通过两种途径侵入体静脉循环：通过子宫静脉（主要途径）；穿过卵巢静脉。IVL 尽管组织学为良性，但其生长方式具有侵袭性，易复发，可在血管腔内呈结节样或蠕虫样蔓延，但不侵犯管壁，淋巴管有时也可受累，肿瘤可局限于子宫肌层静脉，也可沿静脉内游走，累及髂静脉、下腔静脉、肾静脉、右心房、右心室甚至肺动脉，这种 IVL 延伸到心脏右侧时被称为心内血管瘤病（ICL）。ICL 是一种罕见且严重的 IVL，目前报道的 IVL 有 700 余例。如果不治疗，ICL 会导致不同程度的血管闭塞、心脏梗阻甚至死亡。

大多数 IVL 患者无症状，早期诊断很困难。IVL 早期仍保留在子宫肌层的小血管内，故任何成像方法都很难检测到肿瘤。只有当患者出现子宫肌瘤症状，如月经周期或月经量的变化、不规则阴道出血、占位性肿块、下腹或背痛时，才能获得 IVL 的早期诊断。随着肿瘤的生长，它可以引起直立性低血压和由于血液回流受阻导致的晕厥。当肿瘤侵入腔静脉时，会引起腔静脉阻塞症状，如肢体肿胀、腹水和肝大。随着 IVL 的持续发展，它可以演变为 ICL，表现为三尖瓣完全阻塞或肺动脉大面积栓塞，这可能导致充血性心力衰竭、呼吸困难、晕厥，甚至猝死。

IVL 的临床表现（图 27-1）：大多数情况下，IVL 局限在骨盆内。该阶段患者通常没有症状或表现出一些由盆腔肿块引起的症状，如腹胀、不明原因的盆腔疼痛和异常阴道出血。当肿瘤从盆腔长出，到达肾静脉和下腔静脉时，患者出现下肢水肿和沉重。当肿瘤侵犯右心房或肺动脉时，患者可能会出现胸部不适、心悸、呼吸困难、晕厥，严重者会出现充血性心力衰竭或肺栓塞，甚至猝死。

临床上，超声是 IVL 最方便、最简单的诊断方法，被广泛用于评估子宫的状况，以及提供 IVL 患者血管内血栓的信息。彩色多普勒超声可用于显示肿瘤血栓内的血

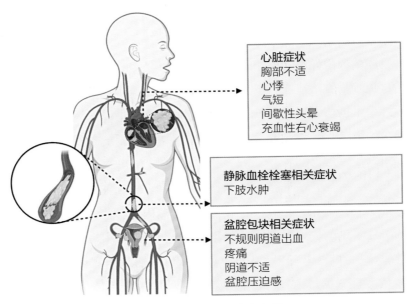

图 27-1 IVL 患者临床表现

流。然而，很难看到小血管中的小平滑肌瘤，尤其是在无症状患者中。超声心动图通常被认为是诊断 ICL 首选方法。发现女性患者具有以下两种超声心动图的表现时应注意 ICL 的可能性：①右心房肿块伴腔静脉受累。②血管内和心房内肿块，不附着于心内膜的内皮表面，而是在下腔静脉和右心腔内自由移动。IVL 的肿块通常很长，呈蛇形或蠕虫状。由于 CT 和 MRI 等方法的可读性强、视野大，故一直用于 IVL 诊断和确定肿瘤的累及程度。血管重建 CT 成像可以清楚地显示 IVL 病变的位置、大小和全范围的延伸路径，其在术前诊断和手术治疗方案的制订具有重要的临床意义。

目前，手术切除仍然是治疗 IVL 最有效的方法。IVL 的成功治疗在很大程度上取决于肿瘤能否完全切除。通常建议行双侧输卵管卵巢切除术。然而，据报道绝经后妇女 IVL 复发，表明药物治疗的疗效存在争议。有研究表明，用促性腺激素释放素激动剂治疗是缩小肌瘤的有效方法。考虑到子宫肌瘤的传统治疗及 IVL 患者雌激素受体（ER）和孕激素受体（PR）的高表达，激素治疗被广泛应用。此外，IVL 完全切除后，需要进行长期随访。据报道一些患者在手术后 7 个月至 15 年内表现出不完全切除的静脉内肿瘤的持续生长，导致 10%～31% 的高复发率。

总之，IVL 是一种罕见且独特的良性平滑肌肿瘤，具有恶性潜能。由于其非特异性临床表现，在手术前诊断 IVL 具有挑战性。然而，对于有子宫平滑肌瘤病史的育龄妇女，当右心房和下腔静脉有可移动的肿块而没有附着在内皮或心内膜上时，必须考虑心内 IVL。超声、CT 和 MRI 等成像方式有助于在手术前显示肿瘤的精确位置和全尺寸延伸路径。主要治疗方法仍然是手术切除肿瘤，这是避免复发的关键。最终诊断还取决于手术后的组织病理学分析。应根据患者的一般情况、肿瘤直径、腹部和骨盆粘连程度及梗阻程度仔细考虑手术过程。在多学科协作中进行彻底的术前评估和术中协作对良好的患者结果很重要。激素治疗的应用仍然存在争议，需要进一步的大规模临床数据支持。IVL 的独特分子特征已在不同水平上进行了研究，需要进一步分析才能更好地了解 IVL 的发病机制。此外，IVL 患者需要进行长期随访。

2. 术前评估

患者因多发子宫肌瘤于外院行全子宫 + 双侧输卵管切除术，术后 4 年外院体检超声心动图提示右心房内肿物，血管内瘤栓起自右髂内静脉，累及下腔静脉、右心房及右心室。尽管平滑肌瘤组织学为良性，患者暂无明显临床症状，但若不及时治疗任由其生长，可导致循环衰竭和死亡。联合多学科手术切除全部肿瘤是 IVL 最佳的治疗手段。本例患者拟行联合开胸开腹探查，体外循环下右心、下腔静脉、右髂静脉内占位切除术及双侧卵巢切除术；手术风险评估：外科高危手术，需妇科、血管外科、心外科及麻醉科手术室联合协作，预计手术创伤大、损伤范围广、时间长、术中失血量较大。术中低体温和凝血功能障碍风险高。取血管内瘤栓的过程中，肿物脱落风险较高，造成患者右心室流出道梗阻及肺栓塞；麻醉风险评估：ASA 分级 Ⅱ 级；NYHA 分级 Ⅰ 级，麻醉管理要求高，需要实时 TEE 监测下取血管内瘤栓，避免肿物脱落造成患者右心室流出道梗阻及肺栓塞，甚至猝死。术后复发风险高，术后需定期复查。

3. 麻醉预案

建立两路粗外周静脉通路，监测 5 导联 ECG、BIS、$P_{ET}CO_2$、SpO_2、有创动脉压、中心静脉压、血栓弹力图等。循环方面：关注尿量，备血管活性药（去甲肾上腺素、肾上腺素、硝普钠）维持循环稳定，抗心律失常药物（胺碘酮等），常规诱导，气管插管，术中密切监测血气，维持酸碱平衡和内环境稳定，备胰岛素、钙剂预防高钾血症，术前充分备血，应用等容血液稀释和自体血回输设备，密切关注术中出血，及时补充血制品、凝血因子等。体温监测及体温保护。

4. 麻醉诱导

患者入室后开放左上肢外周静脉通路，监护 BP 128/94mmHg，HR 111 次 / 分，SpO_2 100%，面罩吸氧，适当镇静、镇痛下建立有创动脉监测，诱导药物给予舒芬太尼 37.5μg、依托咪酯 14mg、罗库溴铵 70mg、咪达唑仑 1mg、利多卡因 40mg，待药物充分起效后经口可视喉镜下管芯辅助置入 7.5# 普通气管导管，过程顺利，Cormack-Lehane 分级 Ⅱ 级，一次成功，置管深度 22cm，确认导管位置后固定气管导管。诱导顺利，循环平稳。

5. 麻醉维持

静吸复合全身麻醉，吸入七氟烷 1.5%，维持 BIS 值在 40~60。行急性等容血液稀释，放自体血 400ml，输注晶体液 1600ml。术中间断静脉注射舒芬太尼，罗库溴铵、哌库溴铵、咪达唑仑并使用小剂量血管活性药物［去甲肾上腺素 0.03μg/(kg·min)→0.05μg/(kg·min)→0.07μg/(kg·min)→0.05μg/(kg·min)→0.02μg/(kg·min)→0.03μg/(kg·min)、肾上腺素 0.02μg/(kg·min)→0.04μg/(kg·min)→0.03μg/(kg·min)］维持血流动力学平稳。术中密切监测血气（表 27-1），维持内环境、电解质稳定。

表 27-1　患者术中血气分析指标

时间点	pH	PaCO$_2$（mmHg）	PaO$_2$（mmHg）	K$^+$（mmol/L）	Ca^{2+}（mmol/L）	Glu（mmol/L）	Hb（g/L）	Hct（%）	HCO$_3^-$（mmol/L）	BE（mmol/L）	Lac（mmol/L）
入室	7.398	36.8	406	3.8	1.17	5.8	141	43.2	22.2	−1.7	1.1
CPB 前	7.373	35.3	222	3.7	1.09	5.8	111	34.1	20.1	−4.1	1.4
CPB 后 0.5 小时	7.316	40.4	378	4.6	0.96	7.9	88	27.3	20.0	−5.2	3.3
CPB 后 1 小时	7.347	37.9	246	3.4	1.01	10.7	93	28.9	20.2	−4.5	5.5
CPB 后 1.5 小时	7.374	34.4	236	3.9	1.27	10.5	113	35.0	19.6	−4.4	6.5
离室前	7.342	34.0	224	3.9	1.23	9.3	129	39.6	18.3	−6.4	7.7

6. 术中管理

妇科切除双侧卵巢、血管外科和心外科游离暴露，右髂静脉及下腔静脉水平缝制荷包，切开血管，TEE 直视下尝试拉取血管内瘤栓，发现瘤栓拉取困难，与三尖瓣粘连，遂收紧荷包，减少出血。行开胸探查、建立体外循环。分段取出瘤栓：打开荷包，将瘤栓远端自右髂内静脉附着处拉拽脱落切断；阻断上腔静脉，打开右心房，探查见瘤栓与下腔静脉无粘连，将瘤栓远端自下腔静脉内取出；探查肿瘤头端进入右心室，后缘有串珠样分叉分别与三尖瓣隔瓣腱索及冠状静脉窦表面瓣膜相粘连，锐性分离上述粘连后取下肿瘤（图 27-2），仔细探查右房室无肿瘤残余。除颤后复跳，辅助循环满意后停止体外循环，鱼精蛋白拮抗肝素后，给予人纤维蛋白原 1.0g，人凝血酶原复合物 400U，血浆 200ml，血小板 1U 治疗量，自体全血 400ml，根据血气结果，分次补充葡萄糖酸钙 3g，泵入 3%KCl。血栓弹力图（TEG）检测患者凝血功能无明显异常，手术时间 6 小时 43 分钟，术中晶体液用量 3300ml，回输机洗红细胞

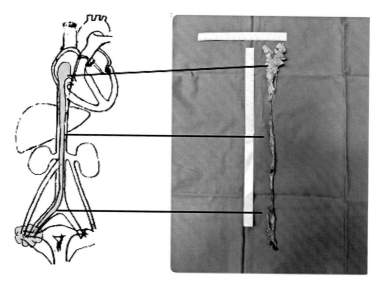

图 27-2　术中完整切除的血管内瘤栓及其延伸区域示意

620ml，出血量 400ml，尿量 2400ml。术毕维持去甲肾上腺素 0.03μg/（kg·min），肾上腺素 0.03μg/（kg·min），带气管插管、有创动静脉置管、心包引流管、纵隔引流管、盆底引流管及尿管转入 ICU。

7. 术后治疗与转归

患者术后第 1 天顺利拔除气管导管，术后第 2 天转出 ICU，术后第 3 天拔除心包、纵隔及盆腔引流管，术后第 6 天复查超声心动图、盆腔超声及下腔静脉超声未见明显异常，术后第 7 天顺利出院，随访半年未见复发。

四、病例总结（Take home message）

IVL 是一种罕见的常发生在有静脉血栓形成或右心房肿块症状的围绝经期妇女中，特征是静脉内生长的良性平滑肌细胞瘤。IVL 患者一般有子宫肌瘤或子宫切除术病史，IVL 已被证明为雌激素依赖性。IVL 组织学为良性，但生长方式具有侵袭性，易复发。大多数 IVL 患者无症状，早期诊断很困难。对于有子宫平滑肌瘤病史的育龄妇女，当患者右心房和下腔静脉有可移动的肿块而没有附着在内皮或心内膜上时，须考虑心内 IVL。超声、CT 和 MRI 等成像方式有助于在手术前显示肿瘤的精确位置和全尺寸延伸路径。

早期发现和准确诊断是正确治疗的必要条件，手术是 IVL 的最佳治疗选择。应根据患者的一般情况、肿瘤直径、腹部和骨盆粘连程度及梗阻程度仔细考虑手术过程。在多学科协作中进行彻底的术前评估和术中协作对良好的患者结果很重要。IVL

的成功治疗很大程度上取决于肿瘤能否完全切除。最终诊断还取决于手术后的组织病理学分析。IVL 完全切除后仍存在复发可能，术后内分泌治疗或介入栓塞治疗可能降低复发率。IVL 的独特分子特征已在不同水平上进行了研究，需要进一步分析才能更好地了解 IVL 的发病机制。此外，IVL 患者需要进行长期随访。手术切除是复发性IVL 最有效的治疗方法。

五、专家点评（Attending's comments）

IVL 是一种罕见的好发于围绝经期女性的良性平滑肌肿瘤，特征是静脉内生长的良性平滑肌细胞瘤。IVL 具有恶性潜能，不及时治疗任由其生长，可导致循环衰竭和死亡。早期发现和准确诊断是正确治疗的必要条件，超声、CT 和 MRI 等成像方式有助于在手术前显示肿瘤的精确位置和全尺寸延伸路径。主要治疗方法仍然是手术切除肿瘤，这是避免复发的关键。应根据患者的一般情况、肿瘤直径、腹部和骨盆粘连程度及梗阻程度仔细考虑手术过程。在多学科协作中进行彻底的术前评估和术中协作对良好的患者结果很重要。

本例患者在妇科、血管外科、心外科、麻醉科、手术室等多学科协助下选择行一期血管内瘤栓的完全切除，手术难度大、损伤范围广、术中失血量较大。术前需详细评估肿瘤的形式和大小、邻近血管及其受累程度。手术过程中肿物脱落风险较高，需在 TEE 实时监测下取栓，避免暴力拉拽损伤心脏结构或致肿物脱落造成血管阻塞、右心室流出道梗阻或肺栓塞。此外，该手术行联合开胸开腹探查，预计手术创伤大、时间长，术中出血和凝血功能障碍风险高，增加患者术中低体温的风险，进一步影响患者术中凝血功能。术中注意精密操作、减少出血量，术前充分备血，及时有效液体复苏，应用多种血液保护措施，维持循环平稳，术中低体温的风险高，加强体温监测，应用多种保温措施，术后是否对患者进行激素治疗仍然存在争议。IVL 的独特分子特征已在不同水平上进行了研究，需要进一步分析才能更好地了解 IVL 的发病机制。IVL 患者术后复发率高，需要进行长期随访。本例患者在多学科协作下联合开胸开腹探查，在体外循环下行右心、下腔静脉、右髂静脉内占位切除术 + 双侧卵巢切除术，手术过程顺利，术后恢复良好，术后随访半年未见复发。

六、关键词（Keywords）

静脉内血管平滑肌瘤病（intravenous leiomyomatosis，IVL）

多学科协作（multidisciplinary collaboration）

麻醉管理（anesthesia management）

经食管超声心动图（transesophageal echocardiography，TEE）

参考文献

[1] LIU N, LONG Y, LIU Y. Intravenous leiomyomatosis: case series and reviewof the literature [J]. J Int Med Res, 2020, 48(1): 1-7.

[2] WU X, LI F, IROEGBU C D, et al. A rare case of cardiac metastatic uterineIntravenous leiomyomatosis [J]. Front Cardiovasc Med, 2022, 9: 871983.

[3] ZHOU X, QI X, ZHAO X, et al. Update on clinical characteristics and molecular insights for uterine intravenous leiomyomatosis (Review) [J]. Oncol Lett, 2023, 27(1): 31.

[4] LIM W H, LAMARO V P, SIVAGNANAM V. Manifestation and management of intravenous leiomyomatosis: a systematic review of the literature [J]. Surg Oncol, 2022, 45: 101879.

[5] HAYASHI T, YAEGASHI N, KONISHI I. Molecular pathological approach of uterine intravenous leiomyomatosis [J]. Ann Transl Med, 2022, 10(13): 724.

（吴林格尔　许广艳）

病例 28

射血分数减低的心力衰竭患者行 左心室辅助装置置入术的麻醉管理

一、病例汇报（Case presentation）

患者，男性，67 岁。

主诉：活动后喘憋 20 年，加重 3 个月。

现病史：患者 2003 年起出现活动后憋气、胸闷，无明显活动耐量下降（可上 3 层楼）。外院超声心动图：LVEF 51%，左心室壁节段运动障碍、失调，左心扩大（LVEDD 69mm）；冠状动脉造影：LAD 慢性闭塞，LCX 细小，RCA 远端原发夹层。诊断"不稳定性心绞痛，陈旧性前间壁心肌梗死"，予阿司匹林、欣康（单硝酸异山梨酯片）、西拉普利片治疗，症状缓解。7 年前患者突发胸痛，VAS 评分 7~8 分，持续 1 小时以上，复方丹参滴丸等不能缓解，外院急诊冠状动脉造影：LAD 近段闭塞，LCX 散在斑块，RCA 全程异常扩张粗大，血流缓慢，远端可见至 LAD 远段逆灌。诊断考虑"冠心病、陈旧性心肌梗死"，予阿司匹林、波立维（硫酸氢氯吡格雷）、比索洛尔、贝那普利、呋塞米、螺内酯、硝酸异山梨酯、曲美他嗪、阿托伐他汀治疗，胸痛症状缓解，此后反复出现心悸、胸闷、憋气、活动后喘憋、夜间平卧憋醒，伴双下肢水肿。6 年前患者再次出现夜间阵发呼吸困难，核素显像示左心扩大，前壁、前间壁、下壁、后壁等大面积血流灌注减低，考虑心肌梗死；超声心动图示心肌病变，全心增大，LVEF 30%，左心室收缩功能重度减低，二尖瓣、三尖瓣重度关闭不全，重度肺动脉高压（sPAP 80mmHg），遂于我院行"冠状动脉旁路移植（Ao-SV-LAD）、二尖瓣置换、三尖瓣成形、左心室成形术"，手术过程顺利，术后规律服用阿司匹林 0.1g qd、沙库巴曲缬沙坦 50mg bid、倍他乐克（美托洛尔）47.5mg qd、曲美他嗪 35mg bid、阿托伐他汀 20mg qn，术后半年停用华法林。患者 1 年前夏季上呼吸道感染后出现活动耐量下降，夜间平卧憋醒，能上 1 层楼，后出现夜间平卧憋醒，外院超声心动图：LVEF 34%，全心大（LA 57mm，LVEDD 70mm），肺动脉高压（sPAP 94mmHg），室壁运动减低，以室间隔、左心室下壁、后壁为著；自测血压波动在

100 ~ 80/70 ~ 60mmHg，心率 65 ~ 70 次 / 分，考虑缺血性心脏病入院。

既往史：发现血压升高约 20 年，BP_{max} 140/80mmHg，规律 ACEI/ARB 治疗。2003 年诊断特发性血小板增多症，目前服用羟基脲早 0.5g、晚 0.75g，目前血小板 310×10^9/L。6 年前行"冠状动脉旁路移植（Ao-SV-LAD）、二尖瓣置换、三尖瓣成形、左心室成形术"，术中输红细胞悬液 2U、血浆 600ml、血小板 1U。5 年前诊断下肢静脉曲张，坚持使用压力袜。3 年前年诊断癫痫，表现为意识丧失，予左乙拉西坦 1500mg bid，拉考沙胺早 100mg、晚 200mg，近 3 个月无类似发作。哮喘 20 余年，目前未用药。

体格检查：身高 176cm，体重 72kg，BMI 23.24kg/m^2。P 72 次 / 分，BP 90/60mmHg，SpO_2 98%。双肺呼吸音稍粗，双肺胸骨旁可闻及干啰音，心前区无隆起及凹陷，心界向左下扩大，$P_2 = A_2$，心率 72 次 / 分，心律齐，各瓣膜听诊区未闻及病理性杂音。气道评估：左上磨牙松动，余未见明显异常。

辅助检查：血常规：WBC 3.98×10^9/L，NEUT 2.81×10^9/L，PLT 310×10^9/L，Hb 109g/L；血生化：K 4.4mmol/L，Mg 0.86mmol/L，TCO_2 19.1mmol/L，Ca 2.23mmol/L，BUN 8.68mmol/L，Cr（E）86μmol/L，Alb 42g/L，TBil 12.5μmol/L，DBil 4.3μmol/L，ALT 14U/L；凝血功能：PT 12.9s，INR 1.16，Fbg 2.42g/L，APTT 27.3s，TT 16.4s，D-Dimer 1.08mg/L FEU；心肌标志物：CK-MB 1.7μg/L，hscTnI 4ng/L，Myo 50μg/L，CK 148U/L，NT-proBNP 356pg/ml；心电图：窦性心律，一度房室传导阻滞，完全性右束支传导阻滞，下壁导联深 q 波；超声心动图：双平面法 LVEF 28%；全心增大（LA 53mm，LVEDD 71mm），肺高压（sPAP 50mmHg）。

术前诊断：射血分数减低的心力衰竭（HFrEF），全心增大，中度肺动脉高压，心功能Ⅳ级（NYHA 分级），INTERMACS 分级 5 级；冠心病，三支病变（累及 LAD、LCX、RCA），LAD 近端闭塞，RCA 全程异常扩张，陈旧性心肌梗死，冠状动脉旁路移植（Ao-SV-LAD）、二尖瓣置换、三尖瓣成形、左心室成形术后；高血压（1 级，很高危）；特发性血小板增多症；癫痫；哮喘。

拟行手术：体外循环下左侧开胸左心室长期辅助泵安装术（左心室心尖 - 胸降主动脉）。

麻醉方式：全身麻醉。

二、管理难点 / 临床挑战（Bullet points）

（1）HFrEF 患者行左心室辅助装置置入术患者的麻醉管理。

（2）二次开胸、小切口、左侧胸骨旁肋间入路，流出管道吻合于降主动脉。

（3）启动血泵及停机时对心脏容量、左右心功能、肺动脉压等的管理。

（4）停机后患者的凝血功能等管理。

三、讨论（Discussion）

1. 左心室辅助装置用于心力衰竭患者的适应证及禁忌证

每年有 5%～10% 的心力衰竭患者进展为终末期心力衰竭，此阶段患者的年死亡率可达 50%。在治疗选择方面，除了心脏移植，左心室辅助装置（LVAD）也被证实能够延长终末期心力衰竭患者的生存期，并改善其生活质量。随着 LVAD 的不断更新迭代，LVAD 的应用场景由心脏移植前过渡治疗或候选前过渡治疗逐渐扩展到永久性支持治疗或心脏恢复治疗。在最近的试验中，对于 NYHA 分级 IV 级终末期心力衰竭患者使用长期 LVAD 支持所带来的生存益处显著提高，其中使用新一代 LVAD 的患者 2 年生存率超过 80%，接近心脏移植后的早期生存率。

可能获益于 LVAD 植入的患者为：尽管已接受最佳的药物和装置植入治疗，依然存在严重的心力衰竭症状，同时不合并严重的右心室功能障碍和／或严重的三尖瓣反流，具有稳定的心理社会背景，没有严重的禁忌证且至少符合以下情况之一：① LVEF＜25%，并且由于心力衰竭无法进行运动，或者如果能进行心肺运动测试，其峰值摄氧量（peak VO$_2$）＜12ml/（kg·min）和／或＜预测值的 50%。②在过去 12 个月中，因心力衰竭住院≥3 次且无明显诱因。③依赖静脉注射正性肌力药物治疗或临时的机械循环支持。④由于灌注减少而不是心室充盈压过低〔PCWP≥20mmHg 且 SBP≤90mmHg 或 CI≤2L/（min·m^2）〕导致的进行性终末器官功能障碍（肾功能和／或肝功能恶化、II 型肺动脉高压、心脏恶病质）。

LVAD 的主要禁忌证：不能长期口服抗凝药物治疗、感染、严重的肾功能不全及室性心律失常等。

2. 术前评估及优化

原发病方面，本例患者为终末期心力衰竭，冠状动脉旁路移植、二尖瓣置换、三尖瓣成形、左心室成形术后，内科依据指南规范予抗左心室重构等药物治疗后，症状仍持续进展，活动耐量进行性下降。目前临床心功能为 NYHA 分级 IV 级，INTERMACS 分级 5 级，无法耐受任何体力活动。术前心脏结构及功能评估：超声心动图示 LVEF 28%，前间隔、下壁、后壁及心尖部运动明显减低；全心大（LA 66mm×56mm×53mm，LVEDD 71mm，RA 56mm×48mm，RV 横径 44mm）。冠状动脉及心肌存活情况评估：冠状动脉 CTA 示 Ao-SV-LAD 桥血管通畅，LAD 闭塞，回旋支细小；心肌 MRI 示 LVEF 32.1%，右心 EF 43%，缺血性心脏病表现为主，室间隔及左心室前壁、下壁节段性室壁变薄，运动减低。心电学评估：24 小时动态心电图提示多源室性期前收缩，包括来源于左心室的单个室性期前收缩（101 次）和来源于右心室的室性心动过速（由 5 个室性期前收缩组成）。

合并症评估方面，患者既往哮喘史，入院后复查肺功能考虑不符合哮喘诊断，术前积极行呼吸功能锻炼，避免呼吸道感染。特发性血小板增多症及癫痫均规律用药复诊，控制稳定。术前化验检查评估肝肾功能正常，无长期抗凝治疗禁忌。

术前继续通过目前内科药物治疗及容量管理积极矫治心力衰竭，在维持良好内环境前提下最大限度脱水，生物电阻仪每日测定体水分率（正常值 0.36～0.39，本例患者 0.395），稳定血流动力学状态，提高心输出量，减少液体潴留，维护终末脏器灌注和功能。条件允许应完善右心漂浮导管以进一步明确右心功能状况，避免感染、恶性心律失常、容量过负荷等加重心力衰竭的诱因。患者 BMI 23.24，术前营养科会诊评估干体重，并予围术期营养支持建议。

手术难度方面，患者为二次手术，既往正中开胸手术史。术者计划小切口、左侧胸骨旁肋间入路侧开胸暴露心尖，泵头流入道对接至心尖部 LVAD 缝合环内，左肺韧带切开，流出道接入胸主动脉。患者左心室重建术后，经胸超声心动图心尖切面显示不佳，心尖定位不准确，且心室内存在尼龙补片，手术难度高。手术过程中需经食管超声心动图密切配合，确定血流方向，保证开口正对二尖瓣。

术后返 ICU，进一步密切监测出入量、内环境、重要脏器功能等。术后长期管理方面，需加强患者及家属教育，重点辅导循环辅助装置日常维护、监管方法。同时组建心力衰竭随诊医师团队，对辅助泵术后患者进行长期、密切的随访。

3. 麻醉方案

监测方案：标准心脏手术监测，包括 5 导联心电、无创血压、有创动脉压（右足背动脉、右桡动脉）、指脉氧、BIS、脑氧饱和度、鼻咽温、膀胱温，体外除颤电极。诱导后置入右颈内静脉导管、Swan-Ganz 导管。

麻醉诱导：小剂量、慢诱导，滴定合适麻醉深度。予咪达唑仑 2mg、舒芬太尼 50μg、依托咪酯 14mg、罗库溴铵 60mg 后，可视喉镜下置入 37# 左 DLT，其间循环稳定。

4. 术中管理

（1）CPB 前：单肺通气（TV 400ml，f 12 次 / 分，Ppeak 17cmH$_2$O），七氟烷、舒芬太尼、哌库溴铵维持麻醉深度，去甲肾上腺素 0.05μg/（kg·min）维持循环稳定。右心漂浮导管测得 PAP 51/10mmHg，PCWP 24mmHg。

（2）CPB：经左股动静脉穿刺插管建立体外循环，体外循环高钾及心外膜电极快速起搏引颤，体温降至 28℃，低温心室颤动不停跳，冰帽脑保护，监测脑氧饱和度 L68%/R69%，监测血气维持内环境稳定。

（3）启动 LVAD：NO（20ppm）吸入以控制可能的肺动脉高压，以转速 2000 转/分启动 LVAD（型号规格：HeartCon）后逐步调整至合适（停机前 2300 转/分），经食管超声心动图持续确认全心充盈好，左右心容量平衡；同时体外循环确认回流室中血量充足。左、右心房测压（PCWP、CVP），保证 LAP（PCWP）至少比 CVP 高 3mmHg，避免抽吸现象。本例患者测得 PCWP 18mmHg，CVP 7mmHg，左心室内径指数 30mm/m^2。

（4）停机：除颤复律，肾上腺素 0.03μg/（kg·min）+ 多巴酚丁胺 5μg/（kg·min）+ 米力农 0.3μg/（kg·min），复温，减流量缓慢停止 CPB，增加 LVAD 流量。由左心室、CPB、LVAD "三心" 并行平稳过渡至左心室和 LVAD 的 "双心" 工作。停机时 2400 转/分，并持续保持 LAP 比 CVP 至少高 3mmHg。

（5）CPB 后：MAP 70～75mmHg［NE 0.08μg/（kg·min）］，HR 85～95 次/分［肾上腺素 0.03μg/（kg·min），多巴酚丁胺 5μg/（kg·min），米力农 0.3μg/（kg·min）］，CO 7.6L/min，CI 4.1L/（min·m^2），SV 64ml，SvO$_2$ 88%。鱼精蛋白充分中和肝素，予人纤维蛋白原 2g、凝血酶原复合物 800U、因子Ⅶ 2mg 分次静脉滴注，ACT 74～99s，监测 TEG 正常范围内（R 0.2，K 1.7，MA 56.8），胶体渗透压 17.2mmHg。TEE 评估泵头位置无明显变化，装置运行稳定后返回 ICU。

手术时间 9 小时，低温 CPB 225 分钟，心室颤动 143 分钟。术中血气分析指标见表 28-1。术中入量：晶体液 2450ml，20% 白蛋白 250ml，红细胞 6U、血浆 1000ml、血小板 1U，自体血回输红细胞 644ml；出量：出血 500ml，尿量 1800ml。

表 28-1　患者术中血气分析指标

时间点	FiO$_2$（%）	pH	PaCO$_2$（mmHg）	PaO$_2$（mmHg）	K$^+$（mmol/L）	Ca^{2+}（mmol/L）	Glu（mmol/L）	Lac（mmol/L）	HCO$_3^-$（mmol/L）	BE（mmol/L）	Hb（g/L）
入室	100	7.375	38.7	252	4.1	1.18	6.0	1.2	22.6	−2.3	115
CPB 前	100	7.318	44.3	286	4.6	1.20	5.8	1.1	21.5	−3.5	110
CPB 后	100	7.368	35.6	128	3.8	1.05	9.6	2.2	21.7	−3.2	79
出室前	50	7.378	36.6	136	4.5	1.16	9.5	3.6	21.0	−3.3	87

5. 术后转归

术后第 14 天因撤机困难，行气管切开术。术后第 19 天转回病房，予对症治疗，包括每日持续评估心脏容量及主动脉瓣开放情况、予肠内营养支持、康复科指导康复锻炼等。术后第 44 天因感染再次转入 ICU，2 天后控制稳定转回病房。术后第 79 天出院，出院前 3 周拔除气切导管。目前定期门诊随访，一般状况良好，静息情况下无症状，每日步行 3～4km，可上 2 层楼，出入量平衡，精神可。BP 89/67mmHg，HR 76 次/分，双肺呼吸音清。LVAD 功能正常。复查超声心动图示 LVEF 31%，LVEDD 58mm，主动脉瓣 1∶1 开放。

四、病例总结（Take home message）

　　5%～10% 的心力衰竭患者进展为终末期心力衰竭，此阶段患者死亡率明显升高。LVAD 从最初的由心脏移植前过渡治疗或候选前过渡治疗逐渐扩展到永久性支持治疗。LVAD 被证实能够延长终末期心力衰竭患者的生存期，并改善其生活质量。目前使用最新一代 LVAD 的患者 2 年生存率超过 80%，接近心脏移植后的早期生存率。LVAD 植入术的主要适应证为终末期心力衰竭，INTERMACS 分级 1～4 级的患者。根据 2021 年 ESC 指南，可能获益于 LVAD 植入的患者为：尽管接受了最佳的药物和装置植入治疗，依然存在严重的心力衰竭症状，同时不合并严重的右心室功能障碍和/或严重的三尖瓣反流，具有稳定的心理社会背景，且至少符合以下情况之一：① LVEF＜25%，无法耐受体力活动或 peak VO$_2$＜12ml/（kg·min）和/或＜50% 预测值。②无明显诱因 12 个月内因心力衰竭住院≥3 次。③依赖静脉注射正性肌力药物治疗或临时的机械循环支持。④灌注减少引起的进行性终末器官功能障碍（肾功能和/或肝功能恶化、Ⅱ型肺动脉高压、心脏恶病质）。LVAD 的主要禁忌证包括：不能长期口服抗凝药物治疗、感染、严重的肾功能不全及室性心律失常等。

　　LVAD 患者的围术期管理依赖于多学科合作。术前优化侧重于积极纠正加重心力衰竭的诱因，提高心输出量，减少液体潴留。术中麻醉管理要点为维持血流动力学稳定，确保左右心功能匹配、心脏容量恰当，保证重要脏器灌注，加强凝血功能监测。术后仍需长期随访，维持心功能稳定，预防相关并发症。

　　本例难点主要为二次开胸手术，既往左心室重建术后，左侧胸骨旁肋间入路，流出管道吻合于降主动脉。预计手术难度较大，时间较久。术中除常规心脏手术检测外，使用 DLT 行双肺隔离，Swan-Ganz 导管置入监测右心功能。停机时需心外科、麻醉科、超声、体外循环等多方密切配合。

五、专家点评（Attending's comments）

　　（1）本例为我院第 1 例 LVAD 植入手术，术前心外科、麻醉科、体外循环团队、ICU 和手术室团队完成围术期相关培训，术中密切配合，充分沟通。

　　（2）本例患者为二次手术，存在粘连，采用左侧胸骨旁肋间入路视野较为受限，且心尖位置确定存在困难。流出道吻合至降主动脉，术中因膈神经损伤还进行了膈肌折叠术，增加了停机后止血的困难。术后也因为胸腔渗出较重，影响肺功能的恢复。

（3）停机启动 LVAD 时，应避免左心室过度卸载，此时 TEE 实时严密监测左心室容量负荷，防止抽吸发生。

（4）吸入一氧化氮和磷酸二酯酶 -3 抑制剂（如米力农）应考虑用于右心室功能障碍的治疗。术后因 LVAD 协助左心室功能，在转速稳定容量充足的情况下，应更多关注右心的功能。

（5）血液保护及出凝血功能的纠正也是手术中需要特别关注的。

六、关键词（Keywords）

射血分数减低的心力衰竭（heart failure with reduced ejection fraction，HFrEF）

左心室辅助装置（left ventricular assist device，LVAD）

终末期心力衰竭（advanced heart failure）

左心室射血分数（left ventricular ejection fraction，LVEF）

NYHA 分级，美国纽约心脏病学会（New York Heart Association）心功能分级

INTERMACS 分级，机械辅助循环支持的机构间登记（The Interagency Registry for Mechanically Assisted Circulatory Support）分级

参考文献

[1] MCDONAGH T A, METRA M, ADAMO M, et al. 2021 ESC guidelines for the diagnosis and treatment of acute and chronic heart failure [J]. Eur Heart J, 2021, 42(36): 3599-3726.

[2] HEIDENREICH P A, BOZKURT B, AGUILAR D, et al. 2022 AHA/ACC/HFSA guideline for the management of heart failure: a report of the American College of Cardiology/American Heart Association joint committee on clinical practice guidelines [J]. Circulation, 2022, 145(18): e895-e1032.

[3] 中国心室辅助装置专家共识委员会. 中国左心室辅助装置候选者术前评估与管理专家共识（2023 年）［J］. 中国循环杂志，2023，38（8）：799-814.

（于春华　赵梦芸）

病例 **29**

中年女性患者行胸腔镜辅助下前纵隔肿瘤切除术的麻醉管理

一、病例汇报（Case presentation）

患者，女性，56 岁。

主诉：体检发现纵隔占位 3 周。

现病史：患者 3 周前体检行胸部 CT 发现前纵隔肿物，偶有胸闷，无呼吸困难、咳嗽等不适。无乏力、眼睑下垂、肌无力、胸骨压痛等不适。为求进一步诊治就诊我院，查 PET/CT 提示右侧前中纵隔见放射摄取异常增高的软组织密度占位，边缘尚清楚，周围组织局部受压，最大截面约 4.6cm×6.9cm。纵隔（4R 区）见放射性摄取稍高的小淋巴结影，伴钙化，右肺中叶条索影，放射性摄取未见增高。考虑前中纵隔胸腺区肿物，符合手术指征，现为求进一步诊治入我院。

既往史：既往体健，无高血压、糖尿病、冠心病等病史。

体格检查：身高 160cm，体重 65kg，BMI 25.4kg/m^2。神志清，对答切题，一般情况可。双肺呼吸音清。

辅助检查：胸部 CT：右前纵隔见团块状软组织密度影，较大截面 6.8cm×4.7cm，与纵隔胸膜、心包及右心房关系密切（图 29-1）。肺功能：最大呼气流速、肺容积及弥散功能正常。超声心动图：主动脉瓣退行性病变。

术前诊断：右前纵隔肿物。

拟行手术：电视胸腔镜辅助下前纵隔肿物切除术。

拟行麻醉：全身麻醉。

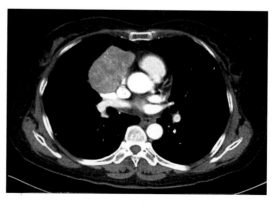

图 29-1　胸部 CT

二、管理难点 / 临床挑战（Bullet points）

（1）术前评估：前纵隔肿物的占位效应。

（2）手术过程中的循环管理。

（3）膈神经离断对术后拔管的影响。

三、讨论（Discussion）

1. 前纵隔肿物的分类、占位效应及麻醉评估要点

前纵隔是成人纵隔肿物最常见的部位，最常见的肿物有胸腺瘤、畸胎瘤、生殖细胞肿瘤、淋巴瘤和甲状腺组织。纵隔肿物可能是行普通胸片或高级影像学检查（如CT或MRI）偶然发现。如有症状，可能是纵隔异常的直接占位效应所致，或是疾病的全身效应所致。一般恶性病变引起症状的可能性更大。其纵隔占位效应主要是肿块直接侵犯或压迫纵隔正常结构而产生的多种症状，包括咳嗽、喘鸣、咯血、呼吸急促、疼痛、吞咽困难、声音嘶哑、血管受压所致面部和 / 或上肢肿胀（如上腔静脉综合征）、心脏压塞或心脏受压所致低血压、交感神经链受累所致 Horner 综合征。还有伴发其他全身效应，如发热、盗汗和体重减轻等，可见于淋巴瘤，也可能由多种副肿瘤综合征所致，如胸腺瘤带来的重症肌无力。为制订患者的麻醉方案，麻醉医师需评估患者的病史、体格检查结果、当前的活动耐受性，以及回顾关于肿物位置和病理特征的影像学检查和其他检查结果，还必须了解拟行的手术操作。术前体格检查应重点关注与占位效应有关的征象，患者如有呼吸过速、呼吸困难、声音嘶哑、咳嗽、喘鸣或咯血等症状，需评估这些征象的严重程度、加重因素及减轻症状和体征的动作。如有面部和 / 或上肢水肿，则提示有较大肿块导致上腔静脉阻塞，即上腔静脉综合征。如有低血压，则提示可能存在心脏受压或心脏压塞。此外，应审视现有的影像学检查结果，以评估纵隔肿物与气道、肺、心脏和大血管的关系。由于影像学检查是在患者清醒时进行，故结果未必能预测麻醉诱导期间和其后发生的变化。可提供的影像学检查包括放射性核素检查，以及针对胸部、心脏和脊柱的胸片、CT 和 MRI。针对手术方式，前纵隔肿物的患者可能接受诊断性（如活检）或治疗性操作（如切除）。这些操作所需的麻醉深度不等，既可以用镇静和监护麻醉下局部麻醉，也可以用全身麻醉。术前有必要就手术方案进行讨论，以使制订的麻醉方案包含恰当的气道管理策略、血流动力学监测方法和应对血流动力学损害或出血的准备措施。

2. 术前评估

本例患者可平卧，无压迫感，可评为"无症状"，患者纵隔肿瘤全身麻醉安全分

层，即"A（安全）"。

3. 麻醉预案

建立外周大口径静脉通路，建立常规监测，常规诱导后气管内置入 35# 左双腔管，建立有创动脉压监测，术中体温保护。术中密切关注外科操作对循环的影响，肺隔离期间关注气道压的变化，监测血气变化，关注出入量变化。

4. 麻醉诱导

患者入室 BP 128/65mmHg，HR 75 次/分，RR 12 次/分，SpO$_2$ 100%。开放右上肢外周静脉通路，常规监护，面罩吸氧，诱导药物给予芬太尼 100μg、丙泊酚 120mg、罗库溴铵 50mg，待药物充分起效后经口可视喉镜下管芯辅助置入 35# 左双腔管，过程顺利，Cormack-Lehane 分级 I 级，一次成功，置管深度 29cm，纤支镜确认位置后固定双腔管。

5. 麻醉维持

静吸复合全身麻醉，吸入七氟烷维持 MAC 0.8～1.0，瑞芬太尼 0.05～0.1μg/(kg·min)，术中芬太尼、罗库溴铵间断推注，去氧肾上腺素泵注维持血压 100～120/60～70mmHg。单肺通气的呼吸参数：吸入氧浓度 70%～100%，TV 4～6ml/kg，呼吸频率 12～16 次/分，PEEP 5cmH$_2$O，间断膨肺。

6. 术中管理

术中可见前纵隔肿瘤向右侧上肺门生长挤压，紧邻右上肺静脉，压住右侧膈神经，血运丰富。局部膈神经与肿物关系紧密，予以离断膈神经并进行端端吻合。肿物下方心包与之粘连非常紧密，遂打开心包切除受侵心包组织一块（大致位于右心耳附近），范围约 6cm×5cm。手术时间共 4 小时 20 分钟，术中晶体液用量 2100ml + 胶体液 500ml，出血 200ml，尿量 2000ml，术中镇痛共使用芬太尼 350μg + 羟考酮 7mg，最终血气分析：pH 7.352，PCO$_2$ 45mmHg，PO$_2$ 110mmHg，BE −0.3mmol/L，Lac 2.2mmol/L，Hb 137g/L。术后拔管时患者可遵嘱，潮气量及呼吸频率满意拔管。

7. 术后转归

术后第 1 天患者诉活动后切口疼痛，轻度气短，查体右肺呼吸音粗，较对侧减低。术后第 2 天疼痛缓解，床边复查胸片双肺膨胀满意，拔除胸腔引流管，患者下地活动及咳嗽、咳痰可。术后第 3 天未诉不适，复查胸片双肺膨胀，无积气、积液。术后第 4 天患者顺利出院。

四、病例总结（Take home message）

对于前纵隔肿物手术的麻醉管理，首先最重要的是完善麻醉前评估，按需提前进行多学科会诊以确定最佳的诊断和治疗方法。肿物的占位效应主要是对于气道及心血管功能的影响。气道占位效应有可能在麻醉诱导期间加重，麻醉维持期间也可发生气道梗阻，原因包括手术损伤气道、压迫致占位效应改变、气管软化致气道塌陷等。麻醉诱导期间可能会发生心血管衰竭，原因包括体位改变致占位效应变化（如压迫大血管）、麻醉诱导药物的血流动力学影响，在麻醉维持期间，患者可能因为占位效应变化、手术压迫或大血管结构的出血性损伤而发生血流动力学不稳定。我们需要根据肿块的大小和位置及计划的手术操作制订相应的麻醉管理方案。全身麻醉诱导和维持期间的气道管理策略包括做好控制困难气道的准备，如果患者不能耐受仰卧位，可保持坐直位，使用纤支镜进行清醒插管，选择合适的气管导管，使用吸入诱导来维持自主通气，在麻醉诱导之后发生呼吸功能受损时，立即采用纤支镜来评估，如果在麻醉诱导或维持期间发生完全气道损伤，则对远端气道进行直接外科插管来实现跨术野通气。极其少数的高危患者可体外循环建立后再麻醉诱导。注意进行麻醉诱导时，外科医师必须在场，以防紧急开胸。全身麻醉诱导和维持期间的血流动力学管理策略可包括麻醉诱导前完成大孔径静脉通路开放和动脉置管，若存在上腔静脉综合征，则采用下肢大孔径静脉通路。诱导期间维持症状最轻微的体位（通常为坐位或侧卧位）。使用对血流动力学影响最小的诱导药物，如依托咪酯。优化容量状态。必要时给予正性肌力药和/或血管升压药。使用能快速调整剂量以尽量减少血流动力学影响的短效麻醉药。提前联系血库以应对出血，必要时使用快速输血装置。术后苏醒和拔管可采用在患者处于"深度麻醉"状态时拔管，以避免咳嗽及随之而来的出血和气道漏气，尤其是对于有气管软化或气管支气管切除与再吻合的患者。若可清醒拔管，需完全逆转肌松，避免苏醒期呛咳。在拔管之前，可使用纤支镜进行检查，还需警惕复张性肺水肿、气管软化塌陷、膈神经损伤等。

五、专家点评（Attending's comments）

纵隔占位因其特殊的解剖位置，麻醉医师尤其需警惕气道、心脏及大血管的受压情况，麻醉计划应在和外科医师就手术方式、估计出血量、术中出现各种并发症的可能性及严重性等情况充分沟通后制订。根据患者的病情个体化涉及气道管理及循环监测等方案，同时警惕由于压迫、手术损伤等造成的术后并发症。多数纵隔肿瘤需要在全身麻醉下手术切除，手术体位根据肿瘤的位置和大小确定，平卧或半侧卧。体位相关症状的患者可能仰卧困难，因此有时需要在半坐位或坐位下诱导，全身麻醉后压迫症状可能会进一步加重，为了减轻气道或心血管压迫，可能需要患者侧卧位、半坐位，甚至俯卧位，必要时可参考患者术前较舒适的体位，同时要确保做好随时能够帮助患者更换的准备。此外，必须做胸部 CT 平扫，以精确评估肿瘤大小、与周围结构的关系及相关气道直径，以协助制订麻醉及插管方案。CT 结果示气管横截面受压超过 50% 一般会出现症状，同时围术期并发症发生概率也会增加。呼吸系统相应的压迫症状可在全身麻醉后加重，甚至在术中出现危及生命的通气困难，因此需要麻醉医师术前谨慎评估，因肿瘤可能压迫气管使常规型号气管导管难以通过，需准备多种型号的导管。如有可能，应尽量术前应用化疗、放疗等治疗手段缩小肿瘤体积以减轻梗阻，可降低术后呼吸系统并发症。患者术前症状可提示相关的受压结构：头颈部静脉充盈及中枢神经系统症状如头痛、视力障碍等提示上腔静脉综合征；直立位到仰卧位如果出现明显的血压下降，提示右心室充盈或流出道梗阻；直接的心肌受压可出现心律失常、舒张期充盈受限甚至心脏压塞、晕厥的症状，如出现心包积液更应该提高警惕。临床表现或 CT 结果提示心脏或大血管受压，需要行超声心动图检查来监测心脏受压情况、测量心包积液、评估心功能，预测围术期血流动力学情况。全身其他特殊情况：患者如伴有食管受压可出现吞咽困难，需评估术前营养状况；肿瘤侵犯喉返神经可出现声音嘶哑，如侵犯膈神经可出现呼吸困难，可能影响术后拔管。此外，患者还可合并一系列原发病引起的系统症状，如淋巴瘤相关免疫功能异常、贫血、营养不良；甲亢相关基础代谢率升高、甲亢性心肌病、心动过速、心房颤动、重症肌无力相关肌无力表现等，均需要在术前进行评估和改善。对于一般患者，越早拔除气管导管越有利于早期恢复。机械通气时间延长可增加急性肺损伤、肺部感染、支气管残端破坏、支气管胸膜瘘等术后并发症。但建议对于巨大纵隔肿瘤患者，拔除气管导管前，应评估患者自主呼吸状态，并利用床旁超声评估膈肌运动情况。综合考虑术前评估及手术操作情况，必要时将患者保留气管插管转送至 ICU 继续呼吸支持治疗。术后出血或气道损伤需要紧急干预（如高级气道控制、大量输血）和 / 或立即送返手术室。

六、关键词（Keywords）

前纵隔肿物（anterior mediastinal mass）

电视辅助胸腔镜手术（video-assisted thoracoscopic surgery，VATS）

双腔管（double-lumen endotracheal tube，DLT）

参考文献

[1] HARTIGAN P M, KARAMNOV S, GILL R R, et al. Mediastinal Masses, Anesthetic Interventions, and Airway Compression in Adults: A Prospective Observational Study [J]. Anesthesiology, 2022, 136(1): 104-114.

[2] TAN J C, LIN P S, HE L X, et al. Anesthetic management of patients undergoing mediastinal mass operation [J]. Front Surg, 2022, 28(9): 1033349.

[3] 张明珠，娄志超，申乐，等. 巨大纵隔肿瘤切除术患者围术期麻醉管理与 ERAS 建议流程［J］. 中华麻醉学杂志，2017，37（9）：1037-1042.

[4] LASALA J, PURUGGANAN R. Anesthesia for patients with an anterior mediastinal mass [DB/OL]. Beijing: Wolters Kluwer UpToDate. (2024-06-28). https://www.uptodate.com/contents/anesthesia-for-patients-with-an-anterior-mediastinal-mass.

（李　虹　王　燕）

病例 30

胸腹主动脉瘤患者行腔内隔绝术的麻醉管理

一、病例汇报（Case presentation）

患者，男性，65 岁。

主诉：间断腹痛 1 月余，发现腹主动脉瘤 10 天。

现病史：患者 1 月余前无明显诱因出现间断上腹痛，伴左侧腰痛，VAS 评分 4 分，发作不规律，每次发作持续约 1 小时可自行缓解，无恶心、呕吐、腹泻等不适。10 天前外院主动脉 CTA 考虑腹主动脉瘤，最大径 5.2cm。1 周前疼痛逐渐加重，无发热、寒战等不适，就诊于我院急诊，完善腹主动脉超声提示腹主动脉中段及远段瘤样扩张，长约 15.8cm，横截面最宽处约 4.8cm，下端达髂总动脉分叉处，远段管腔可见低回声附着，厚约 1.5cm，长约 4.7cm；主动脉 CTA 提示腹主动脉瘤伴附壁血栓形成，瘤颈扭曲严重。遂以腹主动脉瘤收入抢救室，予禁食水、补液、抑酸、降压等治疗。

既往史：高血压病史 2 年，BP_{max} 160/90mmHg，硝苯地平 30mg qd、替米沙坦 80mg qd 降压治疗，BP 控制在 120/90mmHg 左右；陈旧性脑梗死，遗留口齿不清，无饮水呛咳、肢体活动不良等其他不适。

个人史：吸烟 40 余年，30 支 / 日，饮酒 40 余年，每日 2 ~ 8 两（100 ~ 400g）。其余无特殊。

体格检查：身高 175cm，体重 65kg，BMI 21.2kg/m^2。HR 75 次 / 分，BP 135/73mmHg，RR 18 次 / 分，SpO_2 100%，神志清，E4V5M6。心肺无特殊，腹部偏右可触及搏动性包块，全腹无压痛、反跳痛、肌紧张。气道评估未见明显异常。

辅助检查：血常规：WBC 8.09×10^9/L，RBC 4.37×10^{12}/L，Hb 145g/L，PLT 293×10^9/L；血气分析：pH 7.41，PCO_2 39mmHg，PO_2 69mmHg，cLac 1.0mmol/L，$cHCO_3^-$ 24.4mmol/L；主动脉 CTA（图 30-1）：腹主动脉瘤伴附壁血栓，双侧髂总动脉瘤，最宽处 5.3cm，腹腔干起始处中度狭窄，左肾动脉起自主动脉迂曲处，管腔中度狭窄，左肾双支肾动脉，右肾动脉管腔轻 - 中度狭窄；胸部 CT：双肺肺气肿，双肺多发淡

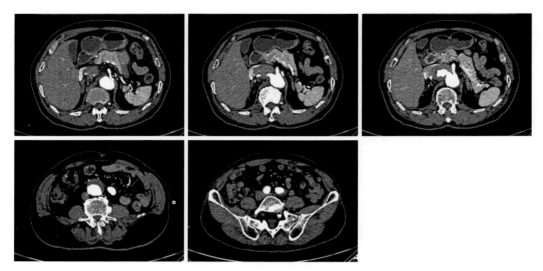

图 30-1　术前主动脉 CTA

片索条影，双肺下叶散在微小结节。

术前诊断：胸腹主动脉瘤，双侧髂总动脉瘤；高血压；陈旧性脑梗死；双肺肺气肿。

拟行手术：腔内胸腹主动脉瘤修复术，备开腹胸腹主动脉瘤修复术。

拟行麻醉：全身麻醉。

二、管理难点／临床挑战（Bullet points）

（1）术中大失血的麻醉管理：病变范围大，可疑分支血管受累，预计手术范围大，可能涉及分支血管重建，手术技术难度大，手术操作时间长，术中大失血风险高。

（2）胸腹主动脉瘤修复术的麻醉管理。

（3）合并肺气肿患者的保护性肺通气策略。

三、讨论（Discussion）

1. 胸腹主动脉瘤分型

胸腹主动脉瘤（TAAA）指同时累及主动脉胸腔段和腹腔段的动脉瘤，约占所有主动脉瘤的 10%，目前 TAAA 采用公认的 Crawford 分型：Ⅰ 型动脉瘤从左锁骨下动脉开口远端扩展至肾动脉以上；Ⅱ 型累及范围最广，从锁骨下动脉到主髂动脉分叉处；Ⅲ 型累及远端胸主动脉并延伸至主髂动脉分叉处；Ⅳ 型仅限于膈下主动脉，大部分或全部腹主动脉受累；Ⅴ型从胸主动脉远端向下延伸，终止于肾动脉上方。Ⅳ型虽未累及降主动脉胸腔段，但手术同样需要胸腹联合切口，故将其作为胸腹主动脉瘤的一种。

按腹主动脉瘤与肾动脉、内脏动脉的相对关系，将腹主动脉瘤分为肾下型（最常见，超过 90%）：动脉瘤上缘至肾动脉距离≥1cm；近肾型：动脉瘤上缘至肾动脉距离<1cm；肾上型：至少累及一侧肾动脉甚至肠系膜上动脉，但不累及腹腔干，手术入路的选择与Ⅳ型 TAAA 相似，需要胸腹联合切口，腹膜后入路。

2.　胸腹主动脉瘤手术方式

TAAA 修复术主要有 3 种：腔内修复术、开放修复术和杂交手术。腔内修复术是运用覆膜支架等移植物锚定于动脉瘤近、远端的正常血管壁，充分封闭隔绝瘤腔，使血液无法进入动脉瘤囊内，从而避免瘤体进一步扩张和破裂。开放修复术的经典术式为动脉瘤切除＋人工血管移植术，需要胸腹联合切口，手术创伤大，手术时间长，对多系统器官都存在直接且即刻的风险。腔内修复术远期疗效和开放修复术类似，围术期并发症发生率和死亡率均低于开放手术，但腔内修复术对解剖结构要求较高。存在广泛内脏累及、有多种并存疾病的动脉瘤患者多数需要进行杂交手术。

3.　胸腹主动脉瘤手术风险

腔内修复术相关并发症如下。

（1）低血压：急性主动脉破裂、造影剂过敏、大动脉阻断时间长、开放时酸性代谢物质进入循环、凝血功能障碍导致的穿刺或切开部位的大量失血均可能造成术中和术后低血压，加之存在术中主动脉破裂可能，术前需做好液体复苏准备，建立静脉通路、有创动脉压监测、中心静脉压监测，备血管活性药物和异体血制品。

（2）肾功能损伤：围术期肾功能损害常表现为术中少尿，术后肌酐明显升高，严重者需长期透析治疗；术中造影剂的使用、肾动脉附近操作导管和导丝导致栓子碎片脱落、移植物肾上固定端卡压肾动脉口，均会增加肾脏并发症发生风险，术前肾功能不全亦是肾脏不良事件发生和死亡率增加的危险因素；术中应避免长时间低血压，保持肾脏灌注，尽量减少造影剂的使用或使用对肾功能影响较小的造影剂。

（3）脊髓缺血：造成神经系统功能受损甚至永久性截瘫是严重的术后并发症，覆膜支架的长度和手术时间延长是造成脊髓缺血的危险因素。

相对于腔内修复术，开放修复术的手术风险明显增加，开放修复术的经典术式是动脉瘤切除＋人造血管移植术，主动脉的钳闭和开放是术中关键步骤，术中管理不当，则有可能出现剧烈的血流动力学波动。具体来说，主动脉阻断后，由于血容量重新分布，阻断以上的部位动脉血压、静脉血容量增加，心脏前后负荷和心肌氧耗增加，发生心内膜缺血、心律失常和心力衰竭的风险也明显增加；阻断以下的部位，由于器官灌注压下降，可引起肾脏灌注不足、肾损伤，腹腔脏器灌注不足、肠缺血，甚至脊髓缺血，造成永久性瘫痪；主动脉开放后，最直观和最直接的表现是低血压，由于外周血管阻力降低、血液重新分配、中心血容量不足，远端器官缺氧介导的血管舒张，加之患者本身可能存在一定程度的低血容量，则可出现严重的低血压。另外，由于主动脉阻断导致的缺血缺氧，患者还可能存在代谢性酸中毒，低血压和代谢性酸中毒又可进一步加重脊髓缺血。

无论是腔内修复术还是开放修复术，无论是主动脉阻断还是主动脉开放，都可能存在脊髓低灌注，进而引起脊髓缺血、截瘫。如何预防脊髓缺血是此类患者围术期管理的重中之重。目前关于脊髓保护主要包括以下措施：①提高脊髓灌注压，脊髓灌注压＝平均动脉压－脑脊液压力或中心静脉压，从这个公式可以看出，要想提高脊髓灌注压，有两种方式：一是在心脏能耐受的范围内尽可能地提高平均动脉压；二是降低脑脊液压力，可以通过脑脊液引流来实现，需要注意引流不可过快，避免增加脑疝风险。②和外科医师沟通，术中建立转流或分流以维持远端灌注。③糖皮质激素的使用、低体温策略、术中神经功能监测也有一定的脊髓保护作用。

4. 修复术围术期麻醉管理

（1）术前评估：虽然腔内修复术相关围术期并发症和死亡率低于开放修复术，但术中有一定可能要中转开放性手术，因此应按照开放性手术的要求对患者进行术前评估和准备。术前需详细了解患者的病变范围，拟行的手术方式、手术范围及潜在的手术风险，大多数接受动脉瘤修复术的为老年患者，可能合并心血管疾病、慢性阻塞性肺疾病、肾功能不全等多种基础疾病，以及长期大量吸烟、饮酒史，术前还需仔细进行脏器功能评估和气道评估。

本例患者术前影像学检查符合 Crawford Ⅳ型 TAAA，肾上型腹主动脉瘤，存在可疑分支血管受累，最大修复范围拟从腹腔干至双侧髂总动脉，具体手术计划：大动脉造影，胸腹主动脉瘤腔内修复术，根据术中造影结果决定是否进行分支动脉重建及具体的重建方式，本例患者主动脉迂曲、马蹄肾；动脉瘤颈严重扭曲，可疑分支动脉受累，腔内修复难度大，若术中腔内修复失败或造影结果提示不适宜行腔内修复术，则可能中转开放手术治疗。

脏器功能评估方面：心血管系统方面，合并高血压（2级），术前血压控制在140/90mmHg 左右，NYHA 分级Ⅰ级，活动耐量＞4METs，术前心电图和超声心动图未见明显异常；呼吸系统方面，术前影像学检查提示双肺肺气肿，近胸膜处多发肺大疱，存在气胸风险；神经系统方面：陈旧性脑卒中，遗留口齿不清，无饮水呛咳、无肢体活动不良，头颅 MRI 提示左侧丘脑、左侧基底节区多发腔梗；双侧脑室周围、放射冠、半卵圆中心多发缺血性改变，术中需注意维持一定的脑灌注，警惕围术期脑血管事件的发生；术前肾功能及其他脏器功能未见明显异常。

气道评估：张口度＞3 横指，Mallampati 分级 II 级，甲颏距＞6.5cm，未见明显异常。

（2）麻醉计划：①麻醉方式，全身麻醉。②通路及监测，有创动脉压监测、大口径外周静脉通路、中心静脉通路、体温监测、目标尿量＞0.5ml/（kg·h）、血气分析。③脊髓保护方面，为预防术后出现脊髓缺血，术前考虑腰大池置管引流术。④若为腔内修复术：密切监测术中血压，避免血流动力学的剧烈波动，血压过高会导致动脉瘤破裂，血压过低会引起组织器官灌注不足。在覆膜支架释放时可适当控制性降压，减轻动脉血流对覆膜支架的冲击，避免支架移位，以及降低心脏一过性后负荷剧烈升高。⑤若术中中转开放修复术，a.主动脉阻断前管理：维持血压于基线值或 ±20%；控制心室率；阻断前维持相对低血容量。b.主动脉开放前准备工作：逐渐增加容量以提高前负荷；适当减浅麻醉；备血管活性药物。c.主动脉开放后管理：适当给予容量负荷或血液制品；必要时使用血管活性药物；逐渐开放阻断钳避免血流动力学剧烈波动；若出现严重低血压可考虑重新阻断并再次评估；增加每分通气量维持 $P_{ET}CO_2$ 于正常范围，维持电解质平衡，纠正凝血功能障碍。

（3）术中麻醉管理：①麻醉诱导，丙泊酚 150mg + 芬太尼 100μg + 罗库溴铵 50mg。②气管插管，麻醉状态，可视喉镜插管，一次成功。③麻醉维持，七氟烷 + 瑞芬太尼、芬太尼。④术中管理，a.维持血压 ±20%。b.目标导向液体治疗，根据血压、PPV、尿量、出血量等。c.术中使用小潮气量，保护性肺通气。d.术中体表加温治疗及输液加温治疗。e.术中出入量，出血少量，尿量 900ml，入量 2600ml。

（4）手术方式：双侧股动脉穿刺入路，左侧腋动脉切开入路，腹主动脉瘤腔内修复术，肾动脉平行支架重建术，双侧股动脉缝合术，左侧腋动脉修复术。

（5）术后转归：术毕拔管，安返病房，术后第 4 天顺利出院。

四、病例总结（Take home message）

TAAA 修复术手术时间长，创伤大，手术风险高，术前需与外科医师密切沟通，详细了解手术方式、手术范围，制订详细的麻醉计划。

TAAA 修复术术中管理应着重避免血流动力学剧烈波动，血压过高会引起动脉瘤破裂，血压过低会导致器官灌注不足，引起缺血性事件。

脊髓缺血、永久性截瘫为 TAAA 修复术灾难性的并发症，术中应注意脊髓保护。

五、专家点评（Attending's comments）

本例患者最终接受动脉瘤腔内隔绝＋肾动脉平行支架重建术。主动脉腔内治疗是通过外周动脉入路（通常是股动脉），经造影定位后，导入合适的支架，覆盖于病变区域达到隔绝效果。麻醉方式以全身麻醉为主，术前需对患者合并症及主动脉病变情况进行详细评估。全身麻醉的药物选择和用量以避免血压明显波动为主要目的。术中行有创动脉压监测，一般维持血压在基线的 ±20%，同时避免高血压，以防引起动脉瘤破裂。术中对阿片类药物需求较低，按需追加肌松药，在放置模块化移植物组件时必须避免体动，动脉血流的前向冲击，覆膜支架会向远心端漂移，装置展开时，可通过适当加深麻醉或使用短效血管活性药物适度降低血压。术中通过间断暂停呼吸可提高造影质量，此时可通过及时调整呼吸参数，增加吸入氧浓度，避免 CO_2 蓄积。主动脉腔内治疗手术术中出现隐性失血较难发现。术中出现明显循环波动或血红蛋白明显下降时，应及时考虑隐性失血的可能性。对高危患者应采取相应预防措施、加强围术期监测，降低围术期肾功能不全、脑卒中、脊髓缺血等并发症风险。

六、关键词（Keywords）

胸腹主动脉瘤（thoracoabdominal aortic aneurysm，TAAA）

腔内修复术（endovascular aortic repair）

开放修复术（open surgical repair）

脊髓损伤（spinal cord injury）

脊髓保护（spinal cord protection）

参考文献

[1] 中华医学会外科学分会血管外科学组，郭伟，陈忠，等. 腹主动脉瘤诊断和治疗中国专家共识（2022 版）[J]. 中国实用外科杂志，2022，42（4）：380-387.

[2] 中华医学会心血管病学分会大血管学组，中国医师协会心血管内科医师分会指南与共识工作委员会. 胸主动脉腔内治疗围术期管理中国专家共识 [J]. 中华医学杂志，2019，99（32）：2489-2496.

（龚亚红　胡　媛）

病例 31

主气道血管球瘤患者行气管隆突重建术的麻醉管理

一、病例汇报（Case presentation）

患者，男性，65 岁。

主诉：痰中带血 3 周。

现病史：患者约 3 周前无明显诱因出现痰中带血，半月前外院 CT 发现主气管下段占位及双肺多发肺结节，2 周前外院胸部 CT：两侧胸廓对称，两肺支气管管壁增粗，双肺可见多发结节，部分磨玻璃结节，长径约 5mm，边界清。两侧肺门结构清晰，气管下段后壁可见软组织密度结节影，跨气管壁内外，向下累及气管隆突，突向左主支气管内，病灶与邻近食管分界不清，大小约 24mm×18mm，相应管腔略狭窄。外院支气管镜：气管隆突至隆突上第一软骨环水平气管膜部处可见带蒂新生物，阻塞左主支气管，新生物呈分叶状，表面充血水肿，未见溃疡及坏死物，荧光镜下明显粉染，气管隆突未受累，继续进镜见左主支气管近端管腔内新生物突入管腔，周围管壁黏膜尚光滑，左主支气管远端、左肺上叶及下叶支气管黏膜光滑，轻度充血、水肿，未见溃疡新生物，管腔内可见较多白色黏稠分泌物。右肺各叶段支气管开口通畅，黏膜光滑，无明显充血水肿，未见溃疡新生物，荧光镜下末见明显粉染。气管下段新生物取活检 5 块送检。病理提示：血管球瘤。上述病程中患者无胸闷、憋气，无胸痛、无发热等不适。目前考虑患者主气道血管球瘤诊断明确，具有手术治疗指征，现患者为进一步诊治入院。近期患者精神、饮食及睡眠可，大小便正常，体重无明显变化。

既往史：平素身体健康状况一般，否认高血压、冠心病、糖尿病等慢性病史，否认肝炎、结核、伤寒、疟疾等传染病史。30 年前因车祸致右侧锁骨骨折，后于外院行切开复位内固定（内固定未取出），否认其他重大手术、外伤及输血史，否认药物、食物过敏史。预防接种史不详。

体格检查：身高 172cm，体重 76kg，BMI 25.95kg/m²。T 36.5℃，P 75 次 / 分，RR 12 次 / 分，BP 132/62mmHg，SpO_2 98%。右侧锁骨走行皮肤可见陈旧手术瘢痕，余查体无阳性体征。

辅助检查：外院支气管镜检查：气管隆突至隆突上第一软骨环水平气管膜部处可见带蒂新生物，分叶状，表面充血水肿。隆突未受累。左主支气管近端管腔内新生物突入管腔，阻塞左主支气管。左主支远端、左肺上叶及下叶支气管黏膜光滑，右肺各叶段支气管开口通畅。外院病理报告：血管球瘤。我院 CT 平扫 + 气道三维重建：气管分叉上缘偏左见不规则软组织结节影，大小约 21mm×19mm，突向左侧主支气管为主，几乎填充在整个左主支气管开口，其余左侧主支气管通畅。

术前诊断：主气道血管球瘤。

拟行手术：主气道血管球瘤切除术 + 隆突重建术。

拟行麻醉：全身麻醉，单腔气管插管，备喉罩、台上插管、喷射通气设备。

二、管理难点 / 临床挑战（Bullet points）

（1）主气道通气方式的选择。

（2）手术切除吻合方案及如何实现单肺通气。

（3）喷射通气的模式选择和参数设置。

三、讨论（Discussion）

1. 隆突重建术的适应证及特点

隆突重建术是用于治疗气管内肿物（如腺样囊性癌、鳞状细胞癌、血管球瘤等）或肺癌累及隆突的手术方法，根据肿物位置和累及结构可采取端端吻合、端侧吻合、侧侧吻合等方式。该手术操作区域狭窄、吻合技术要求高，因而手术难度较大、术后并发症发生率高。

2. 术前评估

ASA 分级 Ⅱ 级。肿物位于左主支气管，手术计划为右侧开胸以避免主动脉遮挡，完整切除肿物及受累气管环后行侧侧吻合或端侧吻合。麻醉的重点和难点在于主气道通气方式的选择和单肺通气的实施。

3. 麻醉前准备

麻醉方案：全凭静脉麻醉，即芬太尼、丙泊酚、罗库溴铵诱导，丙泊酚 TCI、瑞芬太尼泵注、间断追加罗库溴铵维持。

通气方案：气管插管，台上插管备喷射通气。选择 7# 气管导管，可视喉镜插管至第一道黑线过声门，避免插管过深触碰肿物。单肺通气首选方案为台上插管（备4.5# 和 5# 单腔管、5.5～6.5# 口异型管），备选方案为高频喷射通气设备，其他备用物品包括无菌呼吸回路延长管、呼吸回路、4# Ambu 喉罩、细纤支镜、细吸痰管。

其他方面：使用 BIS 监测麻醉深度，监测有创动脉压，间断测血气，患者自控镇痛用于术后镇痛。

4. 麻醉实施

入室后顺利建立有创动脉压监测，给予利多卡因 40mg、咪达唑仑 1mg、地塞米松 5mg、芬太尼 100μg、丙泊酚 6μg/ml 靶控输注、罗库溴铵 50mg 诱导，可视喉镜下插入 7# 单腔管，深度 20cm，使用纤支镜检查确认导管末端距离肿物及隆突＞2cm。术中使用瑞芬太尼泵注镇痛，间断追加罗库溴铵、调节丙泊酚靶控浓度维持 BIS 在 40～60。手术经右侧开胸，松解游离气管、支气管等主要结构后，弧形切开右主支气管，采用台上插入 5.5# 口异型管至右中间段进行机械通气，测动脉血气：pH 7.386，PO_2 175mmHg，PCO_2 37.2mmHg，FiO_2 100%，历经 40 分钟顺利完成肿物及左半隆突切除。后将上述导管插入左主支气管进行机械通气，对右主支气管与主气道进行缝缩吻合，过程顺利。在对左支气管和气管断口进行吻合时，首先采用了自制加长气管导管插入右中间段，进行常频高频叠加机械通气，查动脉血气：pH 7.37，PO_2 70mmHg，PCO_2 38mmHg，FiO_2 100%。但由于通过术者手动控制导管位置，在维持稳定的通气效果和保证良好的手术视野之间存在矛盾，氧饱和度持续下降，需间断暂停手术、维持氧合。于是改为经口内置入细长吸痰管连接喷射通气装置，对左侧进行高频喷射通气（呼吸频率 160 次 / 分，吸呼比 1∶1.5），避免对术野的遮挡，此时查动脉血气：pH 7.291，PO_2 46.7mmHg，PCO_2 52mmHg，FiO_2 100%。历经 50 分钟顺利实现左侧的吻合，复查血气：pH 7.318，PO_2 57.9mmHg，PCO_2 44.5mmHg，FiO_2 100%。此时大部分吻合已经完成，进行检查修补，于是在主气道采用常频高频叠加通气（常频通气：呼吸频率 15 次 / 分，吸呼比 1∶1，吸气压 1.5bar；高频通气：呼吸频率 700 次 / 分，吸呼比 1∶1，吸气压 0.7bar）。隆突重建完成后，进行止血、冲洗等，此时气道已经恢复完整性，于是进行充分吸痰膨肺后，进行双肺机械通气，术毕前复查血气：pH 7.306，PO_2 175mmHg，PCO_2 45.5mmHg，FiO_2 50%。使用舒更葡糖钠拮抗肌松，待患者意识清醒、呛咳反射恢复，拔除气管导管、动脉置管后返回恢复室。

5. 术后转归

患者术后第 1 天拔除导尿管，可下床活动，自述轻度疼痛；术后第 6 天拔除胸腔引流管，术后第 7 天顺利出院。

四、病例总结（Take home message）

血管球瘤是一种罕见的良性肿瘤，通常位于甲下区或真皮深层，气管内血管球瘤极为罕见，常因气短、咯血及气道梗阻相关症状而被发现。隆突重建术是用于治疗气管内肿物或肺癌累及隆突的手术方法，由于手术过程涉及主气道和双侧支气管，在气道管理方面存在很大挑战，其中重点和难点为如何实现单肺通气。双腔管或单腔管结合支气管封堵器的肺隔离技术不适用于此类手术，可以通过台上插管至非手术侧支气管实现单肺通气。但使用细短气管导管台上插管需要术者辅助固定，且影响手术视野，高频喷射通气导管对术侧通气可实现维持氧合同时有助于手术进行。术中还需要将气管导管置入吻合口远端，因而需要加长单腔气管导管，可通过使用特制单腔管、改造双腔管或组合两个单腔管实现。总之，隆突重建术需要外科和麻醉科充分及时的沟通配合。术者术前需充分评估肿物的大小、位置和性质，制订手术方案，麻醉方面进行通气的原则为保证氧合同时尽量为手术提供良好视野，可借助多种气道工具，必要时可使用 V-V ECMO 维持。

五、专家点评（Attending's comments）

主气道肿物麻醉管理要求麻醉医师根据患者的具体情况制订个性化的麻醉方案。全程保证氧合为核心原则，术前评估关系到患者术中通气方案的制订。除通过患者症状动态改变、术前影像学及纤支镜检查等，充分评估肿物的位置、大小及性质外，对于患者的气道情况也需综合评估考虑，包括患者舒适体位、困难气道风险、是否合并慢性阻塞性肺疾病、BMI、患者对低氧的耐受能力（老年、冠心病）、气道分泌物的多少及反流误吸的风险等，以选择恰当的气道处理方案。吸烟患者术前需戒烟。

术中气道管理需分别考虑麻醉诱导阶段、开放气道前、开放气道吻合过程中及完成吻合后通气方案。其中开放气道过程中的通气方案往往最具挑战，需综合考虑呼吸动力、气体交换方式、气压伤预防、手术视野优化等因素。高频叠加喷射通气可配合气管插管或喉罩使用，实现在开放系统中以较低的通气压力就可获得足够的潮气量，产生更有效的气体交换作用，增加呼气末肺容积和改善氧合。同时术野内仅较细吸痰管置入支气管通气，保证操作空间。术中保留自主呼吸的气道管理方式，可以为外科医师提供更佳的手术视野和操作空间，但要求麻醉医师具备更高的技术水平和临床经验。对于气管病变阻塞严重、极度呼吸困难者，可以借助体外循环或者 ECMO 保障患者氧供。

此外，术后苏醒阶段要警惕注意气道梗阻的风险，充分吸引口内及气管内的血块和分泌物，预防气道水肿。拔管后要确保患者意识清醒，气道保护能力恢复。术后头部前屈位，保护吻合口，避免伸展头颈导致缝线拉扯。

总之，对于主气道手术，麻醉科与胸外科、手术室、耳鼻喉科等多学科的团队密切沟通是保障患者临床安全的关键环节。术前多学科共同制订手术计划和通气方案，术中保持与手术团队的密切沟通，及时核对手术方案和关键操作，动态管理通气方式，确保患者的安全和手术的成功。

六、关键词（Keywords）

隆突重建术（carina reconstruction）

喷射通气（jet ventilation）

血管球瘤（glomangioma）

参考文献

[1] GAO M, YE S N, LIN C, et al. Tracheal glomus tumor misdiagnosed as pulmonary disease: a case report and literature review [J]. Braz J Otorhinolaryngol, 2022, 88 (Suppl 4): S196-S204.

[2] JIN Y, AL SAWALHI S, ZHAO D, et al. Behavior of primary tracheal glomus tumor, uncertain malignant potential subtype [J]. Gen Thorac Cardiovasc Surg, 2019, 67(11): 991-995.

[3] SMELTZ A M, BHATIA M, ARORA H, et al. Anesthesia for resection and reconstruction of the trachea and carina [J]. J Cardiothorac Vasc Anesth, 2020, 34(7): 1902-1913.

[4] PUTZ L, MAYNÉ A, DINCQ A S. Jet ventilation during rigid bronchoscopy in adults: a focused review [J]. Biomed Res Int, 2016, 2016: 4234861.

（刘子嘉　王若曦）

病例 32

合并恶性高热易感者行甲状腺癌根治术的麻醉管理

一、病例汇报（Case presentation）

患者，女性，45 岁。

主诉：发现甲状腺结节 20 年。

现病史：20 年前外院体检超声发现甲状腺结节，无心悸、多汗，无呼吸困难，无声音嘶哑、饮水呛咳、吞咽困难，无多食、消瘦，无性格改变，建议定期复查。2 个月前我院超声示甲状腺右叶低回声结节，大小为 1.0cm×0.5cm×0.8cm，高风险；右颈根部气管旁淋巴结异常。右叶结节穿刺病理提示：甲状腺乳头状癌。考虑患者"右侧甲状腺乳头状癌"诊断较明确，为手术治疗收入院。

既往史：2005 年因脊柱侧凸于外院行手术治疗，在吸入异氟烷 10 分钟后，出现体温异常升高（>39.5℃）、重度酸中毒，经抢救治疗脱离危险，术后肌肉病理提示横纹肌溶解，RYR1 基因检测突变，高度怀疑恶性高热。2015 年椎管内麻醉下行剖宫产。否认高血压、冠心病、糖尿病、肝炎、结核等病史。

个人史：青霉素、甲鱼过敏，否认其他药物、食物过敏史。

家族史：女儿先天性脊柱侧凸，RYR1 基因突变。

体格检查：身高 148cm，体重 25kg，BMI 11.41kg/m^2。HR 88 次 / 分，RR 20 次 / 分，BP 121/76mmHg，SpO$_2$ 98%@RA。体型消瘦，营养较差，神志清。双眼无突出，双手平举无震颤。气管居中、不偏移。颈软，无抵抗。甲状腺无明显肿大，未触及明显结节。颈枕部未触及明显肿大淋巴结。甲状腺听诊区、颈动脉听诊区未闻及明显血管杂音。胸廓畸形，双肺呼吸运动对称，双侧语颤对称，无胸膜摩擦感，双肺呼吸音清，未闻及干湿啰音及胸膜摩擦音。心前区无隆起及凹陷，心界正常，心律齐，各瓣膜听诊区未闻及病理性杂音。脊柱可见侧凸，可见陈旧性手术瘢痕，四肢关节活动自如，四肢无水肿。

辅助检查：血常规、血生化、凝血功能正常。血气分析：pH 7.44，PO$_2$ 103mmHg @RA，PCO$_2$ 41mmHg，SaO$_2$ 98.6%，Hb 131g/L，K 3.2mmol/L，Na 138mmol/L，Ca

1.12mmol/L，Glu 8.4mmol/L，Lac 1.2mmol/L，HCO_3^- 27.5mmol/L，BE 3.6mmol/L。心肌酶及 NT-proBNP：CK 235U/L（正常范围 24 ~ 170U/L），CK-MB-mass 9.1µg/L（正常范围 ≤ 5.0µg/L），cTnI、Myo 正常，NT-proBNP 169pg/ml（正常范围 0 ~ 125pg/ml）。心电图：窦性心律，T 波改变。超声心动图：无特殊，EF 63%。肺功能：FVC 0.96L，占预计值 % 39%；FEV_1 0.93L，占预计值 % 44.3%，混合性通气功能障碍。甲状腺功能：T3、T4 和 TSH 正常范围内。

术前诊断：右侧甲状腺乳头状癌；恶性高热病史；混合性通气功能障碍；脊柱侧凸矫形术后；剖宫产术后。

拟行手术：右侧甲状腺癌根治术。

拟行麻醉：全身麻醉。

二、管理难点 / 临床挑战（Bullet points）

（1）恶性高热史患者的麻醉管理。

（2）体重过低患者的麻醉管理。

（3）混合性通气功能障碍的麻醉管理。

三、讨论（Discussion）

1. 恶性高热概述

恶性高热（MH）是以常染色体显性遗传为主要遗传方式的临床综合征，主要由挥发性吸入麻醉药和去极化肌松药（琥珀胆碱）触发骨骼肌异常高代谢状态，具有罕见、进展迅速、病死率高的特点。MH 的发生率为 1/250 000 ~ 1/10 000 例麻醉，低于 1/10 000。2006 年我院麻醉科首次向国际分享了中国的 MH 病例。随着国内对 MH 的认识提高，出现了越来越多的病例报道。2015—2020 年，国内报道的 MH 病例达 58 例。我国 MH 的死亡率超过 50%（53.5% ~ 73.5%），远高于发达国家（5% ~ 10%）。

MH 的发病机制是由于 *RYR1*、*STAC3* 或 *CACNA1S* 等基因突变，MH 易感者骨骼肌肌质网膜上的 Ryanodine 受体存在异常。Ryanodine 受体负责将肌质网内的大量钙离子快速释放到胞质。触发因素（挥发性吸入麻醉药和去极化肌松药）会使 MH 患者的 Ryanodine 受体开放时间延长，细胞内钙离子水平异常升高，骨骼肌强直收缩，产热增加，氧耗和二氧化碳生成急剧增高，进而出现一系列高代谢症候群，严重者迅速进展至多器官功能衰竭而死亡。

根据临床表现及发作时间，MH 分为 4 种类型：暴发型、咬肌痉挛型、延迟发作型、单纯横纹肌溶解型。最典型的是暴发型，多以高碳酸血症为首发症状，至少包括以下症状体征中的 3 种：高碳酸血症、酸中毒、心脏相关症状、体温升高和肌肉强直。在发病 24～48 小时，上述症状可能再次发作。另外，MH 可能表现为使用琥珀胆碱后咬肌僵硬。延迟发作型（术后 1 小时内开始）和单纯横纹肌溶解型（术后 24 小时内开始）相对少见。

国际公认确诊 MH 易感者的金标准是咖啡因骨骼肌收缩试验，但由于需要新鲜的骨骼肌标本，较少实施。目前临床诊断 MH 最常用的是临床评分量表，从肌肉僵硬、肌溶解、呼吸性酸中毒、体温升高、心律失常等多个维度评估是否发生 MH（表 32-1）。评分越高，认为发生 MH 的可能性越大，其中 20 分以上代表有较大的可能性，50 分以上认为几乎肯定是 MH。基因检测可以作为诊断 MH 的补充方法。

表 32-1　恶性高诊断的临床评分量表

项目	指标	分数
肌肉僵硬	全身肌肉僵硬（不包括由于体温降低和吸入麻醉苏醒期间及苏醒后出现的寒战）	15
	静脉注射琥珀胆碱后咬肌痉挛	15
肌溶解	静脉注射琥珀胆碱后肌酸肌酶＞20 000U/L	15
	未应用琥珀胆碱麻醉后肌酸肌酶＞10 000U/L	15
	围术期出现肌红蛋白尿	10
	尿肌红蛋白＞60μg/L	5
	血清肌红蛋白＞170g/L	5
	全血／血清／血浆 K^+＞6mmol/L（不包括合并肾衰竭时）	3
呼吸性酸中毒	在合适的控制呼吸条件下，$P_{ET}CO_2$＞55mmHg	15
	在合适的控制呼吸条件下，PaO_2＞60mmHg	15
	在自主呼吸条件下，$P_{ET}CO_2$＞60mmHg	15
	在自主呼吸条件下，PaO_2＞65mmHg	15
	异常高碳酸血症	15
	异常呼吸过速	10
体温升高	围术期体温出现异常快速升高（需根据麻醉医师的判断）	15
	围术期体温异常升高（＞38.8℃，需根据麻醉医师的判断）	10
心律失常	异常心动过速	3
	室性心动过速或心室颤动	3

续表

项目	指标	分数
家族史（仅用于筛查 MH）	直系亲属中有 MH 家族史	15
	非直系亲属中有 MH 家族史	5
其他	动脉血气示碱剩余低于 –8mmol/L	10
	动脉血气示 pH＜7.25	10
	静脉注射丹曲林钠后呼吸性酸中毒及代谢性酸中毒很快纠正	5
	有 MH 家族史伴有静息状态下肌酸激酶升高	10
	有 MH 家族史伴有以上表现的任何 1 种（须做基因检测）	10

预防 MH 的首要环节是识别 MH 易感者。应详细询问每位患者既往麻醉史及家族史。自己或亲属曾出现可疑 MH 症状的患者是 MH 易感者。另外，MH 易感者常合并其他先天性骨骼肌肉疾病（如肌中央轴空病、King-Denborough 综合征、多空和微空病、中央核肌病等），可能有脊柱侧凸、斜视、上睑下垂、脐疝、腹股沟疝、劳力性横纹肌溶解等临床表现。先天性骨骼肌肉疾病和不明原因肌酶显著升高患者是术中发生 MH 的高危患者。

MH 易感者应在有暴发型 MH 救治能力的医院接受手术。避免使用琥珀胆碱或吸入麻醉药，并使用特殊准备的麻醉工作站，包括使用未接触吸入麻醉药的专用麻醉机，或拆除挥发罐、更换呼吸回路、按厂家说明高流量通气清洗麻醉机、使用活性炭过滤器等是快速去除回路内吸入麻醉药的辅助方法。由于 MH 病情进展快、死亡率高，还应为 MH 易感者预先安排抢救团队及抢救措施。MH 特效药丹曲林钠是 RyR1 的拮抗剂，可以抑制肌质网内钙离子的释放，显著降低 MH 死亡率。目前国产丹曲林钠已批量生产并投入使用。应强调的是，丹曲林钠只是抢救措施之一，应同时尽早进行物理降温（冰帽、酒精擦浴、静脉输注冷生理盐水、胃管和尿管内冷生理盐水灌洗、体腔内冰盐水灌洗、体外循环）、纠正内环境紊乱甚至血液净化等对症支持治疗。

2. 术前评估

（1）MH 易感性：本例患者合并脊柱侧凸，曾在吸入异氟烷后出现体温异常升高（＞39.5℃）、重度酸中毒等高代谢症状，术后肌肉病理提示横纹肌溶解，患者本人及女儿 RYR1 基因检测（＋），术前肌酸激酶高于正常值上限，符合 MH 易感者。

（2）心脏风险评估：手术风险评估：中危手术，非致死性心肌梗死或心源性死亡发生率 1%～5%；麻醉风险评估：ASA 分级Ⅲ级，如果无 MH 发作，围术期死亡率 3%～5%；体能状态：略高于 4 METs，可缓慢上 4 层楼。

（3）心血管风险评估：NYHA 分级 II 级，目前无心肌缺血、心力衰竭表现。

（4）肺功能评估：患者平素无喘憋，6 分钟步行试验约 420m，基本正常；肺功能提示混合性通气功能障碍；血气分析提示氧分压正常，无二氧化碳潴留。脊柱侧凸患者常合并混合性通气功能障碍。术前肺功能与术后肺部并发症风险并无明确关联。术后发生肺部并发症的危险因素包括年龄＞50 岁、肥胖、吸烟、肺部疾病、阻塞性睡眠呼吸暂停、近 1 个月呼吸道感染、肺动脉高压、心力衰竭、营养因素、术前 SpO_2＜96%、术前贫血、胸部 / 上腹部手术、手术时间＞2 小时、急诊手术等。根据 ARISCAT 风险指数评分，本例患者发生术后肺部并发症的风险较低，为 1.6%。

（5）气道评估：患者张口度、甲颏距、颈部活动度等气道评估无特殊。

3. 麻醉预案

嘱患者术前适量锻炼（如散步、爬楼梯、吹气球等）优化心肺功能。联络北京急救中心，购置足量的 MH 特效药物丹曲林钠（7mg/kg）。准备适合患者体型的监测用品、呼吸管路及气道工具，设置呼吸机参数。入室后，建立 ASA 标准监测及 BIS 监测并开放两路大孔径外周静脉通路，予皮肤保护。麻醉方案采取全凭静脉麻醉，预氧合后麻醉诱导（避免使用琥珀胆碱），待麻醉药物充分起效后气管插管，连接从未暴露于吸入麻醉药的专用麻醉机进行机械通气，采取肺保护性通气策略。建立有创动脉压监测并放置测温尿管。术中密切监测呼气末二氧化碳分压，监测血气、体温、尿量，使用 BIS 监测麻醉深度。术毕使用舒更葡糖钠充分拮抗肌松药物的残余作用，待患者清醒、呛咳反射、潮气量、肌力完全恢复，充分吸引口腔分泌物后拔除气管导管。

4. 麻醉诱导

建立心电图、无创血压、血氧和 BIS 监测，开放两路大孔径外周静脉通路，面罩吸氧诱导，药物给予咪达唑仑 0.5mg、利多卡因 10mg、地塞米松 4mg、芬太尼 50μg、丙泊酚 40mg，待药物充分起效后经口可视喉镜下管芯辅助置入 6.5# 普通气管导管，过程顺利，Cormack-Lehane 分级 I 级，一次成功，置管深度 21cm，确认导管位置后固定气管导管，连接专用麻醉机，调节 PC 模式，FiO_2 40%@2L/min，PC 11 ~ 14cmH$_2$O，RR 12 ~ 16 次 / 分，根据 $P_{ET}CO_2$ 调节呼吸频率。建立有创动脉压监测并测定血气，置入测温尿管并监测尿量与膀胱温。

5. 麻醉维持

采用全凭静脉麻醉，丙泊酚输注速度为 250 ~ 280mg/h，瑞芬太尼 200μg/h，维持 BIS 在 40 ~ 60。术中间断静脉注射芬太尼、罗库溴铵。术中密切监测 $P_{ET}CO_2$ 压 34 ~ 36mmHg，监测血气基本正常，体温 36.2 ~ 36.5℃，生命体征平稳。

6. 术中管理

手术时间 1.5 小时，术中晶体液用量 600ml，出血少量，尿量 100ml，未输血。手术结束予减停麻醉药物，予舒更葡糖钠 50mg，患者遵嘱睁眼，调节麻醉机至自主呼吸模式，患者呼吸频率规律平稳，潮气量恢复至术前水平，氧合正常，肌力 5 级，充分吸引口腔分泌后拔除气管导管，返回 ICU。

7. 术后转归

患者术后体温正常，生命体征平稳，术后第 1 天返回普通病房，术后第 3 天出院。

四、病例总结（Take home message）

MH 是一种罕见但严重的遗传病，与 *RYR1*、*CACNA1S* 等基因突变导致的骨骼肌细胞内钙离子调控异常有关，通常由挥发性吸入麻醉药和去极化肌松药触发，表现为骨骼肌强直收缩、代谢率急剧升高，最终出现一系列严重的高代谢症状。MH 具有罕见、发病快、病情进展迅速、抢救不及时死亡率高等特点，重在预防和早期发现。应加强 MH 相关知识的普及和培训，工作中详细采集患者及家属的麻醉史，警惕先天性骨骼肌肉疾病患者可能是 MH 易感者。MH 易感者应在有 MH 抢救能力的医院进行手术，使用未接触过吸入麻醉药或者专门清洗过的麻醉机，避免接触吸入麻醉药或琥珀胆碱。术中密切监测呼气末二氧化碳分压、血气、体温等指标。一旦发生 MH，尽早使用特效药丹曲林钠可大幅降低死亡率，同时尽早采取物理降温、纠正内环境紊乱等抢救措施。国产注射用丹曲林钠已批量生产并投入临床使用，为提高抢救成功率提供了保障。建议提醒 MH 患者及其有血缘关系的所有亲属，进行筛查及基因检测，如今后接受麻醉，须主动告知麻醉医师 MH 家族史。

五、专家点评（Attending's comments）

MH 是一种罕见疾病，由挥发性麻醉药和去极化肌松药触发，表现为骨骼肌强直收缩、高热、代谢率增高等高代谢症候群，其病情进展迅速，严重危及患者的生命。该病重点在于预防，术前评估时能识别 MH 高危人群，避免使用吸入麻醉药和去极化肌松药。术中一旦发生，应尽早诊断、尽早给予丹曲林钠治疗，纠正酸中毒、高钾血症，监测血气、核心体温、CK 及尿量，术后入 ICU 继续观察至少 24 小时。

六、关键词（Keywords）

恶性高热（malignant hyperthermia，MH）

恶性高热易感（malignant hyperthermia susceptibility）

丹曲林钠（dantrolene sodium）

参考文献

[1] 中国防治恶性高热专家共识工作组. 中国防治恶性高热专家共识（2020版）[J]. 中华麻醉学杂志，2021，41（1）：20-25.

[2] RÜFFERT H, BASTIAN B, BENDIXEN D, et al. Consensus guidelines on perioperative management of malignant hyperthermia suspected or susceptible patients from the European Malignant Hyperthermia Group [J]. Br J Anaesth, 2021, 126(1): 120-130.

[3] HOPKINS P M, GIRARD T, DALAY S, et al. Malignant hyperthermia 2020: Guideline from the Association of Anaesthetists [J]. Anaesthesia, 2021, 76(5): 655-664.

[4] MISKOVIC A, LUMB A B. Postoperative pulmonary complications [J]. Br J Anaesth, 2017, 118(3): 317-334.

（马璐璐　汤　博）

病例 **33**

多发性大动脉炎患者行正中开胸升主动脉至双侧颈动脉人工血管旁路术的麻醉管理

一、病例汇报（Case presentation）

患者，女性，30 岁。

主诉：头晕伴双眼视力下降 6 年余。

现病史：患者 6 年前无明显诱因出现头晕伴跌倒，就诊于外院行 CT 检查（具体不详）后考虑"多发性大动脉炎"，予阿司匹林治疗，此后头晕发作逐渐频繁，伴双眼视力逐渐下降。4 年前因左眼短暂性失明就诊于外院，行 PET/CT 检查（具体不详），考虑"多发性大动脉炎累及眼底动脉"，予泼尼松冲击治疗（具体不详），自觉眼部症状明显缓解，出院后口服阿司匹林、他克莫司、泼尼松治疗。2 个月前患者自觉头晕，双眼视力下降较前明显加重（每天发作），伴跌倒、左上肢麻木，否认眩晕、意识障碍，就诊我院门诊，完善头颈部 CTA 示：左侧颈总动脉近段次全闭塞，右侧颈总动脉起始处闭塞，双侧颈内动脉重度狭窄，左侧椎动脉 V1 段闭塞，右侧椎动脉轻度狭窄，双侧锁骨下动脉闭塞。考虑双侧颈动脉狭窄明确，与多发性大动脉炎相关，建议行手术治疗。

既往史：诊断多发性大动脉炎 6 年余；发现肺动脉高压 2 个月。

体格检查：身高 168cm，体重 64kg，BMI 22.68kg/m^2。T 36.3℃，P 78 次 / 分，RR 19 次 / 分，SpO$_2$ 98%。四肢无创血压：左上肢无法测量；左下肢 200/100mmHg；右上肢无法测量；右下肢 210/105mmHg。术前行主动脉测压，左下肢无创血压 190/80mmHg 时，主动脉压 140/80mmHg。双侧颈动脉无明显扩张，听诊双侧颈动脉、锁骨下动脉未及明显杂音，颈部未触及颈动脉搏动，腹主动脉、股动脉无杂音。双侧肱动脉、桡动脉弱，双上肢皮温凉；双股、胫后、足背动脉搏动好，双下肢皮肤温暖。脑神经（－），生理反射存在，病理反射未引出，四肢肌力正常。

辅助检查：生化检查：ESR、hsCRP、降钙素原、补体 3、补体 4、IgG、IgA 及 IgM 正常。主动脉 CTA：主动脉弓及弓上分支管壁增厚，管腔不同程度狭窄；头颈部 CTA 示双侧颈总动脉闭塞；双侧颈内动脉重度狭窄；左侧椎动脉 V1 段闭塞；右侧椎动脉轻度狭窄；双侧锁骨下动脉闭塞；椎动脉彩超示双侧椎动脉起始处中度狭窄可能（左侧不除外闭塞），双侧椎动脉椎间段频谱形态异常；锁骨下动脉彩超示双侧锁骨下动脉管腔显示不清，考虑大动脉炎受累改变，双侧锁骨下动脉近心段狭窄可能，远心段闭塞可能（图 33-1）；肺动脉 CTA：双肺动脉分支多发管壁增厚，管腔狭窄至闭塞；超声心动图：轻度肺动脉高压，估测肺动脉收缩压为 36mmHg，余无异常；心电图：窦性心律，正常心电图。

术前诊断：多发性大动脉炎，双侧颈总动脉闭塞，双侧颈内动脉重度狭窄，左侧椎动脉 V1 段闭塞，右侧椎动脉轻度狭窄，双侧锁骨下动脉闭塞，肺动脉高压。

拟行手术：正中开胸，升主动脉 – 双侧颈动脉人工血管旁路术。

拟行麻醉：全身麻醉。

二、管理难点 / 临床挑战（Bullet points）

（1）脑灌注：①脑缺血，涉及多支头颈部大血管；术中易发生血流动力学紊乱。②脑过度灌注，颅内血流灌注短时间大量增加；脑损伤；脑出血。

（2）预计出血量大：正中开胸；升主动脉与双侧颈总动脉的切开与旁路重建。

（3）低体温风险高：切口范围大；手术时间长；预计出血多。

三、讨论（Discussion）

1. 多发性大动脉炎概述

多发性大动脉炎又称东方美人病，多见于亚裔、中东年轻女性。是一种累及大动脉的慢性非特异性炎症，多由自身免疫因素引起。起病较为隐匿，早期可表现为肉芽肿性炎症，晚期出现动脉壁增厚、僵硬、管腔狭窄，动脉扩张或动脉瘤形成。可大致分为头臂动脉型（主要累及主动脉弓及其分支）、胸腹主动脉型（累及降主动脉或腹腔动脉）、广泛型（兼具上述两种类型的特征）及肺动脉型（累及肺动脉主干）。本例归属于头臂动脉型。头臂动脉型的主要表现有眩晕、头痛、晕厥和脑卒中等。视力受损是重度疾病的晚期表现。此外，动脉部分或完全闭塞，可导致同侧四肢血压值假性偏低，或测不出血压。

治疗方案主要包括免疫抑制治疗，一旦进展为大动脉瘤或不可逆的动脉狭窄导致严重缺血，则需血管内干预或其他手术，但一般不宜在疾病活动期实施。如药物治疗对已经形成的血管病变效果不佳，外科血运重建的指征包括：血流动力学改变；严重的器官缺血。外科血运重建可改善预后，提高长期生存率。血运重建方式包括开放手术与介入治疗。开放手术适宜较多或多发病变，其远期通畅率较高，但围术期脑血管事件高发。介入治疗适宜病变范围短的患者，其手术时间短，风险相对较低，但再狭窄及二次手术率高。两种手术方式在死亡率方面并无明显差异。

由于多发性大动脉炎患者动脉管壁病变部位薄弱、渗血多且游离相对较为困难，因此开放手术多选择跨病变远、近端的正常动脉旁路术（即不游离病变部位，吻合口均在正常动脉组织）。本例主动脉弓上分支均受累，分支间转流无意义，而升主动脉受疾病影响小，因此选择升主动脉至颈总动脉旁路术。

2. 术前评估

（1）ASA 分级Ⅲ级。

（2）手术风险评估：外科高危手术，发生主要心血管不良事件的概率＞5%。

（3）脑缺血风险评估（Essen 评估量表）：低风险。

（4）心肺功能评估：NYHA 分级Ⅱ级、运动耐量＞4METs；恶性心脏事件风险（改良心脏风险指数）：心因性死亡、非致死性心肌梗死、非致死性心搏骤停发生风险 0.4%。

（5）术后肺部疾病并发症风险评估（ARISCAT 加泰罗尼亚外科患者呼吸风险评分）：高风险。

3. 麻醉管理

术中循环管理应以保证重要器官灌注为原则，根据患者基线血压、生理状况及手术操作制订个体化血压控制目标。此类大血管手术出血风险高，应联合多种措施优化围术期血液管理。手术预计时间长，切口范围大，低体温发生率高，应积极进行体温保护。

（1）适宜的脑灌注。①预防缺血性脑卒中与脑高灌注综合征：密切监测血压、容量、二氧化碳分压等。②及时沟通，根据手术操作，控制血压范围：患者此次手术前数天行局部麻醉下经右股动脉入路，主动脉测压结果显示升主动脉 140/88mmHg，腹主动脉远端 131/75mmHg。以此血压作为基线血压。颈动脉阻断时，血压维持基线 ×120%；开放后，血压维持基线 ×80%；转流过程中，血压维持基线水平；钳夹部分升主动脉时，警惕循环波动；钳夹开放时，关注生命体征及组织代谢。③术中持续进行脑氧饱和度、BIS 监测。

（2）预计出血量大。①术前：充分备血（红细胞 8U，血浆 800ml，血小板 2U）。②术中：足背动脉穿刺监测有创动脉压；建立有效液体通路（16G 粗外周静脉与股静脉）；血液保护策略（自体血回输）；密切关注血流动力学波动，备血管活性药物去氧肾上腺素、去甲肾上腺素、艾司洛尔、尼卡地平及硝酸甘油等。

（3）体温保护：①体温监测。②加温措施，体表加温，输血输液加温，温水冲洗。

4. 术中情况

手术时间共计 9 小时，出血 1200ml，尿量 2000ml，输自体血 512ml，血小板 1U，晶体液 5600ml，胶体液 1000ml。体温维持在 35.8 ~ 36.5℃。脑氧饱和度监测：手术开始前 L/R 为 73%/92%，手术结束时 L/R 为 74%/83%。术中血气分析结果如下（表 33-1）。

表 33-1　术中血气分析结果

指标	术前	手术开始2 小时	手术开始4 小时	手术开始5 小时	手术结束
pH	7.39	7.37	7.41	7.39	7.44
PCO$_2$（mmHg）	40.2	41.2	34.0	34.0	35.0
PO$_2$（mmHg）	213.0	211.7	218.6	220.0	211.4
BE（mmol/L）	−0.3	0.0	−1.3	−3.7	−2.3
Lac（mmol/L）	1.3	1.2	2.1	2.4	2.3
THbc（g/L）	133	120	114	110	88
Glu（mmol/L）	6.4	10.1	11.3	10.5	11.2

5. 术后转归

手术过程顺利，带气管插管转入 ICU。术后第 1 天拔除气管导管，术后第 2 天转入普通病房，术后第 8 天准予出院。手术前后影像学见图 33-1、图 33-2。术后半年门诊随诊，恢复良好，桥血管管腔通畅。

四、病例总结（Take home message）

（1）预防缺血性脑卒中与脑高灌注综合征：术中密切监测血压、容量、二氧化碳分压，避免低灌注、低碳酸血症等诱发脑血管事件，也要避免血压过高引起脑部过度灌注的情况。

（2）术中神经功能 / 脑灌注监测：①识别大脑低灌注，指导有效干预措施。②评估术后高灌注综合征风险。③预测术后认知功能。④监测手段包括脑电图、近红外光谱技术如脑氧饱和度、体感诱发电位、运动诱发电位、经颅多普勒超声、残端压。

（3）关注手术步骤，及时沟通，合理控制血压：本例术前头颈部动脉多发狭窄闭塞，核心血压与周围血压、四肢血压间相差较大，该类手术术中多监测周围血压。因

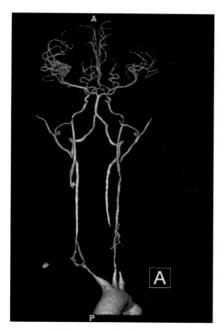
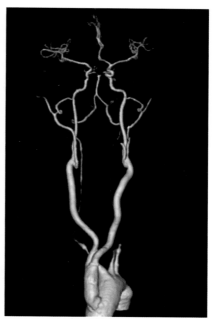

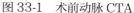

图 33-1　术前动脉 CTA　　　　　　　图 33-2　术后动脉 CTA

此，应结合术前主动脉测压与周围血压测量结果，谨慎确定术中血压范围，围术期持续进行脏器功能监测，保证心、脑、肾等重要脏器的灌注。本例患者为年轻女性，否认既往心脏相关疾病，术前各类辅助检查均未提示相关异常，术中可通过监测 5 导联心电图的动态变化警惕心肌缺血的发生。本例头颈部动脉多发狭窄闭塞，已出现头晕伴视力下降症状，表明已存在脑灌注不足，因此围术期脑功能监测至关重要。根据文献推荐，脑电图、脑氧饱和度等多种脑功能监测手段联合应用，可以提高术中大脑低灌注的识别能力。围术期尿量与内环境的监测可以为术中肾脏功能监测提供帮助。

（4）阻断及开放动脉血管，警惕循环波动。

（5）出血风险高，充分备血，联合多种血液管理策略。

（6）手术时间长，范围大，注意体温保护。

五、专家点评（Attending's comments）

多发性大动脉炎手术治疗的成功包括术前的免疫治疗、术中重要脏器灌注和内环境的维持，以及术后继续的内科治疗。多发性大动脉炎手术干预应在病情缓解且炎症控制的情况下进行，最大限度地避免手术后因病情进展导致旁路血管或吻合口再狭窄。术前应对多发性大动脉炎累及的血管和重要脏器功能进行评估，以做好术中维持脏器灌注、保护脏器功能的策略。本例患者年轻，除原发病外，无其他慢性疾病，病变主要累及颈动脉和椎动脉，因此重中之重在于维持脑灌注、监测脑功能。患者此次手术前数天接受了局部麻醉下经右股动脉入路，主动脉测压，结果显示升主动脉140/88mmHg，腹主动脉远端131/75mmHg。此次全身麻醉手术术中血压以上述血压值作为基线血压，术中血压维持在基线血压 ±20% 以内，以保证脑灌注。监测经皮脑氧饱和度和 BIS，以监测脑功能。血管再通后的脑高灌注综合征也应积极防治。此外，长时间、大血管的手术要考虑到出血、低体温、内环境紊乱的风险，应做好相关准备。

六、关键词（Keywords）

多发性大动脉炎（Takayasu arteritis）

升主动脉 – 颈动脉旁路术（aorto-carotid bypass）

参考文献

[1] CHEN Z G, CHEN Y X, DIAO Y P, et al. Simultaneous multi-supra-aortic artery bypass successfully implemented in 17 patients with type Ⅰ Takayasu arteritis [J]. Eur J Vasc Endovasc Surg, 2018, 56(6): 903-909.

[2] HAN H S, YOON K W, HEO S H, et al. Aorto-carotid bypass in patients with Takayasu arteritis [J]. Ann Surg Treat Res, 2017, 93(3): 143-151.

[3] 周梦馨，吴迪，杨华夏，等. 发热，无脉，反复黑矇，心功能衰竭 [J]. 协和医学杂志，2019，10（6）：698-704.

[4] 邢月浩，郭建明，谷涌泉. 多发性大动脉炎血管内介入治疗和开放手术现状 [J]. 介入放射学杂志，2019，28（6）：599-602.

[5] 张轶菡，魏昌伟，吴安石. 术中脑功能监测的研究进展 [J]. 临床麻醉学杂志，2023，39（6）：649-653.

（唐佳丽　臧　晗）

合并射血分数保留的心力衰竭患者行胸科手术的麻醉管理

一、病例汇报（Case presentation）

患者，男性，80岁。

主诉：活动后心前区疼痛20年，胸闷、憋气2周。

现病史：患者20年前反复出现活动后心前区、胸骨后压榨样疼痛，伴心悸、大汗，休息后缓解。行冠状动脉造影术，术中见三支病变，并于左前降支（LAD）、左回旋支（LCX）行冠状动脉支架植入术（2枚）及球囊扩张术。术后规律服用阿司匹林0.1g qd、倍他乐克（美托洛尔）47.5mg qd、可乐定0.5mg qd。此后规律随诊，无明显不适，活动耐量好（可登山）。2年前再次活动后出现阵发性心前区压榨样疼痛，伴胸闷、心悸、乏力，休息后无缓解，自服速效救心丸后觉稍好转，影响正常生活（不能搬重物）。行冠状动脉造影，术中见LAD介入治疗术后有再狭窄，双支病变（累及LAD、LCX），于LAD近段、中段行球囊扩张术并植入支架。出院后继续规律二级预防。偶感心悸，活动后和安静时均有发作，无大汗、胸闷、憋气、胸痛等。入院前2周冠心病症状加重明显，伴慢走数百米及轻体力劳动后即感胸闷、气短，常深吸气，间断感心率快、心悸，活动后及休息时间断发作胸痛，2~3次/天，持续数分钟自行缓解，感全身乏力。查体：颈静脉无怒张，心前区无隆起及凹陷，双踝水肿，心率40次/分，心律齐。检查发现心率35次/分，三度房室传导阻滞，完全性右束支传导阻滞，NT-proBNP 4165pg/ml，超声心动图提示双房增大，轻中度三尖瓣关闭不全，轻度二尖瓣关闭不全，左心室舒张功能减低（Ⅱ级），轻度肺动脉高压，EF 74%。考虑射血分数保留型心力衰竭、心功能Ⅳ级（NYHA分级），三度房室传导阻滞。入院后予异丙肾上腺素、利尿脱水、植入临时起搏器等治疗。术前一天，神清语利，双肺呼吸音尚清；心律齐，腹软，双踝水肿，NYHA分级Ⅰ~Ⅱ级；NT-proBNP 4916pg/ml→6060pg/ml→6312pg/ml。肌钙蛋白0.05μg/L→0.04μg/L→0.03μg/L。患者因病程中出现发热，行肺部CT示左肺上叶占位，考虑肺脓肿可能性大，肺癌不除外。予以抗感染治疗，并行支气管镜检查，病理回报肺鳞癌，完善 PET/CT 评估分期为 $cT_2N_2M_0$，ⅢA 期。患者发热考虑与肿瘤继发阻塞性肺炎相关，多学科会诊后考虑患者肺鳞癌诊断明确，有手术指征。

既往史：高脂血症、高尿酸血症病史；阑尾切除术后。

体格检查：身高 162cm，体重 61kg，BMI 23.2kg/m^2。P 80 次 / 分（临时起搏器），颈静脉无怒张。心前区无隆起及凹陷，双踝水肿。心率 80 次 / 分，心律齐。气道评估未见明显异常。

辅助检查：凝血功能：Fbg 4.55g/L，APTT 37.3s，D-Dimer 0.96mg/L FEU；血生化：Alb 30g/L，BUN 10.32mmol/L，Cr（E）140μmol/L，NT-proBNP 6312pg/ml，cTnI 0.030μg/L；血常规：RBC 2.40×10^{12}/L，Hb 73g/L，Hct 21.6%，NEUT% 68.5%，WBC 8.78×10^9/L；肺功能：FEV$_1$/FVC 68.34%，FEV$_1$% 103%，MVV $\approx$ 74.9L/min，RV/TLC 40.24%；超声心动图：双房增大，轻中度三尖瓣关闭不全，轻度二尖瓣关闭不全，左心室舒张功能减低（Ⅱ级），轻度肺动脉高压，EF 74%；冠状动脉 CTA：心脏起搏器植入后改变；左冠优势型，前降支近、中段支架影，支架内管腔轻度狭窄可能，回旋支远段支架影，支架内管腔轻度狭窄可能，左主干管腔轻度狭窄可能，前降支近、中段（支架外）管腔轻度狭窄，回旋支近段管腔轻度狭窄，中、远段管腔中度狭窄，左心室后支、后降支管腔中度狭窄，右冠状动脉近、中段多发钙化斑块，管腔轻中度狭窄。

术前诊断：左上肺鳞癌（$cT_2bN_2M_0$，ⅢA 期）；三度房室传导阻滞；冠心病，三支病变（LAD、LCX、RCA），LAD、LCX 支架植入术后，射血分数保留的心力衰竭，心功能 Ⅰ ~ Ⅱ级（NYHA 分级）；高脂血症；高甘油三酯血症；高尿酸血症；阑尾切除术后。

拟行手术：经胸腔镜左肺上叶切除，备淋巴结清扫术。

拟行麻醉：全身麻醉。

二、管理难点 / 临床挑战（Bullet points）

（1）心力衰竭患者的麻醉管理。

（2）冠心病患者麻醉管理。

（3）胸科手术的麻醉管理。

（4）术中容量的评估和管理。

三、讨论（Discussion）

1. 射血分数保留的心力衰竭的定义及围术期优化方案

心力衰竭是一种临床综合征，伴有现存或既往以下现象：由结构和 / 或功能性心脏异常引起的症状和 / 或体征（如根据 EF ＜ 50%、异常心腔扩大、E/E′ ＞ 15、中度 / 重度心室肥厚或中度 / 重度瓣膜梗阻性或反流性病变确定），并由以下至少一项证实：利尿钠肽水平升高；在静息或激发状态下（如运动），通过影像学（如胸部 X 线或超声心动图提示升高的充盈压）或血流动力学测量（如右心导管、肺动脉导管）等诊断方法获得心源性肺或全身充血的客观证据。心力衰竭通常根据射血分数进行分类，包括射血分数减低的心力衰竭（HFrEF）：LVEF ≤ 40%；射血分数轻度减低的心力衰竭（HFmrEF）：LVEF 41% ~ 49%；射血分数保留的心力衰竭（HFpEF）：LVEF ≥ 50%；射血分数改善的心力衰竭（HFimpEF）：基线 LVEF ≤ 40%，LVEF 较基线增加 ≥ 10 分，第二次测量 LVEF ＞ 40% 的心力衰竭。

HFpEF 占心力衰竭的 50%。病理生理机制很复杂，主要与以下方面相关：左心室结构与重构；左心室舒张受限；左心室收缩受限；心室不同步；心房功能障碍和心房颤动；右心室功能障碍与肺血管疾病等。

围术期对心力衰竭患者的管理重点应放在维持心肌氧供需平衡，因此，通过术前优化增加心功能储备显得尤为重要。2021 年，全球心力衰竭学会制定了关于 HFpEF 的围术期管理指南，其中指出，HFpEF 主要是使用利尿剂控制容量，在特定患者中使用盐皮质激素拮抗剂，以及运动训练和相关合并症的管理，包括：HFpEF 合并高血压患者应根据已发表的临床实践指南进行药物治疗，以达到血压目标，预防发病（Ⅰ 类推荐）；在 HFpEF 患者中，心房颤动管理可能有助于改善症状（Ⅱa 类推荐）；在特定的 HFpEF 患者中，可以考虑使用 ARB 以减少住院（Ⅱb 类推荐）；在 HFpEF 患者中，常规使用硝酸盐或磷酸二酯酶 –5 抑制剂增加活动度或生活质量是无效的。

2. 围术期急性心力衰竭处理流程

（1）急性肺水肿的治疗（图 34-1）：氧疗、利尿剂、血管扩张剂。

（2）血管扩张剂使用：收缩压 ＞ 110mmHg 的患者可使用血管扩张剂，如硝酸甘油。

（3）急性心力衰竭正性肌力药的正确使用：对于低血压（收缩压 ＜ 90mmHg）和 / 或有低血压体征 / 症状的患者，可以给予多巴酚丁胺、多巴胺、左西孟旦、磷酸二酯酶抑制剂，心房颤动心率增快者可采用去乙酰毛花苷。

（4）急性心力衰竭升压药的使用：推荐去甲肾上腺素。

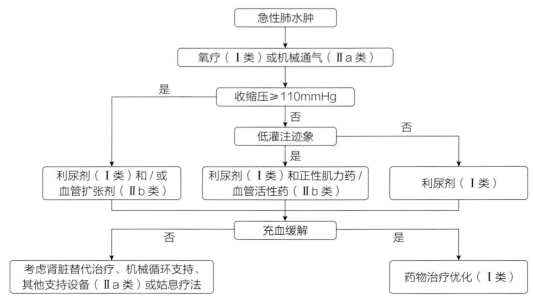

图 34-1　急性肺水肿治疗流程

急性心力衰竭的药物治疗流程（图 34-2）：采用利尿剂、ACEI 等，降低前负荷；给予 β 受体阻滞剂，降低心率，减轻后负荷；给予洋地黄类药物；心脏再同步治疗。

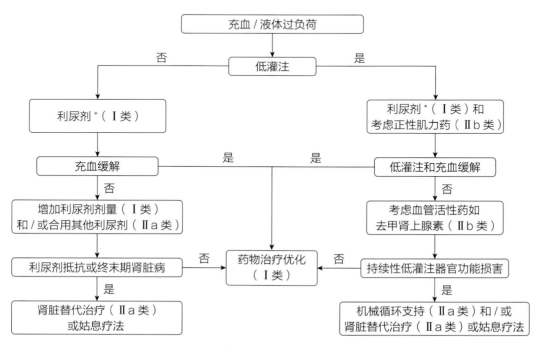

图 34-2　急性心力衰竭药物治疗流程

注：＊无论灌注状态如何，都建议使用足量利尿剂来缓解充血，并密切监测尿量。

3. 术前评估

拟行手术：经胸腔镜左肺上叶切除，备淋巴结清扫术；手术风险评估：外科中危手术，发生主要心血管不良事件的概率＞5%。麻醉风险评估：ASA 分级Ⅲ级。心血管系统风险评估：心功能Ⅰ～Ⅱ级；Goldman 多因素心脏危险指数：15 分；心脏危险指数：围术期心因死亡可能为 2%，危及生命的并发症发生率为 11%。

4. 麻醉预案

入室后建立外周静脉通路，清醒建立有创动脉压监测，心电监护；计划应用可视喉镜进行 37# 右双腔气管插管。术前建立中心静脉通路行中心静脉压监测容量状态，维持 CVP 9～12mmHg；行经食管超声心动图（TEE）评估心脏功能及容量状态；术中严格限制入量，关注尿量，避免液体过负荷，避免急性心力衰竭的发生；严格保证心肌氧供需平衡：术前采集血气，保证 Hb＞100g/L；保证平均动脉压＞心率；收缩压（mmHg）× 心率（次 / 分）＜12 000；备药：呋塞米（利尿），异丙肾上腺素、米力农、去乙酰毛花苷、肾上腺素、左西孟旦（强心），去甲肾上腺素（维持血压），硝酸甘油（扩血管），BIS 监测麻醉深度，翻身时警惕临时起搏器脱落。

5. 麻醉诱导

入室 BP 137/66mmHg，HR 75 次 / 分（起搏心率），SpO$_2$ 98%（吸空气），开放外周静脉通路，超声引导下建立有创动脉监测；监护，面罩吸氧；诱导药物给予丙泊酚 50mg、芬太尼 0.1mg、罗库溴铵 50mg、依托咪酯 8mg，待药物充分起效后经口可视喉镜下管芯辅助置入 37# 右双腔气管导管，过程顺利，深度 30cm，确认导管位置后固定气管导管。随后超声引导左侧中心静脉置管、中心静脉压监测，BIS 监测麻醉深度，TEE 监测心脏功能及容量状态。

6. 麻醉维持

静吸复合全身麻醉，吸入 1.5% 七氟烷，维持 BIS 在 40～60。术中间断静脉注射芬太尼、罗库溴铵并使用血管活性药物［去氧肾上腺素 0.27μg/（kg·min）→0.4μg/（kg·min）→0.55μg/（kg·min）→0.4μg/（kg·min）→0.27μg/（kg·min）→停止］维持 MAP 70～80mmHg，中心静脉压 9～14mmHg（右侧卧位）。术中密切监测动脉血气（表 34-1），维持内环境、电解质稳定。

7. 术中管理

手术时间 2 小时 40 分钟，术中晶体液用量 600ml，出血 100ml，尿量 200ml，输红细胞 2U。术中纯氧通气，间断吸痰膨肺，单肺通气 SpO$_2$ 91%～99%，氧合指数约 100mmHg，双肺通气氧合指数约 180mmHg，手术切除左上肺叶，过程顺利，手术结束后带气管插管返 ICU。

表 34-1　术中血气监测

时间点	pH	PaCO$_2$ （mmHg）	PaO$_2$ （mmHg）	K$^+$ （mmol/L）	Ca$^+$ （mmol/L）	血糖 （mmol/L）	Hct （%）	Hb （g/L）
入室	7.400	29.6	161.0	3.5	1.17	5.4	27.6	89
手术 0.5 小时	7.299	40.7	99.3	3.9	1.22	6.1	29.4	95
手术 1.5 小时	7.298	36.0	87.1	3.7	1.15	6.5	31.8	103
出室	7.305	38.0	180.0	4.3	1.21	8.1	32.9	100

8. 术后治疗与转归

术后第 1 天拔除气管导管，术后当晚 cTnI 3.720μg/L，心电图显示 aVR、下壁导联 T 波低平，V$_3$ ~ V$_6$ 导联 T 波倒置，伴血压下降，去甲肾上腺素 0.46μg/（kg·min），NT-proBNP 14 617pg/ml，心内科会诊考虑 Ⅱ 型心肌梗死可能，建议尽早恢复抗凝、抗血小板治疗，但考虑术后 24 小时内抗凝、抗血小板出血风险高未予执行，行利尿及泵入硝酸异山梨酯治疗。术后第 1 天下午恢复抗凝、抗血小板治疗。随后心肌酶及 NT-proBNP 逐渐下降。入 ICU 胸片示左下肺膨胀不全，膨肺治疗后肺复张可，术后第 2 天拔除胸腔引流管，拔管后氧合满意，并于术后第 3 天转回普通病房。

四、病例总结（Take home message）

心力衰竭患者的麻醉管理是一项复杂且关键的医疗任务，涉及多个方面的精细调控。对于此类患者，首先，需通过超声心动图、实验室检查（如 NT-proBNP）等手段，全面了解患者的心功能状态，评估围术期不良心脏事件发生的风险。对患者的心力衰竭程度、心功能分级、伴随疾病及药物使用情况进行全面评估，以制订个性化的麻醉方案。优化心力衰竭患者的术前治疗，如利尿、强心、扩血管等，以减轻心脏负荷，改善心功能。同时，确保电解质和酸碱平衡处于正常范围。根据患者的具体情况，选择合适的麻醉药物和麻醉方式，避免使用可能加重心脏负担的药物。术中管理的核心是维持心肌氧供需平衡，确保心肌得到足够的氧供应。具体包括及时纠正电解质紊乱和酸碱平衡失调，以维持心脏的正常功能；保持血压平稳，避免血压显著升高或降低，维持血压在正常范围内，以减少心脏负担；加强监测，包括常规监测（如 ECG、无创血压、SpO$_2$、体温监测）和特殊监测（如 TEE 等），以全面了解患者的生命体征和心脏功能状态；尽可能缩短手术时间并减少手术创伤，以减轻心脏的负担；术后继续监测患者的心功能状态，及时处理可能出现的并发症，如心律失常、肺水肿等。

五、专家点评（Attending's comments）

1. 本例的主要难点为该患者合并严重的心脏疾病

（1）冠心病方面：三支病变、不稳定性心绞痛，多次冠状动脉支架植入术后。近3个月内仍有静息下胸闷发作，入院后积极心内科治疗，术前已无静息下心绞痛。

（2）心力衰竭方面：入院时 NYHA 分级Ⅳ级，内科积极利尿脱水后，已达目标干体重，指南有推荐干体重作为一个利尿剂到位的指标，目前 NYHA 分级Ⅰ～Ⅱ级，但 NT-proBNP 5000～6000pg/ml，说明心力衰竭仍严重，但已达脱水极限。

（3）心律失常方面：本次发现三度房室传导阻滞，完全性右束支传导阻滞，已植入临时起搏器。

2. 手术时机的选择

患者的心脏疾病严重，近3个月内不稳定性心绞痛、心力衰竭发作，并不适合做择期手术。但由于患者近3个月反复发生阻塞性肺炎，反复发热，反复因肺炎、发热加重心绞痛、心力衰竭，同时支气管镜检查后考虑反复发生的肺炎为左肺上叶鳞癌所致，遂从去除病因的角度考虑，拟行手术切除。目前患者经历充分的抗感染后，正处于肺炎暂时治愈后的时间窗，如果不在此时间窗行手术，可能马上会进入下一轮的阻塞性肺炎、发热、心绞痛、心力衰竭。遂多学科会诊后，认为目前是患者难得的肺部感染控制后的手术时机，遂充分交代风险后行手术治疗。

3. 术中管理的难点

除常规的动脉直接测压、中心静脉置管测压、血气监测、BIS 监测麻醉深度、体温监测外，还有以下方面。

（1）冠心病方面：积极维持心肌氧供氧耗平衡。保证 Hb＞100g/L；保证平均动脉压＞心率；收缩压 × 心率＜12 000。

（2）心力衰竭方面：TEE 监测容量状态，严格限液，量出为入。

（3）单肺通气方面：术前阅片选择合适的双腔管，插管后纤支镜定位确定好双腔管位置，尽可能维持好氧合。

4. 术后监测

术后回 ICU，注意监测心肌酶及 NT-proBNP。

六、关键词（Keywords）

射血分数保留的心力衰竭（heart failure with preserved ejection fraction，HFpEF）

冠心病（coronary heart disease）

经胸腔镜肺叶切除术（thoracoscopic lobectomy）

经食管超声心动图（transesophageal echocardiography）

参考文献

[1] 中华医学会心血管病学分会，中国医师协会心血管内科医师分会，中国医师协会心力衰竭专业委员会，等. 中国心力衰竭诊断和治疗指南 2024［J］. 中华心血管病杂志，2024，52（3）：235-275.

[2] MCDONAGH T A, METRA M, ADAMO M, et al. 2021 ESC Guidelines for the diagnosis and treatment of acute and chronic heart failure [J]. Eur Heart J, 2021, 42(36): 3599-3726.

（权　翔　刘钦东）

病例 35

严重盆腹腔感染继发脓毒症休克患者行开腹探查术的麻醉管理

一、病例汇报（Case presentation）

患者，女性，49岁。

主诉：发现子宫腺肌症伴经量增多10余年，发热2周。

现病史：患者10年前发现子宫腺肌症，伴有痛经，月经量多，近1年月经周期延长，7~8/45天，量多，伴乏力。2023-06-28无明显诱因出现发热，T_{max} 38.5℃，外院查Hb 60g/L，给予红细胞4U输注，2023-07-03复查血常规：WBC 30×10^9/L，Hb 78g/L，骨髓穿刺（－），新冠病毒（－），血培养（－）。2023-07外院CT：盆腔见巨大团块状密度增高影，其内密度不均，约16.7cm×14.6cm×14.7cm，病变与邻近肠管分界不清；子宫显示不清，腹腔内多发积液影，腹膜稍增厚，腹腔及腹膜后部分淋巴结稍大。外院予静脉抗生素（具体不详）治疗7天，体温正常。今有进一步就诊要求，于2023-07-06就诊于妇科门诊，查体：见阴道内较多脓性分泌物，宫颈口可见脓性分泌物流出。急查肝肾功能：K 2.9mmol/L，Alb 31g/L，Glu 16.2mmol/L，hsCRP 198.60mg/L，ALT 4U/L，Cr（E）20μmol/L，β-hCG＜2U/L，PCT 0.94ng/ml。血常规：WBC 18.21×10^9/L，NEUT% 93.6%，PLT 275×10^9/L，Hb 96g/L。子宫双附件彩超：腹盆腔实性为主囊实性包块，子宫或宫颈来源可能，阴道后方囊性为主囊实性包块，包裹性积液？其他？急诊给予拜复乐（盐酸莫西沙星）静脉输液。2023-07-08体温升至最高40℃，查阴道拭子：ESBL（＋）。内科会诊建议可调整抗感染方案为厄他培南1g qd，疗程10~14天。于2023-07-09抗生素更换为厄他培南，治疗1天后，患者心率110~130次/分，血压106/68mmHg。妇科医师再次查看患者后指示：完善多学科会诊，无禁忌后可急诊手术。目前已完善多学科会诊，遂今日急诊以"盆腹腔感染、子宫腺肌症、糖尿病"收入院。拟急诊手术。起病以来，精神、食欲差，大小便正常，体力减轻，体重减轻3kg。

既往史：糖尿病史5年，未治疗，HbA1c 11.3%。对磺胺类药物过敏。

体格检查：身高 160cm，体重 51kg，BMI 19.9kg/m^2。T 36.3℃，P 115 次 / 分，RR 15 次 / 分，BP 85/60mmHg，SpO$_2$ 97%。双肺呼吸音清，未闻及干湿啰音及胸膜摩擦音。心前区无隆起及凹陷，心界正常，心率 115 次 / 分，心律齐，各膜听诊区未闻及病理性杂音。下腹壁水肿，腹部膨隆，下腹可及巨大质硬包块，上界脐剑之间，无压痛，肝剑下未及，四肢关节活动自如，双下肢水肿，双足背动脉搏动正常。阴道：阴道内较多脓性分泌物；宫颈：光，宫颈口可见脓性分泌物流出；宫体：增大如孕 26 ~ 28 周大小；双附件：未及异常；双侧附件区：未及异常。

辅助检查：血常规：PLT 343×10^9/L，WBC 15.81×10^9/L，NEUT% 90.2%，Hb 93g/L，RBC 3.67×10^{12}/L；血气分析：K 4.8mmol/L，Mg 0.69mmol/L，Na 134mmol/L，Glu 17.8 mmol/L；血生化：Alb 30g/L，BUN 1.88mmol/L，Glu 6.7mmol/L，hsCRP 189.60mg/L，ALT 3U/L，Cr（E）22μmol/L，CK＜6U/L，NT-proBNP 1207pg/ml；子宫双附件彩超检查（经阴道）：子宫及双侧卵巢显示不清。急诊超声检查：腹盆腔实性为主囊实性包块，子宫或宫颈来源可能，阴道后方囊性为主囊实性包块，包裹性积液可能；胸腹盆增强CT：盆腔内巨大软组织占位，考虑子宫来源可能，请结合临床；盆肠管受压移位；腹膜后多发淋巴结，部分饱满；盆腔积液；盆壁皮下水肿。

入院诊断：盆腹腔感染；宫腔积脓；子宫腺肌症；糖尿病；中度贫血。

拟行手术：开腹探查 + 全子宫双附件切除术，备扩大。

拟行麻醉：全身麻醉。

二、管理难点 / 临床挑战（Bullet points）

（1）严重盆腹腔感染、脓毒症及脓毒症休克的麻醉管理。

（2）术中血压管理及血管活性药物的应用。

（3）早期脓毒症的识别与评估。

三、讨论（Discussion）

1. 脓毒症、脓毒症休克

脓毒症休克是脓毒症引起的严重的循环和细胞代谢紊乱综合征，又称感染性休克、脓毒性休克，分类属于分布性休克。

（1）脓毒症：因感染引起的宿主反应失调导致的危及生命的器官功能障碍。脓毒症诊断标准应同时满足以下 2 条：①确诊感染或疑似感染。② SOFA 评分较基线增加≥2 分。

（2）脓毒症休克：脓毒症经过充分的液体复苏，仍需使用血管活性药物以维持 MAP≥65mmHg，且血 Lac＞2mmol/L。脓毒症休克诊断标准应同时满足以下 3 条：①脓毒症诊断成立。②充分液体复苏后仍需使用血管活性药物以维持 MAP≥65mmHg。③血 Lac＞2mmol/L。

2．麻醉前准备

准确快速评估患者 ASA 分级、SOFA 评分、NYHA 心功能分级等一般情况，常规建立至少 2 条输液通路，准备去甲肾上腺素、肾上腺素、血管升压素、多巴胺、多巴酚丁胺等血管活性药物；术前行有创动脉穿刺、中心静脉穿刺（如颈内静脉）。

3．麻醉诱导

患者入室 BP 90/61mmhg，HR 122 次 / 分，神志尚清，麻醉诱导前行桡动脉穿刺置管，开放左上肢外周静脉通路，监护，同时补液治疗，泵入去甲肾上腺素 0.15μg/（kg·min），血压稳定在 80～100/40～50mmHg；面罩吸氧，麻醉诱导，药物给予芬太尼 100μg、依托咪酯 12mg、罗库溴铵 40mg，待药物充分起效后经口可视喉镜下管芯辅助置入 7.0# 普通气管导管，过程顺利，Cormack-Lehane 分级 I 级，一次成功，置管深度 22cm，确认导管位置后固定气管导管。

4．麻醉维持

静吸复合全身麻醉，吸入七氟烷 1.0MAC，维持 BIS 在 40～60。术中持续泵注瑞芬太尼 100～200μg/h，间断静脉注射芬太尼、罗库溴铵并使用血管活性药物［（去甲肾上腺素 0.15μg/（kg·min）→0.3μg/（kg·min）→0.5μg/（kg·min）→0.8μg/（kg·min）→0.4μg/（kg·min）、肾上腺素 0.06μg/（kg·min）→0μg/（kg·min）、垂体后叶素 5U/h）］维持血流动力学在正常范围。

5．术中管理

手术时间 4.5 小时，术中晶体液用量 4500ml，胶体液用量 1000ml，出血 800ml，尿量 400ml，输入悬浮红细胞 8U，血浆 600ml。术中行开腹全子宫双附件切除，粘连松解；输尿管松解，术中由于患者感染较重，先后腹腔引流出脓性液体 500ml、血性渗出液 2500ml。外科结束大部分手术操作，行腹腔冲洗，由于冲洗导致大量病原微生物重新分布，经腹腔毛细血管网吸收入血，患者血压呈进一步下降，逐渐增加去甲肾上腺素用量［最大泵注 0.8μg/（kg·min）］，患者血压维持仍困难，70/40mmHg，先后给予肾上腺素［（0.06μg/（kg·min）］、垂体后叶素（5U/h）泵注，维持血压。此时血气显示，Lac 4.4mmol/L，THbc 87g/L，后患者血压趋于平稳，去甲肾上腺素逐渐减量至 0.4μg/（kg·min），后停用肾上腺素，维持血压 90～100/50～60mmHg。术中监测血气，并补充葡萄糖酸钙及胰岛素调节内环境平衡、血糖平衡。手术结束后，患者保留气管导管、动脉置管、中心静脉导管、尿管、胃管、腹腔及盆腔引流，持续泵注去甲肾上腺素 0.4μg/（kg·min）、垂体后叶素（5U/h）转运至 ICU 进行下一步治疗，转运过程平稳顺利。

6. 术后治疗与转归

患者术后返 ICU 后持续镇静下呼吸机辅助通气，入室后血气结果：Lac 3.3mmol/L，持续泵注去甲肾上腺素 [0.55μg/（kg·min）]，MAP 可维持在 78mmHg，继续抗感染治疗，继续血管活性药物维持血压。患者术后当晚出现凝血功能异常（PT 18.9s、APTT 39.3s）、血红蛋白下降（Hb 61g/L），分别给予 800ml 血浆、悬浮红细胞 2U 纠正凝血功能及血红蛋白异常。术后第 1 天，患者停用去甲肾上腺素，MAP 可维持 70～80mmHg，自主呼吸平稳，顺利拔除气管导管。术后第 2 天，患者循环稳定，血红蛋白回升（Hb 71g/L），顺利转回普通病房。患者于术后第 13 天出院。患者于 2023-08-07 妇科门诊复诊，术后恢复可，生命体征平稳，未诉特殊不适，嘱定期复查妇科超声。

四、病例总结（Take home message）

患者因严重腹盆腔感染、脓毒症入室行手术治疗，入室 BP 90/61mmHg，HR 122 次 / 分，神志尚清，脓毒症和脓毒症休克的患者在休克早期并不明显，早期识别很重要，且脓毒症患者常行急诊外科手术，术前准备时间窄窄，评估 ASA 分级、SOFA 评分、NYHA 心功能分级，对组织灌注状态、呼吸与氧合、内环境稳态等损伤程度进行快速评估，从而有针对性地进行相应的术前准备和干预治疗。在应用血管活性药物时，首选去甲肾上腺素，当增加去甲肾上腺素用量仍不能维持 MAP≥65mmHg 时，应及时加用肾上腺素和垂体后叶素。术中关注循环稳定，提倡肺保护通气策略，以降低脓毒症致急性呼吸窘迫综合征患者的死亡率。同时要多关注手术进程，尤其是在进行腹腔冲洗时，由于脓毒症患者的全身炎症反应综合征严重，血管扩张明显，腹腔内毒素会随着腹腔冲洗液更多地被吸收入血，导致脓毒症加重，甚至可出现血压难以维持的情况，在进行腹腔冲洗时可预先加大血管活性药物剂量或者更换血管活性药物，双方配合力求血压平稳，防止脓毒症休克加重；术中需要密切关注电解质、酸碱平衡的维持，关注出血量和凝血功能，力求围术期循环稳定。术中行心电图、血压、SpO_2、$P_{ET}CO_2$、体温和尿量等常规监测。此外，应动态监测动脉血气、乳酸、血糖、凝血功能等指标。

五、专家点评（Attending's comments）

盆腔脓肿是临床较常见的急危重症之一，发病率和病死率均较高，进展为脓毒症者病死率高达 5% ~ 10%，这给围术期管理造成了很大的威胁和挑战，需要注意以下几个方面。

1. 麻醉诱导阶段

（1）采用滴定法给药，尽量减少对血流动力学的影响。

（2）选择对血流动力学影响小的静脉麻醉药进行诱导（如依托咪酯和艾司氯胺酮等）。

（3）阿片类镇痛药物可选用芬太尼、舒芬太尼、瑞芬太尼等。

（4）选择非去极化肌松药，如罗库溴铵、顺式阿曲库铵等。

2. 麻醉维持阶段

（1）循环方面：脓毒症早期液体复苏的关键在于，一旦确诊患者存在脓毒症导致的低血压应立即启动液体复苏，建议 1 小时内完成晶体液输注（30ml/kg），若血压不能维持应使用血管活性药物，维持 MAP≥65mmHg。首选液体类型：晶体液（如醋酸林格液等）；首选血管活性药物：去甲肾上腺素；去甲肾上腺素主要作用于 α 受体，而刺激心脏 β_1 受体的作用轻微，对 β_2 受体几乎无作用，与肾上腺素相比，其血管收缩效应突出，正性肌力效应较弱，并反射性地引起心率减慢。静脉输注时在 0.1 ~ 1μg/（kg·min）剂量范围内，能有效提升 MAP，而在剂量 > 1 μg/（kg·min）时，其导致炎症、心律失常等心脏毒副作用变得突出和明显。对于单独使用去甲肾上腺素升压效果不明显的患者，可酌情加用肾上腺素、血管升压素等；对难以纠正的脓毒症休克患者可使用小剂量糖皮质激素（如静脉输注氢化可的松 200mg/d）。

（2）呼吸方面：围术期采用小潮气量（6 ~ 8ml/kg，按理想体质量计算）、恰当 PEEP 水平、限制气道平台压、联合肺复张等肺保护性通气策略，可显著降低脓毒症致急性呼吸窘迫综合征患者的死亡率。

（3）血液系统功能支持：推荐在 Hb<70g/L 时输注红细胞使成人血红蛋白浓度达到目标值 70 ~ 90g/L。

（4）其他高级支持手段：在条件允许时，可采用无创手段进行心输出量监测、心脏超声检查与监测，指导心功能评估、输液及血管活性药物的使用等，建议使用动态措施指导液体复苏，而不仅仅是体格检查或静态参数。动态参数包括对被动抬腿或液体输注的反应，使用 SV、SVV、PPV 等。

（5）关注手术进程，尤其是外科进行腹腔冲洗时，会导致大量病原微生物重新分布，经腹腔毛细血管网吸收入血，此时往往导致脓毒症加重，患者血压常呈断崖式下降，甚至出现血压难以维持的情况，在进行腹腔冲洗时需与外科医师积极沟通和配合，可预先加大血管活性药物剂量或者及时更换血管活性药物。

六、关键词（Keywords）

盆腔脓肿（pelvic abscess）

脓毒症（sepsis）

脓毒症休克（septic shock）

去甲肾上腺素（norepinephrine）

参考文献

[1] 于吉人，王锷，王迪芬，等. 老年脓毒症患者围术期管理专家共识（2021 年）［J］. 协和医学杂志，2021，12（4）：481-489.

[2] 中华医学会妇产科学分会感染性疾病协作组. 盆腔脓肿诊治中国专家共识（2023年版）［J］. 中国实用妇科与产科杂志，2023，39（12）：1210-1216.

[3] EVANS L, RHODES A, ALHAZZANI W, et al. Surviving sepsis campaign: international guidelines for management of sepsis and septic shock 2021 [J]. Intensive Care Med, 2021, 47(11): 1181-1247.

[4] LEONE M, GOYER I, LEVY B, et al. Dose of norepinephrine: the devil is in the details [J]. Intensive Care Med, 2022, 48(5): 638-640.

（白　冰　杜俊平）

病例 36

合并冠心病伴射血分数减低的心力衰竭患者行颈动脉内膜剥脱术的麻醉管理

一、病例汇报（Case presentation）

患者，男性，65 岁。

主诉：头晕、行走不稳 1 年。

现病史：1 年前患者新冠病毒感染后出现持续性头晕、行走不稳，有脚踩棉花感，间断发作右眼视物模糊及双侧耳鸣，无黑矇、视野缺损等，平卧休息可缓解，未行诊治。7 个月前患者无诱因出现左上肢间断性无力伴麻木，夜间较重，右侧卧位可缓解。6 个月前患者无诱因突发晕厥，伴意识不清及黑矇，持续 4 ~ 5 秒后缓解，发作时皮肤颜色及温度不详。否认癫痫、震颤、牙关紧咬等症状。2 个月前患者因心悸来我院就诊，锁骨下动脉彩超检查示左侧锁骨下动脉局部狭窄；颈动脉彩超示右侧颈内动脉起始段狭窄（狭窄程度 > 70%），左侧颈总动脉局部狭窄可能（狭窄程度 50% ~ 70%）。后患者就诊于血管外科门诊完善头颈 CTA 示右侧颈动脉分叉处狭窄 50% ~ 70%，左侧锁骨下动脉局部重度狭窄。考虑"右侧颈动脉狭窄、左锁骨下动脉狭窄"，拟行颈动脉内膜剥脱术。

既往史：2 型糖尿病 23 年，目前门冬胰岛素 30R 早 14U + 晚 12U、安达唐（达格列净）10mg qd 对症降糖，FBG 5.5 ~ 8.8mmol/L，2h PBG 8 ~ 10mmol/L。高血压 5 年，BP_{max} 140/100mmHg，药物控制，监测血压 90 ~ 110/60 ~ 80mmHg。高脂血症 3 年，目前阿托伐他汀 20mg qn，瑞百安（依洛尤单抗）140mg q2w，自述 LDL 控制在 1.07mmol/L 左右。3 年前因急性心肌梗死行前降支支架植入术，1 年前新冠病毒感染后出现喘憋，行超声心动图检查示射血分数减低，予以呋塞米对症治疗后症状缓解，夜间可平卧。3 个月前 24 小时动态心电图示窦性心律，完全性左束支传导阻滞，房性期前收缩 52 次，室性期前收缩单发 10 539 次，二联律 228 次，三联律 94 次，故 2 个月前于我院行 ICD 植入术，现用美托洛尔 47.5mg qd、诺欣妥（沙库巴曲缬沙坦钠）50mg bid、螺内酯 20mg qn 治疗、阿司匹林 100mg qd、潘南金（门冬氨酸钾镁）

1# tid 维持治疗。否认其他慢性病史，否认肝炎、结核、伤寒、疟疾等传染病史，否认外伤及输血史，否认药物、食物过敏史。预防接种史不详。

体格检查：身高 183cm，体重 77kg，BMI 23kg/m²。HR 73 次 / 分，右上肢 BP 121/71mmHg，左上肢 BP 不可测；右下肢 BP 129/72mmHg，左下肢 BP 131/72mmHg。RR 17 次 / 分，SpO₂ 99%。神志清，双侧颈动脉无明显扩张，听诊双侧颈动脉、锁骨下动脉区可闻及吹风样杂音，腹主动脉、股动脉无杂音。左侧肱动脉、桡动脉搏动弱，右侧搏动好，双侧双股、胫后、足背动脉搏动好，左上肢皮温低，右上肢、双下肢皮温暖。

辅助检查：凝血功能：Fbg 4.16g/L，D-Dimer 0.74mg/L FEU；血生化：Glu 7.6mmol/L，Na 146mmol/L，NT-proBNP 1033pg/ml；心电图：广泛 ST-T 压低，T 波倒置；颈动脉彩超：双侧颈动脉粥样硬化伴多发斑块形成，右侧颈内动脉起始段狭窄（狭窄程度＞70%），左侧颈总动脉局部狭窄可能（狭窄程度 50% ~ 70%）；头颈 CTA：右侧颈动脉分叉处狭窄程度 50% ~ 70%，左侧锁骨下动脉中段重度狭窄；超声心动图：双平面法 LVEF 35%、EF（M 型）29%；陈旧性心肌梗死（后室间隔、下后壁），左心增大，LVEDD 55mm，中度二尖瓣关闭不全，左心室收缩功能减低，主动脉瓣退行性变，左心室舒张功能减低（Ⅱ级），ICD 植入术后；外院冠状动脉 CTA：LAD 中段狭窄 50%，LCX 远段狭窄 85%，RCA 中段狭窄 95%。

术前诊断：右侧颈动脉狭窄（重度），左锁骨下动脉中段狭窄；冠心病，陈旧性心肌梗死（后室间隔、下后壁），LAD 支架植入术后，三支病变（累及 LAD、LCX、RCA），ICD 植入术后；射血分数减低的心力衰竭，心功能 Ⅱ级；2 型糖尿病；高血压（2 级，很高危）；高脂血症。

拟行手术：右颈动脉内膜剥脱备补片成形术。

拟行麻醉：全身麻醉。

二、管理难点 / 临床挑战（Bullet points）

（1）双侧颈动脉狭窄的麻醉管理。

（2）冠心病伴射血分数减低的心力衰竭患者的麻醉管理。

（3）ICD 植入术后患者的手术及麻醉注意事项。

（4）术中心肌梗死、恶性心律失常、脑梗死、高灌注综合征的预防及处理措施。

三、讨论（Discussion）

1. 颈动脉狭窄的常见病因、治疗原则及麻醉管理要求

（1）病因：动脉粥样硬化是颈动脉狭窄的最常见的原因，占 90% 以上。此外，局部脱落的血栓、纤维肌瘤病、血管炎等也是颈动脉狭窄的病因。

（2）治疗：颈动脉狭窄的治疗主要针对改善脑供血、预防脑卒中及缓解症状。包括内科治疗和外科治疗。内科治疗以药物为主，包括抗血小板药物、他汀类药物、降压药等。外科治疗包括：①颈动脉内膜剥脱术，适用于伴有症状的重度狭窄患者（狭窄≥70%）或伴有轻至中度狭窄（50%～69%）且有明确脑卒中或短暂性脑缺血发作病史的患者。②颈动脉支架植入术，适用于无法接受颈动脉内膜剥脱术的患者，如高龄、有重大心肺疾病或患有其他手术禁忌证的患者。

（3）麻醉管理要求：颈动脉内膜剥脱术的麻醉管理应维持血流动力学稳定，避免血压、心率波动过大。保障脑灌注，确保术后能迅速苏醒，以及早发现脑卒中，建议术中进行脑氧饱和度监测。手术相关操作可能引起血流动力学波动：交感神经刺激可能导致心动过速和高血压，副交感神经传出而导致心动过缓和低血压。阻断颈动脉时，建议连续输注去氧肾上腺素控制收缩压，使其维持在基线水平的 100%～120%；开放颈动脉后，应控制性降压，避免脑高灌注综合征。

2. 冠心病患者行非心脏手术的麻醉管理及射血分数减低患者的麻醉管理

冠心病患者行非心脏手术麻醉时应注意避免使用心脏负荷增加的药物，术中维持血压和心率稳定，以减少心肌缺血的可能，密切监测 ECG 及其他血流动力学参数以便及时发现异常积极处理。麻醉应镇痛充分，以减少心脏的应激反应。同时应注意冠心病严重三支病变患者可能不能耐受颈动脉支架植入期间引起的低血压和心动过缓。射血分数减低患者的麻醉关键是维持血流动力学的稳定，围术期的目标是维持前向血流，促进心肌收缩力而不加剧缺血。对急性心源性休克的低射血分数患者及对药物治疗无效的患者，建议使用主动脉内球囊反搏。

3. ICD 植入术后患者的手术及麻醉注意事项

对于 ICD 植入术后患者手术及麻醉应注意术前检查 ICD 的工作状态，了解植入指征及患者的心律失常类型。对设备进行测试，确保功能正常。术中应采取防电磁干扰措施，避免电刀靠近 ICD 位置，可使用双极电凝。术中据 ECG 观察心律变化备好人工起搏器或除颤仪，术后应对 ICD 进行重新程控，确保电极位置及功能正常。

4. 本例患者围术期麻醉管理策略

（1）术前手术风险评估：外科高危手术，患者双侧颈动脉狭窄，围术期脑卒中风

险较大，手术相关出血、血栓、术区结构损伤风险。此外，可能发生围术期新发脑梗死、术后过灌注所致脑水肿。

（2）麻醉风险评估：ASA 分级 IV 级，心血管系统评估：临床心功能 II 级，NYHA 分级 III 级。改良心脏危险指数（RCRI）评分 5 分，围术期心血管事件极高危，存在围术期心肌梗死、恶性心律失常、心力衰竭加重、心源性休克甚至死亡风险。

（3）麻醉预案：建立外周静脉通路，患者 ICD 植入术后，但因外科手术需使用电刀要求关闭 ICD，术前贴好体外除颤电极板，5 导联心电监护严密关注 ECG，监测心律和心率，注意识别室性心律失常，同时积极监测有创血压，穿刺深静脉，监测体温、BIS 等。备好抢救车（除颤仪）及各种血管活性药物（尼卡地平、硝酸甘油、艾司洛尔、去氧肾上腺素、去甲肾上腺素、肾上腺素）。

（4）麻醉诱导：入室后建立静脉通路，常规监测 5 导联 ECG，无创血压右上肢 125/67mmHg，左上肢 96/70mmHg，术中右上肢无创血压。面罩吸氧，予以芬太尼 50μg 及咪达唑仑 1mg 后进行右侧足背动脉穿刺置管行 ABP 监测。诱导药物予以芬太尼 150μg、依托咪酯 10mg、罗库溴铵 60mg，待药物充分起效后经口可视喉镜下管芯辅助置入 7.5# 普通气管导管，过程顺利，Cormack-Lehane 分级 I 级，一次成功，置管深度 23cm，确认导管位置后固定气管导管，完成插管后在超声引导下行深静脉置管（股静脉）。

（5）麻醉维持：静吸复合全身麻醉，吸入七氟烷 0.8 ~ 1.0MAC，维持 BIS 在 40 ~ 60。术中间断追加芬太尼、罗库溴铵，根据 ABP 间断予以麻黄碱（3mg/ 次，6mg/ 次），持续泵入去氧肾上腺素（1 ~ 3mg/h）维持血流动力学在正常范围。术中密切监测动脉血气（表 36-1），维持内环境、电解质稳定。

表 36-1　患者术中血气分析指标

时间点	pH	$PaCO_2$ (mmHg)	PaO_2 (mmHg)	K^+ (mmol/L)	Ca^{2+} (mmol/L)	Glu (mmol/L)	Hct (%)	HCO_3^- (mmol/L)	BE (mmol/L)	Hb (g/L)
入室	7.333	44.1	260	4.1	1.20	7.0	44.4	23.4	−2.6	145
开放后	7.303	43.2	181	4.7	1.17	6.7	43.2	23.0	−3.6	141

（6）术中管理：手术时间 2.5 小时，术中晶体液用量 800ml，出血 50ml，尿量 400ml，未输血。术中解剖颈总动脉、颈内动脉、颈外动脉，阻断颈动脉 3 分钟后建立转流，过程顺利，手术结束后带气管插管返 ICU。

（7）术后治疗与转归：术后于 ICU 过渡 1 天，循环稳定，呼吸平稳，引流量不多，转入普通病房后，恢复良好，术后第 3 天拔除引流管，术后第 5 天出院。

四、病例总结（Take home message）

颈动脉内膜剥脱术麻醉及术中血压管理至关重要，需维持收缩压在基线水平或稍高水平（120～160mmHg），以确保脑灌注，术中建议使用短效血管活性药物调节血压。脑灌注监测可通过 BIS 监测，脑氧饱和度监测为更佳选择。术中建议使用短效麻醉药物（如瑞芬太尼）或吸入麻醉药（七氟烷）控制麻醉深度，结合芬太尼等药物进行镇痛，同时保持体温稳定，避免低温导致的凝血功能障碍。冠心病及射血分数减低患者行非心脏手术时，在麻醉诱导和维持中，应密切监测 ECG、ABP 及动脉血气分析等，随时调整药物剂量以维持血流动力学稳定及内环境稳定。同时必须注意预防和处理可能出现围术期心肌梗死、恶性心律失常、心力衰竭加重、心源性休克等，备好各种血管活性药物及除颤仪。患者虽术前植入 ICD，因术中要求关闭 ICD，故术前预先贴好体外除颤电极片，术中严密关注 ECG，关注心率和心律及是否有室性心律失常，以便积极处理。

五、专家点评（Attending's comments）

本例患者合并有高血压、糖尿病、冠心病和射血分数减低的心力衰竭（HFrEF），RCRI 多达 5 个预测因子，围术期 MACE 风险极高危。越来越多的证据支持术前对 HFrEF 患者进行一系列降低风险的预防策略，可以进一步提高手术安全性。本例患者术前进行积极的心功能调整，根据指南导向的规范化药物治疗，进行抗心室重构药物调整，包括阿司匹林、螺内酯、沙库巴曲缬沙坦、美托洛尔、达格列净等，是患者平稳度过围术期和安全身麻醉麻醉管理的关键。

麻醉诱导选择对血流动力学影响较小的依托咪酯、芬太尼及罗库溴铵，麻醉维持及术中血压调控选择七氟烷和瑞芬太尼，结合 BIS 监测，可精准调控输注速度和用药量。术中循环管理目标为维持血压在基础血压的 20% 内，心率在正常或较低水平，保证正常灌注并维持液体平衡。术中小剂量去氧肾上腺素缩血管，维持适当心脏后负荷。术中采用加速康复外科的管理理念，容量管理以有创动脉压的动态变量进行目标导向液体治疗，维持脉压变异度＜13%，输注晶体液为主。由于低体温可增加围术期心脑血管事件，对本例患者进行体温监测和主动体温保护。术中采用保护性通气策略，避免过度通气和二氧化碳蓄积，减少肺部并发症风险。尽量减轻 HFrEF 患者术后因疼痛导致的应激及血流动力学波动，遵循多模式镇痛策略，但避免在此类患者中使用非甾体抗炎药进行镇痛。本例患者虽术前植入 ICD，因术中避免电刀干扰关闭 ICD，故术前体外贴好除颤电极片，严密关注 5 导联 ECG，监测心率变化及有无心律失常，术中备好各种血管活性药物（尼卡地平、硝酸甘油、艾司洛尔、去氧肾上腺素、去甲肾上腺素、肾上腺素）。

六、关键词（Keywords）

颈动脉狭窄（carotid artery stenosis）

冠心病（coronary artery disease，CAD）

三支病变〔triple vessel disease，a severe form of coronary artery disease（CAD）involving significant stenosis in all three major epicardial coronary arteries：the left anterior descending artery（LAD），the left circumflex artery（LCX），and the right coronary artery（RCA）〕

射血分数减低的心力衰竭（heart failure with reduced ejection fraction，HFrEF）

植入式心脏转复除颤器（implantable cardioverter-defibrillator，ICD）

颈动脉内膜剥脱术（carotid endarterectomy，CEA）

参考文献

[1] CAO D, CHANDIRAMANI R, CAPODANNO D, et al. Non-cardiac surgery in patients with coronary artery disease: risk evaluation and periprocedural management [J]. Nat Rev Cardiol, 2021, 18(1): 37-57.

[2] HALVORSEN S, MEHILLI J, CASSESE S, et al. 2022 ESC Guidelines on cardiovascular assessment and management of patients undergoing non-cardiac surgery [J]. Eur Heart J, 2022, 43(39): 3826-3924.

[3] KLINE L A, KOTHANDARAMAN V, KNIO Z O, et al. Effect of regional versus general anesthesia on thirty-day outcomes following carotid endarterectomy: a cohort study [J]. Int J Surg, 2023, 109(5): 1291-1298.

（刘子嘉　季和宇）

病例 37

可疑合并抗磷脂综合征患者行开腹胰十二指肠切除术的麻醉管理

一、病例汇报（Case presentation）

患者，男性，76 岁。

主诉：检查发现胰头占位 3 月余。

现病史：患者于 3 个月前因血糖波动伴皮肤、巩膜黄染于外院就诊，腹部超声检查提示胰腺颈部偏低回声。患者于我院完善腹部增强 CT+ 胰腺薄扫检查：胰头部占位，最大横截面约 3.4cm×2.1cm，呈囊实性，与主胰管关系密切，病变以远主胰管扩张；病变上方肝内外胆管扩张，胆囊增大，胆汁淤积；门脉三支汇合处与病变关系密切，局部管腔轻度狭窄。考虑患者胰头占位，拟行胰十二指肠切除术入院。

既往史：高血压病史 18 年，氯沙坦 25mg qd，血压控制良好；糖尿病病史 5 年，目前使用德谷门冬双胰岛素早 9U、晚 7U，血糖控制一般。否认血栓史与异常出血史，否认冠心病病史，否认肝炎、结核、伤寒、疟疾等传染病史，否认重大手术、外伤及输血史。

体格检查：身高 170cm，体重 61kg，BMI 21.1kg/m²。T 36.7℃，P 75 次 / 分，RR 16 次 / 分，BP 126/80mmHg，SpO₂ 97%（未吸氧）。皮肤、巩膜黄染，腹部查体阴性，双侧桡静脉充盈，右侧 PICC 置管术后，双侧桡动脉搏动明显，双侧 Allen 试验结果阳性，正常。

辅助检查：肝功能：Alb 34g/L，TBil 105.6μmol/L，DBil 67.8μmol/L，ALT 322U/L，AST 307U/L，GGT 755U/L；血常规：Hb 150g/L，PLT 71×10⁹/L。凝血功能：PT 13.3s，INR 1.15，D-Dimer 2.70mg/L FEU。抗磷脂抗体谱（＋）：β₂GP1-IgA，β₂GP1-IgM，ACL-IgA，ACL-IgM；抗核抗体谱（＋）：β₂GP1-IgA，β₂GP1-IgM，ACL-IgA，ACL-IgM。腹部增强 CT＋胰腺薄扫（图 37-1）：胰头部体积增大，呈团状囊实性密度影，最大横截面约 3.4cm×2.1cm，与主胰管关系密切，病变以远主胰管扩张，最宽约 7mm 病变上方肝内外胆管扩张，胆囊增大，胆汁淤积。门脉三支汇合处与病

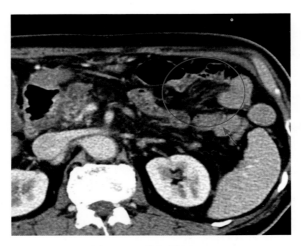

图 37-1　腹部增强 CT

注：箭头所指处为病灶。

变关系密切，局部管腔轻度狭窄。

双下肢深静脉超声：未见血栓。

术前诊断：胰头占位，梗阻性黄疸，肝功能损害；高血压（1 级，很高危）；2 型糖尿病；抗磷脂综合征（疑诊）。

拟行手术：开腹胰十二指肠切除术。

拟行麻醉：全身麻醉。

二、管理难点 / 临床挑战（Bullet points）

（1）开腹胰十二指肠切除手术相关凝血功能障碍的监测与管理。

（2）开腹胰十二指肠切除手术全身麻醉期间精细容量管理。

三、讨论（Discussion）

1. 背景知识介绍

（1）开腹胰十二指肠切除术手术特征：胰十二指肠切除术是腹部外科手术中最具挑战性、操作最为复杂的术式之一。根据《全国医疗服务项目技术规范》，该手术的难度系数高达 95。此术式操作复杂，历时长，易损伤周围脏器，创伤大。本例患者切除范围为远端胃、十二指肠、上段空肠、胰头、胆囊及胆总管。由于胰头肿物压迫胆总管，导致进行性加重的梗阻性黄疸伴有出血倾向。此外，患者常伴有肝功能异常与凝血功能异常，凝血酶原时间延长，围术期出血概率增加。患者还常伴有营养不良，包括低蛋白、慢性贫血、饮食减少与消化不良症状。出现胃肠道梗阻及功能紊乱者，还会造成血容量不足、水电解质紊乱及酸碱平衡失调。因此，此类患者需重点关注出凝血功能障碍与围术期容量管理。

（2）出血风险筛查与评估：针对围术期可能出现的凝血障碍高危因素，可以从术前、术中两个方向进行分析（图 37-2）。该患者术前凝血异常高危因素为梗阻性黄疸与肝功能异常、可疑抗磷脂综合征（APS）、服用阿司匹林；术中凝血异常高危因素为胰十二指肠切除术创伤大导致的术中应激反应、免疫功能改变，以及血小板、凝血因子、纤维蛋白消耗性减少与功能抑制。对于存在凝血功能障碍的患者，术中应加强体温监测，实施多模式保温措施，维持核心体温 35.5～37.0℃。在输注血制品和补液过程中，应警惕稀释性凝血病的发生。凝血功能的调控包括两大核心：一是维持正常的凝血功能以防止术后出血，二是应用抗凝药物预防血栓性并发症。

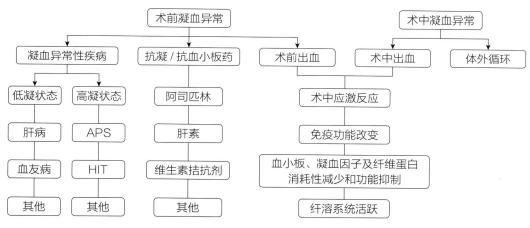

图 37-2　围术期凝血障碍分析流程

1）针对肝功能异常与梗阻性黄疸：梗阻性黄疸患者因胆汁不能有效地排放到肠道中，一方面可以引起胆汁淤积，影响肝功能，甚至导致肝衰竭；另一方面因肠道中缺乏胆汁，肠黏膜屏障的完整性受到破坏，影响肠道物质的吸收。梗阻性黄疸时胆盐不能排入肠道，影响维生素 A、维生素 D、维生素 E、维生素 K 等吸收，尤其维生素 K 缺乏，肝脏无法合成凝血因子Ⅱ、Ⅶ、Ⅸ、Ⅹ等，凝血酶原含量的减少，使凝血时间延长，可导致围术期广泛渗血、应激性溃疡甚至弥散性血管内凝血等。因此，针对性地监测相关凝血因子是需要解决的重要问题。APTT 可以用于监测内源与共同凝血途径的相关凝血因子，床旁 APTT 监测可以快速得出 APTT 数值，从而判断相关凝血因子的缺失状态，进而进行针对性、目标导向凝血酶原复合物的输注。在准确的监测下，麻醉医师可以判断患者凝血功能是否处于异常状态，是否需要补充凝血／抗凝物质及滴定式补充，达到最佳的既纠正低凝状态，又避免血栓并发症的发生。

2）针对 APS：APS 是一种以反复血管性血栓事件、复发性自然流产、血小板减少等为主要临床表现，伴有抗磷脂抗体（aPLs）持续中度或高度阳性的自身免疫性疾病。本例患者由于 APS 相关风湿免疫学指标均为入院后首次查出阳性，暂未达到 APS 诊断标准，但其可疑阳性带来的易栓风险是不可忽视的。且该患者已经出现不明原因的血小板减少，证明其已有易栓趋势，在行此大创伤开腹手术时，由于应激及失血等原因导致的凝血功能紊乱，更有可能影响患者的围术期安全及远期预后。

（3）围术期精细容量管理目的与方案：由于此类手术涉及切除部分肠道，故术前绝大多数患者均已进行充分的肠道准备。入手术室后几乎都处于低血容量状态。进行精细容量管理的目的，一是避免出现液体输注过少，确保充分的循环血容量以维持细胞氧气输送，避免低灌注对细胞功能、细胞存活、炎症反应、神经内分泌应答的不良影响，需综合考虑循环血容量、心输出量、血管阻力三部分；二是避免出现液体输注过多，避免液体治疗过程中发生的医源性不良反应，如组织水肿、水中毒、循环系统与呼吸系统超负荷、稀释性凝血病的发生等。因此，应综合考虑患者的营养状况、心肺功能、黄疸因素，采用目标导向液体治疗策略，依据 NIBP、PPV、CVP、HR、尿量、血气分析等指标输注液体，同时泵注小剂量去甲肾上腺素（表 37-1）。

表 37-1　目标导向液体治疗

分类	指标
手术指标	手术进展、出入量、手术创面渗血、水肿等
静态指标	心率、血压、尿量、CVP、PCWP 等
动态指标	SVV、PPV、SPV、TTE、TEE 等
氧代谢指标	SvO_2、$ScxO_2$、血乳酸含量及乳酸清除率等

在明确液体管理目标的前提下，精确、便捷且连续的容量监测方法至关重要。心脏前负荷的评估是衡量容量状态的基础，然而现有的床旁监测方法均存在一定局限性。鉴于舒张末期压力与容积之间的曲线关系，容积测量对低容量状态的监测更为敏感，而压力测量（如 CVP）则更适用于高容量状态的监测。常用的容积测量方法包括经胸 / 经食管超声心动图（TTE/TEE）和脉搏轮廓分析法（如漂浮导管、PiCCO、Flotrac）等。超声心动图的一个重要优势是能够快速识别急性心脏病变，但其局限性在于对充盈压力的评估不够精确，适合半定量测量。而脉搏轮廓分析法在持续监测方面具有显著优势，通过专用算法分析动脉波形，可以精确估算每搏量（SV），并能连

续、精确地监测心输出量（CO）及其微小变化。然而，该方法在血管张力急剧变化时的可靠性会有所下降。因此，在对大手术患者进行容量管理时，麻醉医师需要谨慎评估，选择最合适的监测手段，确保精确的容量管理，使患者的临床获益最大化。

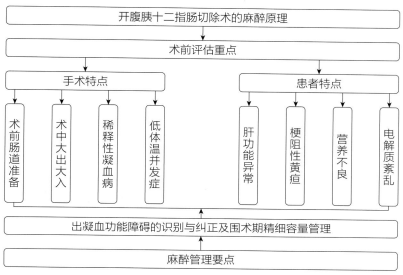

图 37-3　开腹胰十二指肠切除术麻醉管理要点框架图

2. 围术期麻醉管理

（1）术前评估：①一般情况。ASA 分级Ⅲ级，NYHA 分级Ⅰ级，活动耐量 4METs。②气道评估。Mallampati 分级Ⅱ级，张口度可，头后仰程度可，无松动牙齿，下颌前伸可。③合并症评估。高血压 1 级、很高危，服用氯沙坦控制，日常血压 125/88mmHg；2 型糖尿病，应用甘精胰岛素和谷赖胰岛素；可疑 APS（血小板减低原因待查）调整方案：加用羟氯喹 0.2mg bid、阿司匹林 75mg qd；术前加用血小板、静脉注射免疫球蛋白（20g×3～5 天），手术当日术前输注血小板。④手术风险评估。原发病评估，肿瘤最大横截面 3.4cm×2.1cm，呈囊实性，与主胰管关系密切，与门脉三支汇合处关系密切，手术难度大，出血风险高。手术方式评估，四级手术；手术结果风险评估工具（SORTv2）评分，7.16%，此结果证明该患者手术风险大、术后并发症概率高。

（2）麻醉方案：①总体麻醉方案，见表 37-2。②重点监测指标，见表 37-3。

（3）麻醉诱导与维持：入室后常规 ECG、BP、SpO$_2$ 监测，开放外周静脉、PICC 通路，静脉诱导加静吸复合维持，超声引导下桡动脉穿刺置管测压，Flotrac 监测，床旁 APTT 监测示基线 48.1s。

表 37-2　总体麻醉方案

监测方式	麻醉策略	呼吸管理	多模式镇痛
常规监测：ECG、NIBP、SpO_2	静脉诱导加静吸复合维持	肺保护通气策略	芬太尼：分次静脉注射，总量 5～8μg/kg
容量监测：有创动脉压、Flotrac 心输出量监测	备红细胞 8U、血浆 400ml；目标导向液体治疗	低潮气量：6～8ml/kg IBW，$P_{ET}CO_2$ 40mmHg	NSAIDs 镇痛药：氟比洛芬酯诱导时 50mg 静脉注射
内环境与凝血功能：动脉血气、床旁 APTT	备血小板 1U、人纤维蛋白原、人凝血酶原复合物	PEEP≥5cmH_2O，寻找最优驱动压	持续泵注瑞芬太尼：TCI 靶控精确调节
体温监测：测温尿管监测膀胱温	体表温毯主动保温＋术中输血输液加温	按需肺复张	术后带患者自控镇痛泵离室

表 37-3　重点监测指标

监测目标	监测指标	监测方式	应对措施
心输出量	CO、SV	Flotrac 心输出量监测	容量管理、麻醉深度调节、血管活性药应用
外周血管阻力	SVV		
出血情况	Hb	血气分析	备悬浮红细胞
容量情况	Hct		
内环境稳态	pH	血气分析	备碳酸氢钠溶液纠正 pH，相应电解质纠正离子紊乱
	Lac，Glu		
	Na^+、K^+、Ca^{2+}		
	BE		
凝血功能	APTT	床旁 APTT 监测	备新鲜冰冻血浆、人纤维蛋白原、人凝血酶原复合物

（4）术中管理：包括以下两方面。

1）术中实现精细容量管理：通过 CO 与 SV 判断患者循环稳态情况，根据 SVV 数值指导液体输注，避免稀释性凝血病的发生。由表 37-4 示例数值可以看出，该患者 CO 与 SV 处于相对稳定的状态，患者麻醉深度适中，在此基础上进行的目标导向液体治疗使患者内环境处于相对稳定状态，并未出现严重的内环境紊乱与酸碱平衡失调。术中入量晶体液 3400ml、胶体液 1000ml、红细胞 4U、血浆 400ml、血小板 1U，出血量 500ml，尿量 600ml。

2）术中凝血相关特殊事件处理与转归如下。手术开始后 2 小时：术野渗血明显，操作暂停。此时测 APTT 52.7s，在 APTT 指导下输注人凝血酶原复合物 200U、人纤维

表 37-4 术中心输出量，血气分析，APTT 数值监测

	麻醉开始	手术开始	手术 2 小时	手术 2.5 小时	手术 3.5 小时	手术 4 小时	手术 5 小时	手术 5.5 小时	手术 6 小时	手术结束
CO（L/min）		4.1	4.8	4.1	4.1	4.4	4.5	4.6	4.4	4.3
SV（ml）		62	65	59	56	62	60	65	62	62

动脉血气（手术 2 小时）:
FiO_2=50%
pH=7.401
Hct=25.6%
PCO_2=36.9mmHg
PO_2=259mmHg
BE=-1.5mmol/L
Ca=1.10mmol/L
K=3.0mmol/L
Lac=1.1mmol/L
Glu=6.1mmol/L
Na=134mmol/L
HCO_3^-=22.4mmol/L
HCO_3^-std=23.1mmol/L
BEecf=-1.6mmol/L
SO_2C=100.0%
THbc=82g/L

动脉血气（手术 4 小时）:
FiO_2=50%
pH=7.353
Hct=22.7%
PCO_2=45.0mmHg
PO_2=198mmHg
BE=-1.2mmol/L
Ca=1.08mmol/L
K=3.7mmol/L
Lac=1.1mmol/L
Glu=8.0mmol/L
Na=135mmol/L
HCO_3^-=23.8mmol/L
HCO_3^-std=23.4mmol/L
BEecf=-1.1mmol/L
SO_2C=99.8%
THbc=73g/L

动脉血气（手术 6 小时）:
FiO_2=50%
pH=7.351
Hct=35.8%
PCO_2=42.6mmHg
PO_2=216mmHg
BE=-3.3mmol/L
Ca=1.09mmol/L
K=3.8mmol/L
Lac=1.8mmol/L
Glu=9.4mmol/L
Na=135mmol/L
HCO_3^-=21.9mmol/L
HCO_3^-std=21.7mmol/L
BEecf=-3.1mmol/L
SO_2C=99.5%
THbc=116g/L

	麻醉开始	手术开始	手术 2 小时	手术 2.5 小时	手术 3.5 小时	手术 4 小时	手术 5 小时	手术 5.5 小时	手术 6 小时
APTT	基线 APTT 48.1s		APTT 52.7s	APTT 45.1s	APTT 42.2s	APTT 45.8s	APTT 47.3s	APTT 45.8s	APTT 44.3s

239

蛋白原 0.5g。输注完毕后复测 APTT 45.1s，手术医师述术野止血效果明显，手术继续。术中间隔 30 分钟至 1 小时测量 APTT，结果如下：APTT 42.2s；APTT 45.8s；APTT 47.3s；在 APTT 指导下输注人凝血酶原复合物 100U；输注完毕后，APTT 45.8s；手术结束前，最后一次测 APTT 44.3s，低于术前基线水平，患者的凝血功能得到较好的调整。

（5）术后转归：术毕带气管插管、PICC 导管、尿管、胃管、胰肠引流管、胆肠引流管返 ICU。手术当晚顺利拔除气管导管。

（6）术后 PLT 变化与相关病情处理（图 37-4）：术后第 2 天：上肢浅静脉血栓，多磺酸黏多糖乳膏（喜辽妥）外用；术后第 8 天：床旁超声显示双侧上下肢均未见血栓；术后第 36 天：静脉注射免疫球蛋白 20g×3d，静脉滴注；术后第 44 天：艾曲帕泊 25mg qd。

患者于术后第 50 天出院，继续艾曲泊帕 25mg qd，监测血小板，若 PLT＞80×10⁹/L，则预防性抗血小板阿司匹林 75mg qd。风湿免疫科、血液内科随诊。

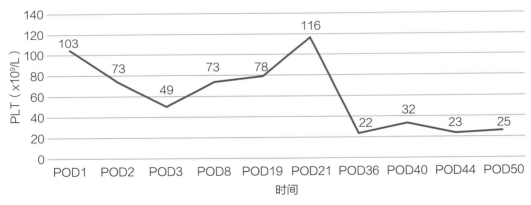

图 37-4　术后 PLT 变化趋势

四、病例总结（Take home message）

开腹胰十二指肠切除术的特点手术创伤大、时间长、出入量大，患者常因肿物位置特征引发梗阻性黄疸与肝功能异常，即此类患者与手术本身就是出凝血功能障碍的高危人群。因此，对其纠正出凝血功能障碍，进行精细的容量管理，是保证患者平稳度过围术期、改善患者预后必不可少的两大麻醉管理重点。

APTT 可以用于监测内源与共同凝血途径的相关凝血因子，人凝血酶原复合物包含的也是因子Ⅱ、因子Ⅶ、因子Ⅸ、因子Ⅹ四种凝血因子，因此，梗阻性黄疸肝功能障碍者在 APTT 监测下输注 PCC 等凝血物质，成为该患者围术期凝血功能障碍的监测和纠正的合适途径。《严重围术期出血管理：欧洲麻醉学和重症监护学会指南 2022 年第二次更新》及《围术期出凝血管理麻醉专家共识（2020 版）》指出，不能毫无根据地输注凝血制品。2023 年一项法国多中心随机对照试验 PROCOAG 研究结果也显示，创伤患者输注 4 价 PCC 会升高血栓风险（试验组 35% *vs.* 对照组 24%）。因此，有监测的输注是必不可少的。

进行术中精细容量管理，对患者进行液体治疗，究竟该补充哪些方面？开放性补液策略要求进行补偿性扩容、补充生理需要量、累计缺失量、继续丢失量、第三间隙缺失量，而限制性补液策略仅要求补充生理需要量与继续丢失量。已有研究指出，与开放性补液策略相比，限制性补液并不增加大型腹部手术后 1 年无残疾生存率，但是增加急性肾损伤的发生率。而有研究证实，在胰十二指肠切除术中采用目标导向液体治疗可减少心肺并发症，缩短住院时间。因此，避免容量过负荷与容量不足，努力做到"零平衡"，才应该是此类手术过程中的麻醉容量管理目标。

五、专家点评（Attending's comments）

胰十二指肠切除术是腹部外科中极具挑战性和复杂性的手术，难度系数高达 95，被视为"腹部外科的皇冠手术"。该手术主要用于治疗胰腺及胆总管肿瘤，但因其创伤大、耗时长、风险高，患者围术期易发生出凝血功能障碍。因此，围术期的出凝血管理与液体治疗成为麻醉管理中的两大关键。

术前，应全面了解患者病史，进行详细的体格检查和出血风险筛查。对于存在凝血功能障碍的患者，术中应加强体温监测并维持核心体温在一定范围内，同时警惕稀释性凝血病的发生。术后，凝血功能的调控需维持正常凝血功能以预防出血，并应用抗凝药物预防血栓性并发症。特别需要注意的是，肝功能障碍、梗阻性黄疸患者可能因维生素 K 吸收障碍导致凝血因子合成不足，因此需进行针对性的监测和补充。

在液体管理方面，精细的容量管理离不开科学的输液策略。最新研究表明，限制性补液策略并不比开放性补液策略更有优势，因此需根据患者的个体情况和术中监测指标，尽量实现"零平衡"的液体管理目标。为确保精确的容量管理，需要选择最合适的监测手段，如 TTE/TEE 和脉搏轮廓分析法等，以评估心脏前负荷和容量状态。

综上所述，胰十二指肠切除术的围术期管理需要高度重视出凝血管理和液体治疗，通过全面的术前评估、术中的精细操作和术后的科学管理，确保患者的安全和手术的成功。

六、关键词（Keywords）

围术期凝血障碍（perioperative coagulation dysfunction）

目标导向液体治疗（goal-directed fluid therapy）

活化部分凝血活酶时间（activated partial thromboplastin time，APTT）

抗磷脂综合征（antiphospholipid syndrome，APS）

参考文献

[1] 赵久良，沈海丽，柴克霞. 抗磷脂综合征诊疗规范 [J]. 中华内科杂志，2022，61（8）：846-847.

[2] 李洁琼，张文. 抗磷脂综合征诊治及发病机制 [J]. 中华临床免疫和变态反应杂志，2018，12（4）：423-429.

[3] BOUZAT P, CHARBIT J, ABBACK PS, et al. Efficacy and Safety of Early Administration of 4-Factor Prothrombin Complex Concentrate in Patients With Trauma at Risk of Massive Transfusion: The PROCOAG Randomized Clinical Trial[J]. JAMA, 2023, 329(16): 1367-1375.

[4] KIETAIBL S, AHMED A, AFSHARI A, et al. Management of severe peri-operative bleeding: Guidelines from the European Society of Anaesthesiology and Intensive Care: Second update 2022[J]. Eur J Anaesthesiol, 2023, 40(4): 226-304.

[5] Myles PS, Bellomo R, Corcoran T, et al. Restrictive versus Liberal Fluid Therapy for Major Abdominal Surgery[J]. N Engl J Med, 2018, 378(24): 2263-2274.

（裴丽坚　袁博儒）

病例 38

合并极重度慢性阻塞性肺疾病患者行腹腔镜直肠癌根治术的麻醉管理

一、病例汇报（Case presentation）

患者，男性，70 岁。

主诉： 便血 5 月余。

现病史： 患者 5 个多月前出现无诱因间断便血，于外院行结肠镜示：直肠距肛门 10cm 见一紫红色肿块，约占肠腔全周 1/2，伴肠腔狭窄，病理：（直肠）腺癌。考虑直肠癌诊断明确，为行手术入院。

既往史： 2018 年因为憋喘就诊外院，诊断慢性阻塞性肺疾病（COPD），住院予扩张支气管、糖皮质激素等治疗后好转，后每日规律吸入布地格福（布地奈德、格隆溴铵、富马酸福莫特罗）2 吸治疗，未再出现明显憋喘发作，仍有间断咳嗽，否认咳黄痰。否认高血压、糖尿病、冠心病病史。否认外伤、手术史，否认药物、食物过敏史。

个人史： 吸烟 40 年，20 支 / 日，已戒烟 8 年；饮酒 30 年，已戒酒 8 年。

体格检查： 身高 173cm，体重 55kg，BMI 18.4kg/m²。P 80 次 / 分，BP 136/80mmHg，SpO_2 95%@RA。桶状胸，双肺未闻及明显干湿啰音。气道评估无特殊。屏气试验 16 秒。无外周水肿、颈静脉怒张等表现。

辅助检查： 肺功能：FEV_1 0.76L↓，占预计值 % 25%；FVC 2.28L↓，占预计值 % 58%；FEV_1/FVC 33.5%；PEF 1.93L/s↓，占预计值 % 24%，DL_{CO} 占预计值 % 47%，阻塞性通气功能障碍（危重度），弥散功能减低；血气分析：pH 7.39，PO_2 97mmHg，PCO_2 48mmHg，BE 3.1mmol/L，Lac 0.9mmol/L；胸部 CT：双肺多发肺气肿，肺大疱（最大直径 5～6cm），双肺多发斑片索条影；心电图：心率 72 次 / 分，肢导低电压，aVL 导联 T 波低平；超声心动图：LVEF 68%，主动脉窦部增宽，心脏各房室内径正常，左、右心室收缩功能及室壁运动未见异常，主动脉瓣退行性变，轻度主动脉瓣关闭不全，左心室舒张功能减低（Ⅰ级）。

术前诊断： 直肠癌；慢性阻塞性肺疾病，肺大疱，肺气肿，慢性支气管炎。

拟行手术：腹腔镜直肠癌根治术。

拟行麻醉：气管插管全身麻醉。

二、管理难点 / 临床挑战（Bullet points）

（1）COPD 患者术前的评估及优化。

（2）合并 COPD 患者手术麻醉方式的选择（全身麻醉还是区域麻醉），术中麻醉维持及用药。

（3）患者肺部情况能否耐受全身麻醉和正压通气，如何进行术中的呼吸管理。

（4）术后呼吸管理，拔管时机的选择。

三、讨论（Discussion）

1. COPD 患者的术前评估

（1）COPD 严重程度评估：病史、运动耐量、既往及近期感染情况、用药情况、并存疾病、氧气依赖程度等。

（2）心脏：是否有右心功能不全、缺血性心脏病等。

（3）营养状况：COPD 患者常合并体重减轻、营养异常、骨骼肌功能障碍，血清 Alb<35g/L 是术后肺部并发症的有力预测因素。

（4）戒烟：术前至少 8 周开始戒烟。

2. 麻醉方式的选择

对于 COPD 患者，其麻醉方式的选择取决于疾病严重程度、手术方式、手术时间等。一般认为全身麻醉，尤其是气管插管与机械通气结合，会对 COPD 患者带来诸多不良反应，包括气道痉挛、肺气压伤、血流动力学不稳定、高碳酸血症、术后长期机械通气、低氧血症等导致术中和术后肺部并发症增加。Hausman 等利用 NSQIP 数据库匹配了 2644 例接受区域麻醉及 2644 例全身麻醉的 COPD 患者，发现区域麻醉确实与术后肺部并发症（肺炎、呼吸机依赖、再次插管等）相关，但改善仅存在于蛛网膜下腔阻滞麻醉或外周神经阻滞患者中，而不是硬膜外患者中。另外，若患者已有静息时呼吸困难，则区域麻醉与全身麻醉相比并没有区别。可能因为在严重 COPD 患者中，区域麻醉的不良反应如辅助呼吸肌力下降、仰卧位耐受性差等可能抵消避免气管插管和机械通气的潜在益处。

一般腔镜手术要求阻滞范围到达 $T_4 \sim T_5$ 平面，但患者仍有可能主诉肩痛，高阻滞平面、Trendelenburg 体位都可能使患者感觉呼吸困难，因此患者也可以选择全身麻醉。

关于 COPD 患者全身麻醉后肺部并发症的情况：Hou 等回顾了 120 例合并 COPD 行脊柱手术的患者，发现 GOLD 分级评估的 COPD 严重程度与术后呼吸衰竭无关，但术前较低 PaO_2 水平与术后呼吸衰竭发生相关。Kim 等回顾性分析了 387 例行全身麻醉腹部手术患者，结果显示轻 – 中度 COPD 并非术后肺部并发症（PPC）的显著危险因素，而术前存在因呼吸系统疾病住院史则为 PPC 的预测因素。

3. 术中的呼吸管理

原则为减少动态过度充气、PEEPi 和空气潴留。常用的通气策略为使用较小的潮气量（6~8ml/kg 理想体重）、较低的呼吸频率及更长的呼气时间、较低的吸入氧浓度。使用低潮气量降低大型腹部手术术后并发症的风险。压力控制通气可以降低吸气峰值压力（PIP），并允许更均匀的潮气量分布，以及静态、动态顺应性的改善。对于 COPD 患者，压力控制通气的作用证据有限，可以作为备选方案之一。尽量降低吸入氧浓度，维持氧饱和度在 92% 以上即可，过高的吸入氧浓度更容易导致肺不张。术中充分肌松（深度肌松）降低气腹压造成的通气阻力增加，增加通气驱动压。

是否使用外源性 PEEP 仍有争议，需注意外源性 PEEP 应小于等于内源性 PEEP，否则可能加重气道塌陷及过度通气。

4. 合并肺大疱的患者

围术期管理的主要目标为避免正压通气引起的肺大疱破裂和围术期张力性气胸，自主呼吸下的麻醉管理确实为理想选择。对于一些必须进行全身麻醉并机械通气的手术，主要目标为提供充分的氧合并将机械性损伤降至最低，避免使用 N_2O，一般通气策略为吸气峰压低于 $20cmH_2O$，潮气量 5~6ml/kg 理想体重，允许性的高碳酸血症，I∶E 比在 1∶3~1∶5，并早期拔管。Hillier 等认为，压力控制通气优于容量控制通气，PEEP 的使用存在争议，也有学者提出低 PEEP（5mmHg）策略。

5. 术前评估

ASA 分级Ⅲ级，NYHA 分级Ⅱ级，日常活动耐量＞4METs，可爬 3 层楼，快走出现气促，可平地慢走 1 小时。该患者主要合并症为 COPD，肺功能 FEV_1 0.76L，占预计值 % 25%；FEV_1/FVC 占预计值 % 33.5%。根据 COPD 气流受限严重程度分级，为 GOLD4 级（极重度）。目前无呼吸系统急性感染表现，建议康复科指导呼吸康复训练，围术期可予布地奈德及异丙托溴铵雾化治疗。心脏评估未提示冠状动脉病变或右心功能不全表现。NRS-2002 营养风险筛查评分 5 分（具有营养风险，应进行营养评定）。如果时间允许，可进行 2 周的康复锻炼，包括呼吸功能训练。

6. 麻醉诱导及术中情况

（1）患者入室后：建立常规监测，吸空气条件下，SpO_2 92%～93%，BP 125/60mmHg，HR 80 次/分，进行桡动脉穿刺置管，查血气：pH 7.412，PO_2 63.9mmHg，PCO_2 42.6mmHg，HCO_3^- 27.5mmol/L，BE 3.2mmol/L。

（2）麻醉诱导：给予丙泊酚 150mg、芬太尼 100μg、罗库溴铵 50mg 进行诱导，使用可视喉镜插入普通 7.5# 气管插管，过程顺利。

（3）通气设置：容量控制通气模式，FiO_2 40%，RR 12 次/分，潮气量 330ml，I：E=1：2.5，吸气末峰压 10～11cmH_2O，PEEP 0cmH_2O，驱动压 10cmH_2O。

（4）麻醉维持：2% 七氟烷吸入维持 BIS 40～60，瑞芬太尼持续泵入，间断追加芬太尼 50μg。

（5）手术开始后：建立气腹，与手术医师沟通，气腹压力略低于平时，为 12cmH_2O，体位变化为头低臀高截石位，更改通气模式为压力控制通气模式，吸气压力 16cmH_2O，潮气量 330～350ml，驱动压 15cmH_2O，RR 16～18 次/分，I：E=1：2.5，维持 $P_{ET}CO_2$ 45mmHg 左右。术中气道压力、循环水平无显著改变。

（6）手术结束时血气：pH 7.289，PO_2 159mmHg，PCO_2 56.9mmHg，HCO_3^- 26.5mmol/L，BE 0.6mmol/L，Lac 1.2mmol/L。

（7）尽量缩短麻醉时间及手术时间：手术时间共 65 分钟，输入 1200ml 晶体液，尿量 30ml，出血量 10ml。

7. 术后转归

术后带气管插管转入 ICU，于术后 4 小时拔除气管导管，予双鼻导管吸氧（1～2L/min），雾化治疗，并行呼吸功能锻炼。监测血气：PO_2 99.2mmHg，PCO_2 48.6mmHg。术后第 1 天转回普通病房，恢复良好，术后第 6 天出院。

四、病例总结（Take home message）

对于重度 COPD 患者行非肺部手术，围术期的管理对于患者的预后非常重要。

（1）术前应对患者进行全面而细致的评估，除呼吸系统受累严重程度外，也应考虑是否存在肺心病、营养不良等全身情况。可以考虑术前多学科联合评估，制订呼吸系统优化、功能锻炼、营养优化等多方面预康复策略。

（2）对于此类患者行手术治疗，麻醉方式的选择受多重因素影响。目前认为，区域麻醉对于呼吸系统的影响比全身麻醉小，因此条件允许的情况下考虑区域麻醉。但全身麻醉也并非此类患者的禁忌，在术前充分优化、术中细致管理、术后密切监测的情况下可以行全身麻醉。

（3）机械通气的主要策略为低潮气量，延长呼气时间，减少动态过度充气、PEEPi 和空气潴留，维持肺顺应性，降低吸气末峰压，可有允许性的高碳酸血症，对于 PEEP 的使用需谨慎，避免肺部过度充气。

（4）麻醉苏醒可预防性给予支气管扩张剂，完全逆转神经肌肉阻滞，并避免大量阿片类药物导致的通气不足，术后应尽量早期拔管。尽快恢复支气管扩张剂、糖皮质激素治疗，呼吸训练、下地活动，同时需警惕如低氧血症、肺不张、分泌物潴留等并发症，必要时无创通气治疗。

五、专家点评（Attending's comments）

COPD 是常见的呼吸系统疾病，在临床麻醉中会经常遇到类似患者，因此，对于其围术期管理应熟练掌握。根据指南，对于 COPD 的诊断，使用的 FEV_1/FVC 界值为 0.7，但 FEV_1/FVC 本身会随着年龄增加而下降，需考虑对于老年人的过度诊断和对年轻人的漏诊。对于 COPD 的评估不能仅依靠于肺功能检查，还需要结合患者的症状、急性发作的次数等。麻醉方式选择上，区域麻醉对于呼吸系统影响较小，需根据手术要求、患者具体情况进行选择。对于本例患者，不建议选择区域麻醉，由于气腹的原因椎管内麻醉平面要求比较高，如果仅用腹横肌平面阻滞或其他阻滞会造成镇痛不全，而且对肌松满足较差，外科视野不佳的情况下反而会增加气腹压，如此更加不利。COPD 主要的病理生理是肺过度充气，一方面是肺实质破坏导致的弹性回缩力丧失（静态过度充气），另一方面是小气道破坏导致的气流受限（动态过度充气），因此机械通气的原则为低潮气量，维持肺顺应性，避免过度充气。另外，本例患者在良好术中呼吸管理的情况下，术后可以清醒拔管，但可能需要一段时间的呼吸治疗，包括实施持续气道正压通气等，限于我科条件，患者直接回 ICU。从 ICU 的情况来看，拔管也非常快，足以看出患者虽然是极重度 COPD，但术后恢复好。

六、关键词（Keywords）

慢性阻塞性肺疾病（chronic obstructive pulmonary disease，COPD）
腹腔镜直肠癌根治术（laparoscopic radical resection of rectal cancer）

参考文献

[1] LEE A H Y, SNOWDEN C P, HOPKINSON N S, et al. Pre-operative optimisation for chronic obstructive pulmonary disease: a narrative review [J]. Anaesthesia, 2021, 76(5): 681-694.

[2] HOU R, MIAO F, JIN D, et al. General anesthesia for patients with chronic obstructive pulmonary disease and postoperative respiratory failure: a retrospective analysis of 120 patients [J]. Front Physiol, 2022, 13: 842784.

（易　杰　树　茜）

病例 39

胰岛素瘤患者行胰十二指肠切除术的麻醉管理

一、病例汇报（Case presentation）

患者，女性，35岁。

主诉：反复低血糖发作半年。

现病史：近半年多次因低血糖晕倒，伴出冷汗、心悸等症状。体格检查无明显异常，腹部超声提示胰腺尾部占位，进一步腹部增强CT扫描证实胰岛素瘤。入院后完善相关检查，拟行腹腔镜下胰岛素瘤切除术。

既往史：既往无糖尿病病史。

体格检查：身高162cm，体重60kg，BMI 22.9kg/m²。BP 120/70mmHg，HR 78次/分。

辅助检查：血糖4.2mmol/L，Hb 135g/L，WBC 5.8×10^9/L，PLT 220×10^9/L。心电图正常，胸片未见异常。腹部增强CT：示胰腺尾部3.5cm×3.2cm低密度占位，增强后明显强化，考虑为胰岛素瘤。术前血糖监测显示多次低血糖发作，最低至2.1mmol/L。

入院诊断：胰岛素瘤，反复低血糖发作。

拟行手术：胰十二指肠切除术。

拟行麻醉：全身麻醉。

二、管理难点/临床挑战（Bullet points）

（1）围术期血糖管理。

（2）麻醉药物选择。

（3）术中并发症管理。

（4）术后恢复。

三、讨论（Discussion）

1. 胰岛素瘤的诊断与手术治疗

胰岛素瘤是一种胰腺内分泌肿瘤，常见于胰腺尾部，主要表现为反复低血糖发作。低血糖由胰岛素分泌过多引起，典型症状包括 Whipple 三联征，是由多种原因引起的血糖浓度低于正常的一种临床综合征，以交感神经兴奋和中枢神经系统功能障碍为突出表现，其典型临床表现有：①自发性周期性发作低血糖症状、昏迷及精神神经症状，每天空腹或劳动后发作。②发作时血糖低于 2.2mmol/L。③口服或静脉注射葡萄糖后，症状可立即消失。患者通常可有冷汗、心悸、饥饿感、头晕和乏力等症状，严重时可导致昏迷甚至死亡。胰岛素瘤的确诊依赖于血糖监测、胰岛素水平测定及影像学检查，如超声、CT 或 MRI 等。手术切除是治疗胰岛素瘤的首选方法，尤其是对于单发性病变而言。腹腔镜手术因其创伤小、恢复快、并发症少的优点，已逐渐成为治疗胰岛素瘤的标准方法。

2. 瘤体切除前后对于血糖的影响

（1）术前血糖管理：胰岛素瘤患者在术前常出现低血糖，这主要是由肿瘤分泌过量的胰岛素所致。术前需进行严格的血糖监测和管理，通过静脉输注葡萄糖溶液维持血糖水平。麻醉诱导前需确保患者血糖稳定，以防止在麻醉诱导过程中发生低血糖昏迷。术前给予 5% 葡萄糖溶液静脉滴注，并在术中持续监测血糖水平，及时调整葡萄糖输注速度，以维持血糖在安全范围内。

（2）术中血糖管理：围术期血糖动态平衡对于胰岛素瘤患者尤其重要，目标血糖范围通常维持在 4.4 ~ 6.1mmol/L，为防止高血糖或低血糖事件的发生，通常建议 5% 葡萄糖溶液的输注速度不超过 0.5ml/min。对于需要维持血糖在 7mmol/L 以上但不超过 9mmol/L 的患者，输注速度可以增加到 2ml/min。在胰岛素瘤切除手术过程中，术中血糖水平的监测通常采用两种策略：①固定时间间隔测定血糖水平。在整个手术过程中，通常每 30 分钟至 1 小时测定一次血糖水平。这种方法能够持续监测血糖变化，及时发现并处理异常情况。②在关键操作前后测定血糖水平。进行关键手术操作（如瘤体剥离前后）时，重点测量血糖水平。例如，在瘤体剥离之前和之后立即测量血糖，以评估手术对血糖的影响并采取必要的干预措施，如输注 5% 葡萄糖盐溶液。因为在切除胰岛素瘤后，胰岛素的过量分泌迅速停止，血糖水平可能会迅速上升，此时需根据血糖变化情况调整术中的葡萄糖输注量，防止高血糖的发生。

（3）术后血糖管理：胰岛素瘤切除后，患者体内胰岛素分泌恢复正常，血糖水平可能会迅速上升，表现为反跳性高血糖，这是在胰岛素瘤切除术后，由于体内胰岛素分泌恢复正常，导致血糖水平迅速升高的现象。这种现象通常发生在术后早期，主要原因是手术过程中和术后胰岛素分泌突然减少，使体内的葡萄糖代谢失去原有的高胰岛素状态的调节。因此，术后需密切监测血糖水平，防止高血糖或低血糖反弹的发生。术后第 1 天需每 4 小时测一次血糖，根据血糖情况及时调整葡萄糖输注量。患者术后应尽早恢复饮食，以稳定血糖水平。

3. 麻醉药物的选择与应用

麻醉药物的选择在胰岛素瘤切除术中尤为重要。丙泊酚作为常用的全身麻醉诱导药，具有起效快、代谢快的特点，但其可能引起代谢性酸中毒，特别是长时间输注时。七氟烷作为吸入性麻醉药，具有良好的麻醉维持效果，且对心血管系统的影响较小。瑞芬太尼因其起效快、作用时间短，可在术中提供良好的镇痛效果，减少术后疼痛不适。舒更葡糖钠作为新型肌松药拮抗剂，可快速、安全地逆转罗库溴铵引起的神经肌肉阻滞，适用于本例的麻醉管理，确保术后无残余肌松作用，促进患者术后恢复。

4. 术中并发症的预防与管理

胰岛素瘤切除术中可能发生的并发症包括出血、气腹引起的心肺并发症等。术中需密切监测患者的血压、心率、氧饱和度和二氧化碳分压，及时调整机械通气参数，确保患者生命体征稳定。对出血风险较高的患者，术前需备足血液制品，术中一旦发生出血，需迅速止血并补充血容量。气腹引起的心肺并发症需通过调整气腹压力和通气参数加以管理，必要时可暂停手术，降低气腹压力，待患者生命体征稳定后再继续手术。

5. 本例患者的围术期管理

患者术前禁食 8 小时，禁水 2 小时，术晨给予 5% 葡萄糖溶液静脉滴注以维持血糖水平，由于胰岛素瘤患者容易出现低血糖，因此在禁食期间需要密切监测血糖水平。患者入室后行常规监测，包括心电图、无创血压、脉搏氧饱和度及 BIS 监测。术前给予咪达唑仑 2mg、芬太尼 100μg 静脉注射进行镇静和镇痛，预充氧 5 分钟后，予丙泊酚 120mg 静脉注射诱导，随后给予罗库溴铵 50mg 进行气管插管。插管成功后，机械通气模式为容量控制，潮气量 6～8ml/kg 理想体重，呼吸频率 12 次 / 分，吸氧浓度 50%。麻醉维持采用七氟烷吸入麻醉（浓度 2%）结合瑞芬太尼持续泵注 [0.1～0.2μg/(kg·min)]。术中血糖范围维持在 4.4～6.1mmol/L，为防止高血糖事件的发生，5% 葡萄糖溶液的输注速度不超过 0.5ml/min。在胰岛素瘤切除手术过程中，术中在瘤体剥离之前和之后立即测量血糖，以评估手术对血糖的影响并采取必要的干预措施。本例手术过程中，胰腺尾部肿瘤被成功切除，术中出血量约 50ml，输液总量为乳酸钠林格液 1000ml 和 5% 葡萄糖溶液 300ml。术毕停止麻醉药物，给予舒更葡糖钠 200mg 静脉注射拮抗肌松，患者自主呼吸恢复，拔除气管导管后送入恢复室观察。术后血糖稳定在 5~6mmol/L，无明显低血糖症状，生命体征平稳。术后密切监测血糖水平，每 4 小时测一次血糖，防止术后低血糖发生。患者术后第 1 天生命体征平稳，未见明显并发症，切口无渗血。术后第 2 天血糖控制良好，无低血糖发作，恢复饮食。术后第 3 天患者生命体征稳定，血糖维持在正常范围，顺利出院。

6. 多学科协作

围术期注重与内分泌科医师密切合作，包括制订和调整术前、术中和术后的血糖管理计划等；注重与护理团队协作，确保围术期护理团队对反跳性高血糖有充分的认识，并能及时识别和处理相关问题。

四、病例总结（Take home message）

本例展示了一例 35 岁女性患者在腹腔镜下行胰岛素瘤切除术的麻醉管理策略。术前详细评估和准备，术中选择合适的麻醉药物，严格监测血糖水平，术后密切随访和管理，是确保患者安全和术后良好恢复的关键。整个手术过程依靠多学科团队的协作，成功实施了腹腔镜胰岛素瘤切除术，确保了患者的安全和术后良好恢复。

五、专家点评（Attending's comments）

本例胰岛素瘤切除术的麻醉管理具有一定的挑战性。首先，患者需要严格管理术前、术中和术后的血糖水平，防止低血糖发作。术前需详细评估患者的整体健康状况，制订个性化的麻醉方案。术中需要选择合适的麻醉药物，如丙泊酚和七氟烷，确保良好的麻醉维持效果，并使用瑞芬太尼提供术中镇痛。术中监测血糖水平，及时调整治疗方案，以防止低血糖或高血糖的发生。术毕使用舒更葡糖钠拮抗肌松药物，确保术后无残余肌松作用，保障患者术后安全。术后需密切监测血糖水平和生命体征，确保患者安全和术后良好恢复。多学科团队的密切合作是确保手术成功和患者安全的关键。

六、关键词（Keywords）

胰岛素瘤（insulinoma）

腹腔镜手术（laparoscopic surgery）

Whipple 三联征（Whipple triad）

低血糖管理（hypoglycemia management）

反跳性高血糖（rebound hyperglycemia）

参考文献

[1] CHARI P, PANDIT S K, KATARIA R N, et al. Anaesthetic management of insulinoma [J]. Anaesthesia, 1977, 32(3): 261-264.

[2] FURIHATA M, TAGAYA N, KUBOTA K. Laparoscopic enucleation of insulinoma in the pancreas: case report and review of the literature [J]. Surg Laparosc Endosc Percutan Tech, 2001, 11(4): 279-283.

[3] ROLAND C L, LO C Y, MILLER B S, et al. Surgical approach and perioperative complications determine short-term outcomes in patients with insulinoma: results of a bi-institutional study [J]. Ann Surg Oncol, 2008, 15(12): 3532-3537.

[4] BURCH P G, MCLESKEY C H. Anesthesia for patients with insulinoma treatment with oral diazoxide [J]. Anesthesiology, 1981, 55(4): 472-475.

[5] MUIR J J, ENDRES S M, OFFORD K, et al. Glucose management in patients undergoing operation for insulinoma removal [J]. Anesthesiology, 1983, 59(5): 371-375.

（车　璐　陈皓天）

病例 40

胰腺癌患者行胰十二指肠切除术的麻醉管理

一、病例汇报（Case presentation）

患者，男性，71 岁。

主诉：体检发现 CA19-9 升高 3 个月。

现病史：患者 3 个月前体检发现 CA19-9 升高（未见报告，具体数值不详），行增强 CT 检查，提示胰腺钩突部饱满，可见低强化区，大小约 1.5cm × 1.1cm，边界欠清，上方胰管扩张明显。复查肿瘤标志物 CA19-9 222U/L，CEA 5.43U/L，CYFRA21-1 5.96ng/ml，ProGRP 73.6pg/ml。患者病程中无腹痛、腹胀、恶心、呕吐、黄疸、皮肤瘙痒、血糖升高等症状，化验提示胆红素正常。患者为进一步诊治至我院门诊，考虑胰腺钩突占位明确，恶性可能大，现为手术治疗收入院。此次发病以来，患者一般状况良好，饮食、睡眠可，小便正常，长期便秘，近 1 年体重下降约 4kg。

既往史：平素身体健康状况一般。2005 年发生脑梗死，表现为右侧肢体运动障碍，予保守治疗好转，目前右侧肢体精细运动能力欠佳。2014 年因"心动过速"至外院就诊，诊断为冠心病，自述造影提示冠状动脉 50% ~ 70% 狭窄，未行支架植入，平素口服阿司匹林、阿托伐他汀、比索洛尔，目前已停阿司匹林 1 周。磺胺类药物过敏史。吸烟史 20 余年，约 12 支 / 日，未戒烟，社交性饮酒。哥哥患结肠癌。

体格检查：身高 170cm，体重 50kg，BMI 17.31kg/m²。T 36.2℃，P 61 次 / 分，RR 18 次 / 分，BP 145/85mmHg，SpO_2 98%。体型消瘦，表情自然，自主体位，对答切题，查体合作。专科情况：腹部凹陷，腹壁未见浅静脉曲张，未见胃肠型及蠕动波。腹软，无压痛、反跳痛及肌紧张。肝、脾肋下未触及，全腹未触及包块，Murphy 征阴性，移动性浊音阴性。肠鸣音正常，3 ~ 5 次 / 分，腹部未闻及血管杂音。

辅助检查：腹盆增强 CT：胰腺钩突部饱满，增强扫描可见斑片状低强化区，范围约 1.5cm × 1.1cm，边界欠清，其上方胰管明显扩张，最宽处约 1.0cm，胆总管、部分肝内胆管轻度扩张。

入院诊断：胰腺钩突占位，恶性可能大；冠心病；陈旧性脑梗死。

拟行手术：胰十二指肠切除术。

拟行麻醉：全身麻醉。

二、管理难点/临床挑战（Bullet points）

（1）患者高龄，有冠心病、脑梗死等既往史，手术风险高。

（2）胰腺手术难度较大，常毗邻大血管，术中循环波动及出血风险均较高。

（3）胰腺手术时间长，术中的容量管理和血液保护。

三、讨论（Discussion）

1. 胰十二指肠切除术

（1）概述：胰十二指肠切除术是一种复杂的高风险外科手术，是切除胰头内或胰腺钩突内病变的传统术式，又称 Whipple 手术。传统的胰腺切除术实施部分胃切除术，许多患者在术后可能出现倾倒综合征、吻合口溃疡和胆汁反流性胃炎等并发症，而保留幽门的胰十二指肠切除术有望降低这些并发症发生率。

（2）最常见的适应证：胰头或其他壶腹部周围结构（胆管、壶腹部或十二指肠）中存在恶性肿瘤或癌前病变。大多数胰腺癌患者都适合进行保留幽门的胰十二指肠切除术。然而，若肿瘤累及十二指肠近端、幽门或胃窦，则应进行传统的胰十二指肠切除术（即 Whipple 手术）。

（3）手术步骤：评估转移性病变→游离十二指肠和胰头，同时识别肠系膜上静脉→游离胃和十二指肠，横断十二指肠近端（或胃）→肝门结构骨骼化→胆囊切除与胆管切断→游离和切断近端空肠→胰颈横断→切断肠系膜上静脉、门静脉和肠系膜上动脉的附着组织→重建胃肠道连续性。

2. 冠心病患者行非心脏手术的术前评估流程

（1）是否是急诊手术？是：进行手术；否：评估"第二步"。

（2）有无活动性心脏情况，具体包括：①不稳定冠脉综合征（不稳定、严重心绞痛；近期心肌梗死）。②失代偿心力衰竭（新发，NYHA 分级 Ⅳ 级）。③严重心律失常（二度 Ⅱ 型房室传导阻滞、三度房室传导阻滞，伴有快速心室率的心房颤动或室上性心动过速，有症状的室性心律失常，有症状的心动过缓，新发室性心动过速）。④严重瓣膜病变（严重二尖瓣狭窄、主动脉瓣狭窄）。

是：推迟手术，改善患者状态；否：评估"第三步"。

（3）是否是低风险手术（<1%）？包括：表浅手术、内镜手术、白内障手术、乳腺手术、日间手术；是：进行手术；否：评估"第四步"。

（4）功能状态是否良好，即活动耐量≥4METs？是：进行手术；否：评估"第五步"。

（5）是否合并其他预后不好的指标？包括：缺血性心脏病、代偿性心力衰竭或有心力衰竭病史、脑血管疾病（脑梗死、短暂性脑缺血发作）、糖尿病，肾功能受损；否：进行手术；合并1~2个指标：考虑控制心室率进行手术，或者根据患者情况进行相关无创检查；合并≥3个指标：在对麻醉计划有提示意义的情况下，考虑进行更多的检查。

3. 术前评估

拟行手术：胰十二指肠切除术；拟行麻醉：全身麻醉。手术风险评估：患者高龄、冠心病，拟行外科高危手术，手术时间较长，出血风险高，围术期心脑血管意外极高危，术前充分备血，注意体温保护。麻醉风险评估：ASA分级Ⅲ级，NYHA分级Ⅲ级；除患者基础疾病、气道等术前常规评估外，还需对肿瘤大小、位置、毗邻重要结构、有无内分泌功能进行评估。完善术前常规检查，重点关注冠状动脉CTA结果，术前维持Hb＞100g/L；围术期充分镇痛，避免心率过快，维持心肌氧供氧耗平衡；术前严格戒烟，积极呼吸功能锻炼；术后备ICU，及时复查心肌酶、ECG；陈旧性脑梗死方面，近期无新发脑卒中症状，无手术绝对禁忌，但患者长期吸烟且围术期停用抗血小板药物，有新发脑卒中风险，术后条件允许应尽快恢复抗血小板治疗。

4. 麻醉预案

（1）麻醉药品准备：咪达唑仑、舒芬太尼、地塞米松、利多卡因、依托咪酯、瑞芬太尼、罗库溴铵、麻黄碱、阿托品、去氧肾上腺素、舒更葡糖钠或新斯的明加阿托品。

（2）术中监测：心电图、脉搏氧饱和度、无创血压和有创动脉压、血气、$P_{ET}CO_2$、BIS、体温。

（3）其他：可视喉镜、适当型号气管插管、吸引器。

5. 麻醉诱导

（1）给药：咪达唑仑1mg，地塞米松5mg，舒芬太尼10μg，利多卡因50mg，依托咪酯16mg，罗库溴铵50mg。

（2）气管插管：使用可视喉镜插管，根据呼吸机摆放位置将气管插管固定于一侧口角，听诊确认气管插管位置适当。可视喉镜辅助下放置胃管。

（3）其他诱导后操作：连接输液管路（术前已行PICC置管），中心静脉输液管路增加限速调节器，血管活性药物连接在中心静脉通路侧管三通上，限速30~50ml/h，非必要不调节带泵液速度。用彩色标识区别标注外周/中心主路/中心侧路，厘清管路，确认无打折、缠绕。

6. 麻醉维持

（1）吸入麻醉：维持目标 MAC 值 1.0，目标 BIS 40～60。按需追加舒芬太尼，每次 5～10μg。每小时追加肌松药 10mg，确保患者术中无体动，瑞芬太尼按需泵入。根据术中血压情况调整血管活性药泵注剂量，目标为平素血压 ±20%。维持血流动力学在正常范围，术中密切监测动脉血气，维持内环境、电解质稳定。

（2）麻醉深度：Whipple 手术主要步骤包括"四切三吻合"，切除胰腺、胆道、胃、肠（十二指肠及空肠起始 15cm），吻合胰腺 – 肠、胆总管 – 肠、胃 – 肠，切除步骤刺激相对较大，需适当加深麻醉深度；吻合步骤刺激相对较小，需适当减浅麻醉深度。患者有脑梗死、冠心病既往史，为避免应激需充分镇痛。

（3）体温保护：手术部位消毒前充气升温毯预保温，术中头颈胸部充气升温毯主动保温，术中输血输液加温。

7. 术中管理

手术时间 6 小时 30 分钟，术中晶体液用量 3300ml，胶体液 500ml，出血 100ml，尿量 900ml，手术过程顺利，手术结束后带气管插管返 ICU。

8. 术后治疗与转归

术后当天夜间顺利拔除气管导管，患者心率、血压等生命体征平稳，状况良好，次日返普通病房。

四、病例总结（Take home message）

胰十二指肠切除术操作复杂，难度大，胰头周围血管多，手术时间长，术中有大出血风险。手术时间长的开腹手术，术中应关注液体管理，术中液体输注过多不仅导致组织水肿，增加循环和呼吸系统的负担，还显著影响胃肠道功能的恢复，但容量不足又可能导致组织低灌注，应综合考虑患者的营养状况、心肺功能，采用目标导向液体管理策略。液体治疗要从多方面综合考虑：首先，要确保充足的循环血量以维持细胞氧输送，避免低灌注对细胞功能、细胞存活、炎症反应、神经内分泌应答的不良影响。其次，要避免液体治疗过程中出现的医源性不良反应，如血管外容量增加、水中毒、钠离子或氯离子超负荷、液体分子或复合物导致的毒性，以及非生理性乳酸根、醋酸根、葡萄糖酸根蓄积等。最后，要避免因液体输注导致术中低体温会给机体造成的诸多不良后果，如凝血功能紊乱、切口感染概率增加等，应在术中采取主动保温措施：输注液体加温、暖风机、保温毯等。本例患者有脑梗死病史，虽近期无新发脑卒中症状，但术前停用抗血小板药物、长期吸烟、冠心病等增加了新发脑卒中的风险，应在术前完善专科检查，严格戒烟、积极进行呼吸功能锻炼，加强围术期监测，充分镇痛，避免围术期应激，维持适当灌注和水电解质稳定，术后尽快恢复抗血小板药物。冠心病患者的非心脏手术结束后，其外科疾病得到纠正，但心血管方面的风险并没有得到改善，相反由于应激反应，心脏不良事件的发生率反而可能会升高。因此，术前和术中应用的一些措施（如加强监测、完善镇痛、体温维持和心率控制），术后仍然要给予重视。此外，还应及时恢复或者调整针对患者内科疾病的治疗措施和方案。

五、专家点评（Attending's comments）

Whipple 手术是基本外科最复杂的手术类型之一，手术步骤复杂，手术时间长，术中出血风险高，给围术期麻醉管理带来了一定挑战。根据手术"四切三吻合"的步骤积极调整麻醉深度，并进行适当的目标导向容量管理及液体治疗，是此类手术的管理重点。此外，术中精细的全方位管理也对提高患者预后十分重要。由于 Whipple 手术时间长，患者一直处于仰卧位机械通气状态，因此难免出现肺不张等呼吸系统并发症，术中适时的手法肺复张十分必要。除了使用保护性肺通气策略，还可以选择气管插管后至建立气腹前，取标本停气腹间歇期及气腹停止至肌松拮抗前 3 个时间点对没有禁忌证的患者进行积极的手法肺复张，对气道进行保护。

冠心病患者非心脏手术的麻醉管理，麻醉医师在临床中经常遇到，需要充分理解和掌握其围术期管理原则。上文对此类患者术前评估进行了较详细的描述，合并冠心病患者常需要术前与心内科医师共同进行术前准备和优化。术中管理最重要的原则是维持心肌氧供氧耗的平衡。氧供主要由血红蛋白、血氧饱和度和灌注压决定，需要在术中维持较高的血红蛋白水平（适当提高输血指征限制范围），较高的氧饱和度，并通过血管活性药保证灌注压在平素血压水平 ±20% 范围内；氧耗方面主要由心室率、心肌收缩力、心室壁张力及体温等方面决定，需要在术中尽量维持相对较低的心室率，避免使用增加心肌收缩力药物，避免容量过负荷，积极进行体温保护和监测。另外值得一提的是，围术期心脏事件发生高风险的时间点为术后 24 小时内，因此，此类患者不仅要积极进行术中监测，同时还要加强术后监测，及时发现可能的问题，积极处理。

六、关键词（Keywords）

冠心病（coronary artery disease）

脑梗死（cerebral infarction）

多模式镇痛（multimodal analgesia）
老年患者（geriatric patients）

参考文献

[1] 赵丽云，徐铭军，朱斌，等. 心脏病患者非心脏手术围麻醉期中国专家临床管理共识（2020）［J］. 麻醉安全与质控，2021，5（2）：63-77.

[2] CAO D, CHANDIRAMANI R, CAPODANNO D, et al. Non-cardiac surgery in patients with coronary artery disease: risk evaluation and periprocedural management [J]. Nat Rev Cardiol, 2021, 18(1): 37-57.

（张　雪　戴悦涵）

病例 41

胰高血糖素瘤患者行肿瘤切除术的麻醉管理

一、病例汇报（Case presentation）

患者，男性，47 岁。

主诉：全身游走性红斑 2 年余，发现胰腺占位 3 周。

现病史：患者 2 年前无明显诱因出现前胸及后背对称性多发红斑丘疹，伴瘙痒，未予重视。3 个月后皮疹逐渐进展至双腿及腰臀部，性质同前，就诊当地医院，诊断"湿疹"，予消炎药、中成药、抗真菌外用药等（具体不详），效果欠佳，后范围逐渐扩大。后患者外阴、双手足及面部出现水肿性紫红斑、水疱，破溃、结痂，伴疼痛，当地医院曾应用甲泼尼龙（具体剂量不详）治疗，效果欠佳，患者遂停用糖皮质激素。2022-03 就诊皮肤科，查 WBC 10.6×10^9/L，NEUT% 76.7%，Hb 156g/L，PLT 240×10^9/L；肝肾功能大致正常；ESR 7mm/h；HbA1c 5.7%；胰高血糖素 296pg/ml（0~200pg/ml）。完善组织病理学检查：棘层上方棘细胞凋亡，考虑坏死松解性游走性红斑。奥曲肽及 SPECT/CT 融合显像检查提示胰尾部软组织密度肿物，生长抑素高表达，考虑神经内分泌肿瘤可能大。腹盆增强 CT 提示胰体尾部可见大小约 6.2cm×4.3cm 混杂密度肿块，边缘伴点状钙化，动脉期可见明显不均匀强化，门脉期仍稍高于正常实质。病程中间断出现口干、舌干、口腔溃疡，否认发热、腹痛、腹泻、恶心、呕吐等不适。考虑患者胰腺神经内分泌肿瘤诊断基本明确，胰高血糖素瘤可能性大，为进一步诊治收入院。

既往史：2022 年腹部增强 CT 见肝右叶囊肿；左肾多发囊肿。否认高血压、冠心病、糖尿病等慢性病史，否认肝炎、结核、伤寒、疟疾等传染病史，否认重大手术、外伤及输血史，否认药物、食物过敏史。预防接种史不详。

体格检查：身高 170cm，体重 50kg，BMI 17.3kg/m²。HR 100 次 / 分，BP 135/75mmHg，SpO_2 99%。神志清，心、肺查体无异常。面部红斑，密集性红色斑丘疹，躯干、外阴、手足背散在水肿性红斑、斑疹，部分破溃、结痂。腹部平软，腹壁未见浅静脉曲张，未见胃肠型及蠕动波，触诊无压痛、反跳痛及肌紧张，肝、脾肋下未触及，全腹未触及包块，Murphy 征（−），移动性浊音（−），肠鸣音正常，3 次 / 分，腹部未闻及血管杂音。

　　辅助检查：腹部 CT：胰体尾部可见混杂密度肿块，边缘伴点状钙化，较大截面约 6.2cm×4.3cm，动脉期可见明显不均匀强化，门脉期仍稍高于正常实质，可能胰腺神经内分泌肿瘤可能；奥曲肽显像：左上腹见一类圆形放射性摄取浓聚灶，生长抑素受体高表达灶，考虑神经内分泌肿瘤可能性大；SPECT/CT 融合显像：胰尾部软组织密度肿物，生长抑素高表达，考虑神经内分泌肿瘤可能大；PET/CT：胰尾生长抑素受体高表达灶，考虑神经内分泌肿瘤；皮肤科病理：表皮角化不全，角质层内见脓疡，棘层上方棘细胞凋亡，可见角化不良细胞，棘层细胞内细胞间水肿，皮突延长，真皮浅层较多淋巴组织细胞浸润。考虑坏死松解性游走性红斑。

　　术前诊断：胰腺神经内分泌肿瘤，胰高血糖素瘤可能性大；坏死松解性游走性红斑。

　　拟行手术：患者拟行腹腔镜下胰高血糖素瘤切除术，备胰体尾切除术。

二、管理难点 / 临床挑战（Bullet points）

　　（1）胰高血糖素瘤患者合并坏死松解游走性红斑的气道管理。
　　（2）胰高血糖素瘤患者围术期的心肌保护。
　　（3）高血糖患者的围术期血糖监测与管理。

三、讨论（Discussion）

　　1. 胰高血糖素瘤的诊断、临床表现及病理生理特征

　　胰高血糖素瘤是一种罕见的胰腺内分泌肿瘤，年发病率为 0.01/100 万 ~ 0.1/100 万。据报道，诊断为胰高血糖素瘤综合征的患者中位年龄为 53.3 岁，从症状出现到明确诊断的平均时间为 39 个月。由于胰高血糖素瘤的非特异性临床特征，许多患者仅在肿瘤转移后才被诊断出来。胰高血糖素瘤的主要临床表现包括葡萄糖耐量受损或糖尿病、坏死松解性游走性红斑、舌炎、口腔炎、唇炎、慢性腹泻、静脉血栓形成、扩张型心肌病和精神症状。70% ~ 80% 的患者以坏死松解性游走性红斑为特征。坏死松解性游走性红斑可能由营养不良和氨基酸缺乏引起。最初，它是红斑性水疱和大疱。破裂后，它向外扩散，结痂和色素沉着。皮疹有时是唯一的症状，最常见于面部、会阴和四肢。在 7 ~ 14 天内，皮损扩大并合并，常伴有瘙痒和疼痛。41% 的患者报告舌炎、口腔炎或唇炎，黏膜病变过程与皮肤相似。坏死松解性游走性红斑的诊断主要基于皮肤活检。病理学显示表皮浅层坏死松解伴表皮外层分离，伴有血管周围

淋巴细胞和组织细胞浸润。本例患者的皮肤活检支持坏死松解性游走性红斑的病理诊断。若患者有典型的坏死松解性游走性红斑、体重减轻、空腹血糖升高、慢性腹泻、深静脉血栓形成等，应高度怀疑胰高血糖素瘤。明确诊断的基础是患者空腹血浆胰高血糖素水平升高。目前，诊断标准主要是空腹血浆胰高血糖素水平超过 500pg/ml。手术、化疗和生长抑素等激素治疗是主要治疗方法，其中手术治疗是最彻底的手段。

2. 术前评估

气道评估：查体患者颜面部红斑，躯干、外阴、手足背有斑丘疹性病变，部分破痂、致密红色丘疹、散在水肿性病变、红斑。舌头及会厌发红，并表现出炎症相关表现。Mallampati 分级 III 级，张口度 3 横指，头后仰稍差。实验室检查：胰高血糖素 536pg/ml（正常 0～200pg/ml）。腹盆增强 CT 显示胰腺体尾部混合密度肿块，6.2cm×4.3cm（图 41-1）。临床心功能 II 级。

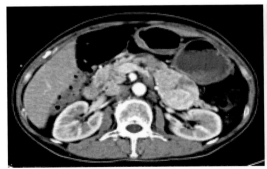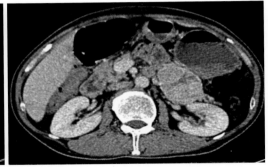

图 41-1　胰高血糖素瘤的 CT 影像

3. 麻醉管理

患者入手术室后，再次评估患者的气道状况。由于颜面部和唇部的红斑、皮炎和结痂，张口度仅 3 横指（图 41-2）。为避免患者面部受伤和出血，拟行全身麻醉，快速顺序诱导和纤支镜引导气管插管，以最大限度避免对患者颜面部造成损伤。诱导使用丙泊酚、舒芬太尼及罗库溴铵，术中持续泵注瑞芬太尼、单次追加舒芬太尼镇痛并维持麻醉深度，保持血流动力学平稳及患者的心脏功能。术中计划持续有创动脉压监测，同时监测电解质和血糖波动情况。

麻醉诱导：丙泊酚 100mg、舒芬太尼 10μg、罗库溴铵 50mg。患者意识消失后，纤支镜检查发现患者口腔内黏膜肿胀充血，周围组织增生，咽部空间狭窄。轻柔操作纤支镜直至进入患者气道并看到隆突，固定纤支镜并引导气管导管顺利插入

（图 41-3）。用 2% 七氟烷维持麻醉并维持在 MAC 值 0.8～1.0，追加共 40μg 舒芬太尼。外科医师顺利切除瘤体。术中监测血糖变化见表 41-1。术毕，用新斯的明和阿托品拮抗罗库溴铵。患者顺利复苏并拔除气管导管。

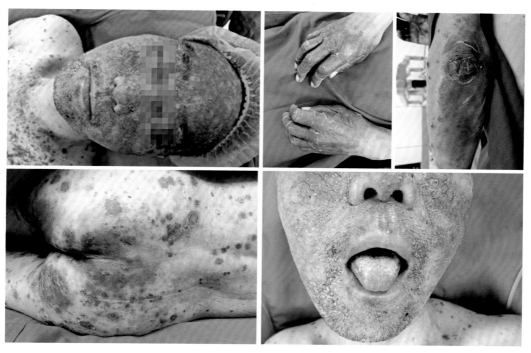

图 41-2　坏死松解性游走性红斑的皮肤表现

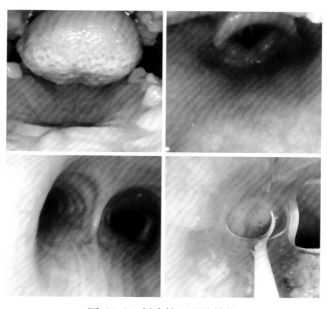

图 41-3　纤支镜下咽腔结构

表 41-1　围术期血糖水平

时间	血糖水平（mmol/L）
术前	5.4
手术开始阶段	4.1
肿瘤切除后	6.4
手术结束阶段	5.7
手术结束后 30 分钟	3.5
术后第 1 天	12.1
术后第 3 天	5.6

4. 手术治疗与转归

术后复测胰高血糖素水平降至 70pg/ml，术后第 8 天患者出院。切除的胰腺肿瘤和淋巴结被送往病理科检查。术后病理检查确诊胰高血糖素瘤（图 41-4A），免疫组化染色显示嗜铬粒蛋白 A（CgA）、突触素（Syn）和 Ki-67（指数 8%）阳性（图 41-4B），无淋巴结转移。

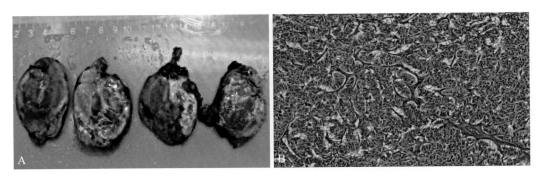

图 41-4　胰高血糖素瘤瘤体（A）及病理组织学切片（B）

注：提示 A 细胞来源胰腺肿瘤。

四、病例总结（Take home message）

胰高血糖素瘤是一种在临床中罕见的胰岛细胞肿瘤，特征表现包括坏死松解性游走性红斑、糖尿病和低血糖。坏死松解性游走性红斑是 70%～80% 患者的主要起始特征。这种红斑通常在 1～2 周内逐渐恶化。部分患者会出现与气道相关的临床症状，如颜面红斑影响气道开放，舌炎或口炎所致口腔内部软组织红肿引起的咽腔狭窄，都是潜在困难气道的高风险。目前治疗该疾病的最佳方法是手术切除肿瘤。手术期间血糖变化的管理，以及在诱导和插管期间保护面部与预防意外困难气道是麻醉管理的重点和难点。本例患者采取纤支镜引导下气管插管，因患者张口度较小，纤支镜可以避免喉镜对口唇部破溃红斑的破坏，也避免对口腔内黏膜和软组织的进一步损伤。此外，还可以在直视下明确气道情况，避免遭遇意外的困难插管。手术过程中连续监测有创动脉压，同时可以间断监测血糖波动情况，维持血糖稳态。

五、专家点评（Attending's comments）

临床上，药理剂量的胰高血糖素不但可升高血糖，还可使心肌细胞内环磷酸腺苷含量增加，使心肌收缩增强。术中剥离肿瘤时可能会因刺激瘤体出现胰高血糖素的分泌高峰，从而对血糖稳态和心肌收缩力产生不良影响。因此，在对该类患者的围术期管理中，除重视血糖的变化情况外，还应关注患者的心功能情况，维持血流动力学稳定。本例中，为了避免术中血流动力学波动和过度应激带来的潜在心脏风险，术中采用了静吸复合全身麻醉的方式，进行有创动脉连续监测，舒芬太尼单次推注和瑞芬太尼泵注的镇痛可以有效地抑制患者的应激反应，防止血糖水平和血流动力学的波动，促进了血糖稳态和术后恢复。

部分病例报道采取了全身麻醉联合硬膜外麻醉的方式，其优势在于硬膜外麻醉在神经根水平阻滞了迷走神经、交感神经和躯体神经的传入通路，可以协助抑制应激反应，进一步防止血糖增高和血流动力学波动。但对于如本例一样伴有全身坏死松解性游走性红斑临床表现的患者，在反复破溃和结痂的坏死性红斑溃疡附近进行硬膜外操作仍有一定感染风险。因此，是否联合硬膜外镇痛仍需根据具体病例来进行权衡。

六、关键词（Keywords）

胰高血糖素瘤（glucagonoma）

坏死松解性游走性红斑（characterized necrolytic migratory erythema）

纤支镜引导气管插管（fiberoptic bronchoscopy-assisted tracheal intubation）

参考文献

[1] LI W, YANG X, DENG Y, et al. Necrolytic migratory erythema is an important visual cutaneous clue of glucagonoma [J]. Sci Rep, 2022, 12(1): 9053.

[2] CAO X, WANG X, LU Y, et al. Spleen-preserving distal pancreatectomy and lymphadenectomy for glucagonoma syndrome: a case report [J]. Medicine (Baltimore), 2019, 98(38): e17037.

[3] ZANG H, SHAO G, LOU Y. Sufentanil alleviates sepsis-induced myocardial injury and stress response in rats through the ERK/GSK-3β signaling axis [J]. Evid Based Complement Alternat Med, 2022, 2022: 9630716.

[4] BRANDI M L, AGARWAL S K, PERRIER N D, et al. Multiple endocrine neoplasia type 1: latest insights [J]. Endocr Rev, 2021, 42(2): 133-170.

[5] NIEDERLE B, SELBERHERR A, BARTSCH D K, et al. Multiple endocrine neoplasia type 1 and the pancreas: diagnosis and treatment of functioning and non-functioning pancreatic and duodenal neuroendocrine neoplasia within the MEN1 syndrome - an international consensus statement [J]. Neuroendocrinology, 2021, 111(7): 609-630.

（申　乐　夏　迪）

重度肥胖患者行减重手术的麻醉管理

一、病例汇报（Case presentation）

患者，女性，36 岁。

主诉：进行性体重增加 15 年余。

现病史：患者自幼偏胖，喜甜食。15 年前因饮食未控制、无规律运动、常熬夜，体重自 85kg 增至 100kg，伴夜间打鼾，否认憋醒，不伴血压、血糖升高，无恶心、呕吐、腹痛、腹泻、排气排便停止等。7 年前开始曾多次尝试运动及节食减重，体重可降至 70kg，停止干预后反弹，最大体重 140kg。8 个月前患者使用司美格鲁肽（1mg q2w→1mg qw）及二甲双胍共 5 个月，自述食欲降低，伴晨起低血糖症状，体重可降至 120kg。患者为行减重治疗，3 个月前就诊于门诊，考虑患者应用司美格鲁肽及二甲双胍反应较大，减重手术意愿强烈，且存在手术指征，建议进一步完善相关检查后可行袖状胃切除术。此后患者完善睡眠监测，提示间歇性呼吸暂停（轻度、频率高），心理测试提示心理指标正常。目前患者三餐规律，否认零食、甜点、饮料摄入，基本无运动，未服药，现为行减重手术收入院。近 3 个月来，患者精神、睡眠可，诉进食易饱，夜间打鼾，大小便正常，体重无明显变化。

既往史：8 年前诊断多囊卵巢综合征，未治疗。2 个月前体检发现脂肪肝。否认高血压、冠心病、糖尿病等慢性病史。否认肝炎、结核、伤寒、疟疾等传染病史，否认重大手术、外伤及输血史，否认药物、食物过敏史。预防接种史不详。

体格检查：身高 165cm，体重 112kg，BMI 41.1kg/m^2。P 85 次 / 分，BP 127/84mmHg，RR 18 次 / 分，SpO_2 99%。肥胖体型，神志清，营养良好，自主体位。双肺呼吸音对称，双侧语颤对称，无胸膜摩擦感，双肺呼吸音清，未闻及干湿啰音及胸膜摩擦音。心前区无异常隆起与凹陷，心界正常，心率 85 次 / 分，心律齐，各瓣膜听诊区未闻及病理性杂音。腹部脂肪堆积，未见明显膨胀纹，腹软，无压痛、反跳痛，肠鸣音 3 次 / 分，肝、脾肋下未及。四肢无水肿。气道评估未见明显异常。

辅助检查：血常规：WBC 7.74×10^9/L，NEUT% 50.6%，RBC 4.50×10^{12}/L，Hb

120g/L，PLT 378×10^9/L；肝肾功能：Alb 39g/L，ALT 8U/L，Cr 62μmol/L，BUN 3.82mmol/L；血糖：FBG 4.4mmol/L，PBG（1h）7.2mmol/L，PBG（2h）4.2mmol/L；HbAlc 6.9%；激素：GH 1.59μg/L，IGF-1 111.2ng/ml，胰岛素 10.70mU/L，ACTH 17.60mg/L，皮质醇 251nmol/L，IL-6 5.47pg/ml，TNF-α 2.42pg/ml；腹部超声：脂肪肝，肝稍大；心血管压力测试：有氧代谢能力正常，运动耐量良好，METs 5.1，心脏每搏量正常，运动峰值时血氧饱和度正常；呼吸功能：FEV_1/FVC 82.45%，通气效率、通气功能、小气道功能正常；呼吸睡眠监测：无深度睡眠，间歇性呼吸暂停（轻度、频率高）。

术前诊断：重度肥胖症，多囊卵巢综合征，间歇性睡眠呼吸暂停（轻度），脂肪肝。

拟行手术：腹腔镜袖状胃切除术。

拟行麻醉：全身麻醉。

二、管理难点／临床挑战（Bullet points）

（1）肥胖患者的病理生理改变。

（2）肥胖患者的术前准备与评估。

（3）肥胖患者的围术期管理。

三、讨论（Discussion）

1. 肥胖的定义及肥胖患者的病理生理改变

（1）定义：肥胖指可能损害健康的异常或过多的脂肪堆积，是一种由遗传、内分泌和环境等多种因素共同作用而导致的慢性代谢性疾病。世界卫生组织（WHO）将成人 BMI 在 25.0～29.9kg/m^2 定义为超重，BMI≥30.0kg/m^2 定义为肥胖，BMI≥40kg/m^2 或 BMI≥35kg/m^2 同时伴有代谢综合征等相关并发症定义为病态肥胖。我国将超重定义为 BMI 24～28kg/m^2；28kg/m^2≤BMI＜32.5kg/m^2 轻度肥胖；32.5kg/m^2≤BMI ＜37.5kg/m^2 中度肥胖；BMI≥37.5kg/m^2 重度肥胖；BMI≥50kg/m^2 极重度肥胖。

（2）肥胖患者的病理生理改变：呼吸系统方面，肥胖患者易出现上呼吸道梗阻，甚至合并有阻塞性睡眠呼吸暂停。由于自身脂肪组织堆积，膈肌与胸腹部活动受限，易出现功能残气量下降、呼吸系统顺应性降低、区域性肺不张及肺内分流增加，影响肥胖患者的氧合功能。肥胖患者对体位变化十分敏感，仰卧位时，腹腔内容物可明显压迫膈肌，肺容量和肺顺应性进一步降低，而回心血量明显增加，使患者的通气血流比值进一步失衡。在自身氧合条件恶化的前提下，肥胖患者对氧气的需求并没有降低，因体重增加，肥胖患者的氧耗及二氧化碳生成增多，需要更多的每分通气量与呼吸做功来维持血中正常的二氧化碳，此消彼长使肥胖患者更易出现低氧血症。循环方面，肥胖患者绝对血容量增加，单位体重血容量降低，通过增加每搏量而增加心输出量，但长期心脏负荷的增加可能导致心室肥厚和心力衰竭风险升高。此外，肥胖是高血压、缺血性心脏病的高危因素，心血管疾病在肥胖患者中更普遍，可引起更多心血管结构性改变和血流动力学改变。除呼吸与循环影响外，肥胖还可对患者的内分泌系统、消化系统、凝血功能、心理健康等造成不良影响，为此类患者的围术期管理带来更多挑战。

2. 肥胖患者的术前准备与评估

所有肥胖患者均应进行全面的术前评估，病史采集、体格检查、实验室检查应着重于对呼吸系统、心血管系统、气道的评估。减肥手术死亡风险分层（OS-MRS）适用于减重手术的术前风险评估，C 级患者（4~5 分）围术期死亡风险为 2.4%~3.0%，围术期需更严密的监护与管理。

肥胖患者是困难气道的高危人群，术前应完善气道评估，如颈围、张口度、头颈活动度、颞下颌关节活动度、舌体大小及 Mallampati 分级等。此外，肥胖伴阻塞性睡眠吸呼暂停低通气综合征（OSAHS）患者困难插管风险较高，术前可行 STOP-BANG 评分筛查此类患者。

除全面的术前评估外，患者的术前准备同样不可或缺。坚持体力体能锻炼、控制体重增长，严格戒烟戒酒，积极控制呼吸系统感染，加强呼吸功能储备等预康复措施有助于加速术后康复。术前合并有 OSAHS 患者推荐行持续气道正压通气或双相气道正压通气治疗。

3. 麻醉管理要点

减重手术较一般手术而言，普通设备可能无法满足手术与麻醉需求。除必要的相关设备外，还可能需准备包括特殊设计的手术床、体位垫、大号血压袖带、紧急气道抢救车、长穿刺针、超声等。肥胖患者需常规进行心电图、氧饱和度、无创血压、呼气末二氧化碳分压监测，如不适合进行无创血压监测或患有严重心肺疾病，应进行有创动脉压监测。

减重手术患者多属于病态肥胖，且可能合并有 OSAHS，困难气道风险较高，应根据术前评估及麻醉医师的技术与经验决定采用清醒插管或快速诱导插管。麻醉诱导前，可取轻度头高足低位，将患者上胸部、肩颈部和头部垫高，使患者胸骨切迹与外耳道连线呈水平，予以充分去氮给氧。病态肥胖患者面罩手法通气较为困难，V-E 手法相比于 C-E 手法失败率更低，且能够产生更高的潮气量，通气过程中多需双人通气，甚至第三人辅助封闭面罩。此外，肥胖患者对缺氧的耐受能力较差，应尽可能借助可视喉镜等可视气道设备以缩短置入气管插管时的无通气过程，也可采用经鼻给予高流量氧气（15～70L/min）延长患者缺氧时间。

麻醉诱导与维持优选在脂肪组织内蓄积最少的药物，由于肥胖相关的生理变化会导致麻醉药物分布、结合及消除发生改变，药物剂量计算不能简单统一定量，常用药物计算依据见表 42-1。推荐术中使用 BIS 与肌松监测，以避免麻醉药物过量。

表 42-1　相关药物剂量推荐依据

瘦体重	全体重
丙泊酚	咪达唑仑
芬太尼	琥珀胆碱
舒芬太尼	泮库溴铵
瑞芬太尼	阿曲库铵 / 顺式阿曲库铵（负荷剂量）
罗库溴铵	
阿曲库铵 / 顺式阿曲库铵（维持剂量）	
维库溴铵	
对乙酰氨基酚	
吗啡	
利多卡因	
布比卡因	

液体管理方面，推荐使用目标导向液体治疗，病态肥胖与心血管疾病具有高度相关性，对于合并心血管疾病患者，多难以耐受较大的液体负荷，可通过监测 SV、CO、CVP 等指标，辅助血管活性药物，维持循环稳定。

通气管理方面，肥胖患者由于呼吸系统生理的改变，术中易出现肺不张及肺内分流的增加，同时肥胖患者氧需求增加，导致术中易出现低氧血症。对于肥胖患者，目前尚无指定的机械通气模式。容量控制通气（VCV）与压力控制通气（PCV）是术中常用的两类通气模式，对于 VCV 而言，其设置固定的潮气量，可以保证通气量，但由于肥胖患者胸壁顺应性下降、腹腔脏器和气腹对膈肌的压迫及体位影响等因素，会导致术中气道压的升高，以及由此导致的机械通气相关肺损伤。PCV 相较 VCV，可提供更安全的气道压力，但潮气量波动明显，需要经常调整呼吸参数以保证适当的潮气量和防止通气不足。压力控制容量保证通气（PCV-VG）模式结合 PCV 和 VCV 各自的优势，在预定潮气量通气的同时可使通气压力降至最低，可能是减重手术更安全的选择。术中推荐肺保护通气（小潮气量通气、个体化 PEEP、肺复张），使用尽可能低的 FiO_2（≤40%）来保证患者氧合（SpO_2≥94%），盲目提高 FiO_2 并不能改善呼吸系统的动态顺应性，对于手术或麻醉因素导致的顺应性下降（如气腹、体位改变、呼吸回路断开等）诱发的低氧血症，应使用相应的干预措施进行处理。

手术结束后，推荐肥胖患者在完全苏醒且肌松无残余后拔除气管导管。头高位及持续气道正压通气策略同样适用于拔管期间，有助于改善患者的肺功能，降低术后呼吸道并发症的风险。需注意，一些在正常患者麻醉苏醒时使用的手段，如拔管前常规进行的吸痰操作、暂停机控通气使二氧化碳蓄积以激发自主呼吸、拔管前吸入高浓度氧以提高患者氧储备等可能会导致患者出现肺不张，在肥胖患者中的使用需要慎重。此外，手术结束并不意味着围术期管理的终止，术后呼吸管理改善低氧血症，多模式镇痛减轻患者术后疼痛，早期下地活动预防深静脉血栓形成等措施有利于加速患者康复，同样值得在临床工作中引起重视。

4. 本病例麻醉管理

（1）术前评估：拟行手术为腹腔镜袖状胃切除术。手术风险评估：OS-MRS A 级（1 分），围术期死亡风险为 0.2%~0.3%。麻醉风险评估：ASA 分级Ⅲ级，轻度 OSAHS，无心血管系统合并症。气道方面，Mallampati 分级Ⅲ级，颈部活动度、张口度可。

（2）麻醉预案：建立外周静脉通路，常规监护 + BIS + 有创动脉导管，全凭静脉麻醉，术中肺保护性通气（低 FiO_2+ 小潮气量 + PEEP + 肺复张），IBP + PPV + 尿量指导容量管理，多模式镇痛（阿片类药物、NSAIDs、利多卡因及 PCA），术中密切监测血气，维持酸碱平衡和内环境稳定，体温监测及体温保护，多模式镇痛减少应激。

（3）麻醉诱导：入室 BP 110/80mmHg，HR 72 次 / 分，RR 12 次 / 分，SpO_2 95%。开放外周静脉通路，监护，充分面罩吸氧，诱导药物给予舒芬太尼 10μg，丙泊酚 TCI 6μg/ml→3μg/ml（瘦体重），罗库溴铵 70mg，利多卡因 100mg，地塞米松 8mg，咪达唑仑 2mg，帕瑞昔布 40mg，待药物充分起效后经纤支镜引导下置入 7.5# 普通气管导管，过程顺利，一次成功，置管深度 22cm，确认导管位置后固定气管导管。

（4）麻醉维持：全凭静脉麻醉，丙泊酚 TCI 3μg/ml（瘦体重）、利多卡因 80mg/h、瑞芬太尼 200μg/h，维持 BIS 在 40~60，间断静脉追加舒芬太尼、罗库溴铵。术中全程 FiO_2 维持 40%，间断监测动脉血气。麻醉诱导后患者氧合指数＜300mmHg，考虑肺不张可能，在确定患者心输出量稳定的情况下，使用 PEEP 递增法为患者进行肺复张，术中使用肺保护性通气：TV 6~8ml/kg，PEEP 6~8cmH_2O。

（5）术中管理：手术时间 1 小时 40 分钟，术中晶体液用量 1600ml，出血少量，尿量 100ml，未输血。手术过程顺利，气腹结束后再次进行肺复张，并复查血气。拔管期继续维持 FiO_2 40%，患者麻醉清醒前予以舒更葡糖钠 400mg 拮抗肌松，顺利拔除气管导管，返回麻醉恢复室。

（6）术后治疗与转归：患者循环稳定，呼吸平稳，术后第 1 天恢复饮水，下地活动；术后第 2 天恢复流食，无显著不适；术后第 4 天出院。

四、病例总结（Take home message）

减重手术是治疗病态肥胖的有效手段，肥胖患者由于病理生理的改变，围术期风险较普通患者显著升高，对麻醉医师围术期管理提出了更高要求。

完善的术前评估有助于全面了解患者情况，包括呼吸、气道、心血管系统，重点识别和筛查 OSAHS 及高血栓风险患者。术前预康复有助于患者加速康复，包括术前呼吸锻炼、控制体重增长、严格戒烟戒酒等。

术中麻醉管理方面，应提前准备好能满足肥胖患者手术与麻醉需求的用物。患者困难气道与低氧血症风险较高，麻醉诱导前应充分预给氧，并做好困难气道处理预案。术中尽量维持头高足低位，完善相关监测，呼吸方面通过肺保护性通气，确保通气和氧合充足，避免肺不张与高平台压；循环方面通过目标导向容量管理，维持循环稳定；多模式镇痛避免药物过量，完善镇痛效果。

手术结束后，确保患者清醒且肌松拮抗完全后拔除气管导管。术后早期恢复运动与经口饮食，警惕低氧血症与深静脉血栓发生。

五、专家点评（Attending's comments）

随着世界范围内肥胖发病率上升，减重手术需求增加，如何确保患者安全与加快康复成为麻醉管理的重中之重。减重手术的围术期管理要求麻醉医师了解肥胖患者的病理生理机制，熟练掌握困难气道处理、肥胖患者药物选择与用量、围术期肺保护性通气、加速术后康复等相关知识与技能。近年来，国内外多个学会针对减重手术的围术期管理流程发布了相关指南与共识，为减重患者的围术期管理提供参考意见，无阿片麻醉、膈肌保护性通气等新理念与技术也越来越多在肥胖患者中进行尝试，以期改善患者预后。当然，肥胖患者的麻醉管理依然是一个充满挑战的命题，关于通气模式的选择、PEEP 水平的确定、肺复张方法与时机选择等问题，仍值得更多研究进一步探索。

六、关键词（Keywords）

肥胖（obesity）

减重手术（bariatric surgery）

加速术后康复（enhanced recovery after surgery）

肺保护性通气（lung-protective ventilation）

参考文献

[1] THORELL A, MACCORMICK A D, AWAD S, et al. Guidelines for perioperative care in bariatric surgery: enhanced recovery after surgery (ERAS) Society recommendations [J]. World J Surg, 2016, 40(9): 2065-2083.

[2] STENBERG E, DOS REIS FALCÃO L F, O'KANE M, et al. Guidelines for perioperative care in bariatric surgery: enhanced recovery after surgery (ERAS) Society recommendations: a 2021 update [J]. World J Surg, 2022, 46(4): 729-751.

[3] YOUNG C C, HARRIS E M, VACCHIANO C, et al. Lung-protective ventilation for the surgical patient: international expert panel-based consensus recommendations [J]. Br J Anaesth, 2019, 23(6): 898-913.

[4] ADAMS J P, MURPHY P G. Obesity in anaesthesia and intensive care [J]. Br J Anaesth, 2000, 85(1): 91-108.

[5] 中国研究型医院学会糖尿病与肥胖外科专业委员会. 减重与代谢外科加速康复外科原则中国专家共识（2021 版）[J]. 中华肥胖与代谢病电子杂志，2021，7（3）：141-145.

（申　乐　吴觉伦）

病例 43

胰十二指肠切除术后环杓关节脱位的管理

一、病例汇报（Case presentation）

患者，男性，43 岁。

主诉：皮肤巩膜黄染 2 周。

现病史：患者 2 周前无明显诱因出现皮肤巩膜黄染，就诊外院，MRI 检查提示胰头占位，考虑胰腺癌可能。就诊我院，完善检查后拟行剖腹探查，胰十二指肠切除术。

既往史：糖尿病 10 年，口服二甲双胍治疗，血糖控制可。否认高血压、冠心病、慢性肝炎、结核等病史。否认外伤、手术史，否认药物、食物过敏史。

体格检查：身高 176cm，体重 60kg，BMI 19.4kg/m^2。生命体征平稳。神志清，对答切题，皮肤、巩膜黄染，心、肺查体未见异常。

辅助检查：血常规（－）。血生化：Glu 11.3mmol/L，ALT 267U/L，AST 177U/L，TBil 116.1μmol/L，DBil 85.9μmol/L。心电图、胸部正侧位（－）。MRI：胰头占位，胰腺癌可能。

术前诊断：胰头占位，胰腺癌可能；糖尿病。

拟行手术：剖腹探查，胰十二指肠切除术。

拟行麻醉：全身麻醉。

二、管理难点 / 临床挑战（Bullet points）

（1）全身麻醉后环杓关节脱位的诊断。

（2）全身麻醉后环杓关节脱位的治疗。

（3）全身麻醉后发生环杓关节脱位的危险因素。

三、讨论（Discussion）

1. 环杓关节的解剖

环杓关节由环状软骨的环杓关节面、杓状软骨底面及环杓侧肌、环杓后肌、环杓韧带组成。杓状软骨沿着关节的垂直轴做内、外旋转运动，同时伴向内、外的滑动，共同使两侧的声带突相互靠近或分开，使声门开大或缩小。

环杓关节特点：关节面浅，关节囊松弛，容易在外力作用下脱位。临床根据脱位的解剖对应关系，将环杓关节脱位分为不同类型。①按解剖位置：左、右脱位。②按脱位方向：前内侧脱位、后外侧脱位。③按脱位程度：半脱位和全脱位。由于维持杓状软骨向前的肌肉数量多于向后的肌肉数量，故临床上术后环杓关节脱位，以左前内侧脱位最常见。目前认为，如作用于杓状软骨上的外力由后向前，则可能造成环杓关节前内侧脱位，多发生于声门暴露、气管插管、胃管置入等过程；如外力方向由前向后，则可能导致后外侧脱位，常见于拔管时气囊未充分放气等。

2. 环杓关节脱位的病因及危险因素

（1）患者因素：如环杓关节先天发育不良；颈部短粗、声门暴露困难及视野不清晰；体型瘦弱、BMI 较小及贫血等；老年性环杓关节退行性改变；肾脏疾病晚期，免疫系统功能低下引起的关节囊松弛；其他，如长期服用糖皮质激素、肢端肥大症及某些肠道疾病等。

（2）麻醉因素：①诱导方式。无论是快诱导和慢诱导插管，都有可能导致环杓关节脱位。但使用肌松药与否与脱位发生易感性之间的关系尚不明确。②声门暴露。喉镜置入过深，直接碰撞环杓关节，包括使用普通喉镜、可视喉镜及硬支镜等；喉镜暴露声门，镜片牵拉会厌张力过大；插管时助手不适当的喉外按压等。③管芯使用。插管时未使用管芯，气管导管管芯超出导管前端，以及管芯过硬直接碰撞环杓关节等。④气管插管。紧急气管插管、清醒插管或慢诱导插管未使用肌松药时，导管置入过程中声门过于活跃或声门处于关闭状态强行置管，插管时咽反射强烈及喉肌痉挛，均易诱发环杓关节脱位。⑤喉罩置入。喉罩插入、调整位置及位置本身不合适等，也可引起环杓关节脱位。⑥导管位置。气管导管置入过浅，充气套囊向外挤压环杓关节，可致关节脱位。⑦导管拔除。苏醒期患者躁动、自行拔管，以及拔管时套囊内气体排出不充分，可导致关节后向脱位。

（3）手术因素：①长时间带管。包括长时间手术，如胰十二指肠切除术、心血管外科手术等，以及术后带管时间较长。②手术体位。俯卧位或术中多次变换体位，均可因导管挤压，导致关节脱位。③喉部手术。手术操作本身或操作中移动导管，均可引起环杓关节脱位等。

（4）侵入性操作：①胃管置入。胃管置入过程中，胃管盘曲于环杓关节处，可直接损伤环杓关节，特别是胃管材质过硬时，更易发生。②留置胃管。胃管长期挤压，可导致环杓关节处的继发性感染，进而引起脱位。③胃镜置入及 TEE 超声探头置入，也可导致环杓关节脱位。

（5）其他因素：①局部外伤。颈前钝性损伤、穿通伤。②颈前加压。各类操作对颈前部的压迫，如果受力点为环杓关节处，可导致其脱位。③喉部肿物。喉部各类肿瘤，可对环杓关节造成挤压和推移，从而导致关节脱位。④肌肉收缩。在某些特殊易感者，咳嗽、打喷嚏时喉部肌肉的强力收缩，也可导致环杓关节脱位。

3. 该病例麻醉与手术情况

（1）术前评估：ASA 分级 Ⅱ 级，心功能 Ⅰ 级。气道评估未见明显异常。

（2）术前麻醉预案：建立外周静脉通路，常规诱导，气管插管，术中监测 ABP、ECG、SpO_2、PPV、体温、BIS，目标导向液体管理，维持内环境、循环稳定，体温保护，密切关注术中出血，及时补充血制品。

（3）麻醉诱导：开放左上肢外周静脉通路，常规监护，面罩吸氧，建立左上肢有创动脉监测，诱导药物给予芬太尼 150μg、丙泊酚 140mg、罗库溴铵 50mg，待药物充分起效后经口普通喉镜下管芯辅助置入 7.5# 普通气管导管，过程顺利，Cormack-Lehane 分级 Ⅰ 级，一次成功，置管深度 24cm，确认导管位置后固定气管导管。

（4）麻醉维持：静吸复合全身麻醉，吸入七氟烷 1.0MAC，维持 BIS 在 40 ~ 60。术中持续输注瑞芬太尼，间断静脉注射芬太尼、罗库溴铵并使用血管活性药物维持血流动力学在正常范围。

（5）术中管理及麻醉苏醒：手术时间 5 小时，术中晶体液用量 2600ml，胶体液用量 1000ml，出血 500ml，尿量 1000ml，未输血。手术结束后给予拮抗药物，患者自主呼吸恢复，SpO_2 维持在 98% 以上，意识水平清醒后拔除气管导管，安返病房。

（6）术后管理和随访：术后第 1 天出现声音嘶哑、咽痛，耳鼻喉科会诊行喉镜检查。术后第 3 天电子喉镜提示右侧声带松弛，右侧声带外展、内收均受限。结合患者病史，不除外环杓关节脱位。处理意见：①布地奈德混悬液（普米克令舒）雾化吸入。②行环杓关节 CT 检查。③行喉肌电图检查除外神经损伤。术后第 5 天喉 CT 提示：双侧环杓关节不对称，右侧杓状软骨维持略后移，右侧声带增厚（图 43-1）。术后第 7 天患者在全身麻醉下行支撑喉镜下环杓关节复位术，术后声音嘶哑情况较前明显好转，术后第 8 天出院。

4. 环杓关节脱位的治疗方法

包括手术治疗和非手术治疗，其中手术治疗可分闭合性复位术和开放性复位术；而非手术治疗主要是发声训练法。

（1）闭合性复位术（杓状软骨拨动法）：为首选治疗方法，可在局部麻醉下进行。杓状软骨拨动后声音嘶哑可立刻改善，故可作为诊断性治疗。对于前脱位者，于发声

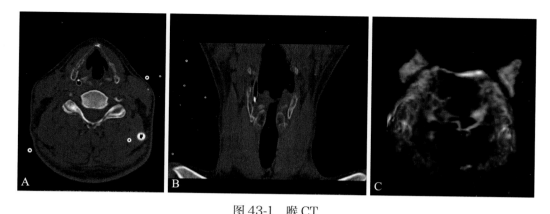

图 43-1　喉 CT

注：A.平扫；B.矢状位重建；C.三维重建，可见双侧环杓关节不对称，右侧杓状软骨维持略后移，右侧声带增厚。

时拨动钳末端向内、向后上方轻柔推挤杓状软骨；后脱位者，于吸气相向内、向前上方拨动杓状软骨，每次复位可进行 3 ~ 5 次弹拨。复位成功的标准是患侧声带恢复活动、双侧声带闭合完全及患者发声明显改善，复位效果不佳者可依据关节黏膜肿胀程度，于 2 ~ 7 天后再次进行局部麻醉下复位，一般可反复复位 3 ~ 4 次。

因关节组织纤维化和强直的发生可早至脱位后 48 小时，故目前认为在 24 ~ 48 小时内复位效果最为理想。如全身状况允许，应尽早行关节拨动复位术。若杓状软骨肿胀剧烈，可待肿胀大部分消退后进行，但一般不迟于 6 ~ 8 周。有文献报道，10 周内进行复位均能获得稳定良好的疗效。即使某些情况下复位效果不理想，也可矫正患侧声带突及声带与健侧声带的垂直高度落差，从而改善发声质量。

（2）开放性手术：对于脱位时间较长（＞10 周）、多次闭合复位术无法成功者，可考虑开放性手术。通常在全身麻醉下进行。包括声带注射填充术、甲状软骨成型术、环杓关节开放复位术等。

（3）发声训练：对于全身情况差、不能耐受手术者，可进行嗓音矫治。部分患者经适当训练后，脱位的环杓关节可自行复位，或经对侧声带代偿性偏移后，大部分患者的声音嘶哑和呛咳均可恢复至正常。环杓关节推拿按摩也能一定程度改善声门闭合情况。

（4）抗炎药物辅助治疗：包括使用类固醇激素或非类固醇甾体类药物，可有消除局部水肿的作用。

（5）肉毒毒素注射：可在手法复位后，肉毒毒素注射于复位侧甲杓肌和环甲肌内，以助复位后环杓关节的稳定。

四、病例总结（Take home message）

1. 术后环杓关节脱位的诊断与鉴别诊断

（1）病史：是否存在如气管插管、胃镜检查、胃管置入等诱因。

（2）临床表现：声音嘶哑、饮水呛咳、吞咽困难、咽痛甚至呼吸困难。

（3）电子喉镜检查：可见杓状软骨黏膜充血、肿胀，声带运动差，声门裂呈不等腰三角形。

（4）影像学检查：CT（薄层或超薄层）扫描可以直观地显示环杓关节的情况，从而准确判断杓状软骨移位。

（5）喉肌电图：是鉴别环杓关节脱位和喉返神经损伤的可靠方法。

2. 环杓关节脱位的危险因素

（1）患者因素：有研究表明，喉软骨软化病、肢端肥大症及长期使用糖皮质激素患者易出现术后环杓关节脱位。

（2）麻醉因素：气管插管粗细、导芯使用、声门暴露及导管拔除过程是否顺利。

（3）其他因素：包括手术体位、手术时长，以及胃管、喉罩、胃镜的置入。

五、专家点评（Attending's comments）

环杓关节脱位是全身麻醉后的罕见并发症，发生率约 1/10 000，可影响患者术后生活质量，延长住院时间，增加医疗花费。因此，对于高危患者应做好术前沟通，术后及时随访，尽早发现，尽早治疗。治疗方式包括局部麻醉或全身麻醉下的闭合复位、开放复位、声带恢复治疗等。闭合复位一般在发生脱位后 1~2 天进行效果较好。对于脱位时间较长、多次闭合复位术无法成功者，可考虑开放手术。对于全身情况差、不能耐受手术者，可进行嗓音矫治。此外，抗炎药物和肉毒毒素注射可以辅助治疗帮助患者恢复。在临床中，如发现患者术后出现声音嘶哑，麻醉医师应密切随访，尽早诊断，早期治疗预后较好。

六、关键词（Keyword）

环杓关节脱位（arytenoid dislocation）

参考文献

[1] KONG X, SONG Y, WANG L, et al. Risk factors of arytenoid dislocation after endotracheal intubation: a propensity-matched analysis [J]. Laryngoscope Investig

Otolaryngol, 2022, 7(6): 1979-1986.

[2]　WU X, MAO W, ZHANG J, et al. Treatment Outcomes of arytenoid dislocation by closed reduction: a multidimensional evaluation [J]. J Voice, 2021, 35(3): 463-467.

（吴林格尔）

病例 **44**

中枢性尿崩症患者神经外科手术期间电解质紊乱的管理

一、病例汇报（Case presentation）

患者，女性，28岁。

主诉：开颅生殖细胞肿瘤部分切除术后14年，发现颅内新发占位近1个月。

现病史：患者14年前因生长发育迟缓，无第二性征发育，烦渴、多尿、多饮，头颅MRI提示鞍区不规则囊实性占位，行开颅鞍区肿瘤部分切除术。术后病理为混合性生殖细胞瘤。此次术后第10天患者出现双眼视力较术前显著下降，视野缺损，考虑肿瘤侵犯视神经所致急性视神经损伤、视神经萎缩。术后行1程全脑全脊髓放疗及6程化疗。患者近2年出现听力、记忆力下降，语速、反应能力偏慢。1个月前复查垂体平扫＋增强MRI：鞍上池内异常信号影，呈轻微强化，较前变化不大；新见左基底节区囊实性肿块，考虑生殖细胞瘤，合并肿瘤出血可能。患者因前次手术后全垂体功能减退，长期口服垂体前后叶激素替代治疗，包括泼尼松1.25mg qd，弥凝（醋酸去氨加压素）0.05mg q8h、雷替斯（左甲状腺素钠）125μg qd、克龄蒙（雌孕激素）1# qd，每日饮水约3000ml，尿量同饮水量，夜尿0次。

既往史：开颅鞍区肿瘤部分切除术史，全脑全脊髓放疗及化疗后。否认高血压、糖尿病、哮喘等病史。否认外伤史，否认药物、食物过敏史。

体格检查：身高158cm，体重50kg，BMI 20.03kg/m^2。生命体征平稳。专科查体：发育迟缓，神志清，语速、反应偏慢，对答切题。粗测视力下降，右眼静止眼位略外展，左侧听力下降。气道评估未见明显异常。

辅助检查：垂体平扫＋增强MRI：鞍上池内异常信号影，呈轻微强化，较前变化不大；新见左基底节区囊实性肿块，考虑生殖细胞瘤，合并肿瘤出血可能。性激素6项：T<0.1ng/ml，FSH<0.2U/L，P<0.08ng/ml，LH<0.2U/L，E$_2$ 105pg/ml，PRL 22.4ng/ml。血浆ACTH 13.3pg/ml，血总皮质醇：F<0.50μg/dl，24小时尿游离皮质醇<3.0μg/24h。甲功：TSH 0.374μU/ml，FT4 0.70ng/dl，FT3 2.79pg/ml。电解质：

K 4.0mmol/L，Na 140mmol/L，Ca 2.49mmol/L。血浆渗透压 292mOsm/（kg·H_2O），尿渗透压 421mOsm/（kg·H_2O）。

专科会诊：①肾上腺皮质功能减退方面，手术当日晨起可停用氢化可的松，予琥珀酸氢化可的松 50mg 缓慢静脉滴注，术中可予氢化可的松 100mg 缓慢静脉滴注维持，围术期可予 150～200mg 琥珀酸氢化可的松分次静脉输液，术后根据患者全身状况决定后续糖皮质激素替代治疗方案。②甲减方面，可将左甲状腺素钠（优甲乐）改为 100μg/125μg qod 隔日交替口服。③尿崩症方面，务必密切监测出入量、电解质水平，维持电解质平衡，根据尿量调整弥凝（醋酸去氨加压素）剂量。

术前诊断：颅内左侧基底节区囊实性肿块，生殖细胞瘤可能；生殖细胞肿瘤开颅部分切除后；1 程全脑全脊髓放疗后；6 程化疗后；中枢性尿崩症；全垂体前叶功能减退；双眼视神经萎缩；听力下降；眼位异常。

拟行手术：开颅左侧基底节区占位性病变切除术。

拟行麻醉：全身麻醉。

二、管理难点 / 临床挑战（Bullet points）

（1）中枢性尿崩症患者的术前评估及准备。

（2）中枢性尿崩症患者行神经外科手术的麻醉管理及术中监测。

（3）术中严重多尿及电解质紊乱的诊断及处理。

三、讨论（Discussion）

1. 中枢性尿崩症的临床特点

垂体位于硬脑膜外视交叉下的蝶鞍内，分为前叶和后叶两部分，通过垂体柄与下丘脑相连。垂体前叶（腺垂体）受下丘脑释放激素的调节，合成和分泌多种肽类激素，包括促肾上腺皮质激素、促甲状腺激素、促性腺激素、生长激素和催乳素，调节周围内分泌腺（甲状腺、肾上腺和性腺）及生长和泌乳。垂体后叶（神经垂体）包含来自下丘脑的神经元轴突和神经末梢，储存和释放抗利尿激素（ADH）和催产素，调节水平衡、泌乳和子宫收缩。其中抗利尿激素又称精氨酸加压素，是调节人体血容量和渗透压的重要激素，由下丘脑合成后，通过垂体后叶的神经元末梢释放到体循环中。血浆渗透压升高一方面通过刺激下丘脑渗透压感受器，引起垂体后叶 ADH 释放，促进肾脏对自由水的重吸收，另一方面通过刺激产生渴感，增加水摄入，从而维持血浆渗透压平衡。中枢性尿崩症（CDI）又称精氨酸加压素缺乏症，以 ADH 释放减少为特征，导致不同程度的多尿。未治疗的 CDI，血钠往往处于正常高值，会持续产生渴觉刺激以补充排尿造成的水丢失。若渴觉受损或不能表达口渴或无法获取水，患者可能发生中至重度高钠血症。病因包括先天性异常、恶性肿瘤累及下丘脑-垂体区域、神经外科手术或外伤、炎症性疾病等。表现为多尿［>40~50ml/(kg·d)］、夜尿增多、尿渗透压<300mOsm/(kg·H$_2$O)，血清钠和血渗透压升高导致的烦渴。患者通常需要使用去氨加压素控制症状。去氨加压素是ADH的合成类似物，常用剂型包括注射制剂、口服片剂、鼻喷雾，治疗过程中需要根据患者症状缓解情况、血清钠水平，调整去氨加压素剂量，避免水潴留和严重低钠血症。本例患者是颅内生殖细胞瘤累及下丘脑-垂体区域所导致的全垂体功能减退，通过规律的激素替代治疗，包括糖皮质激素、甲状腺素、雌孕激素、去氨加压素，能够维持正常的生理功能和内环境稳定。

2. 术前评估及预案

拟行手术为开颅左侧基底节区占位性病变切除术。手术风险评估：患者为二次开颅手术，肿瘤偏大且位置复杂，为高风险手术。麻醉风险评估：患者年轻女性，合并明确全垂体功能减退，已进行规范激素替代治疗，但仍存在围术期内分泌系统失代偿风险，ASA分级Ⅲ级。麻醉预案：建立大口径外周静脉通路。充分面罩吸氧后，静脉诱导，气管插管。术中有创动脉监测，体温监测及体温保护。术中采用静吸复合麻醉维持，根据PPV等指标维持出入量平衡，术中监测血气，维持酸碱平衡和内环境稳定。密切关注术中出血，及时补充血制品。

3. 麻醉实施及术中管理

患者8:00入室，行常规监护，于双上肢建立两路外周静脉通路，静脉诱导后置入7.0#气管插管，足背有创动脉压监测。9:30手术开始。9:45静脉予20%甘露醇250ml，10:55复查血气提示K 2.1mmol/L，Na 151mmol/L，Lac 4.1mmol/L，入量2600ml，尿量2000ml。考虑患者甘露醇利尿后容量不足，予晶体液及胶体液1000ml扩容，0.3% KCl静脉滴注。12:30复查血气低钾改善不明显，血钠159mmol/L，为避免血钠进一步上升，将输注液体改为5%葡萄糖。1小时后复查血气，血糖明显升高（25mmol/L）、pH降低、乳酸升高，血红蛋白呈下降趋势。停止葡萄糖输注，对症予补钾、降糖，NaHCO$_3$纠酸，乳酸林格液扩容，但患者乳酸（1.4mmol/L→4.3mmol/L→9.8mmol/L）、血钠（147mmol/L→160mmol/L→174mmol/L）持续升高（表44-1），难以纠正。考虑患者容量明显不足，且预计手术出血较多，予红细胞2U，新鲜冰冻血浆400ml。手术过程中患者尿量持续以1000~1500ml/h速度排出，尿色浅。至手术结束，患者内环境紊乱情况仍难以改善，与外科医师沟通并追溯病史，得知患者手术当日清晨未服用去氨加压素。结合患者临床表现，考虑CDI加重，予醋酸去氨加压

表 44-1　术中血气分析指标

	9：00	10：55	12：30	13：30	14：10	15：10	16：10
pH	7.391	7.337	7.327	7.306	7.214	7.331	7.223
Na（mmol/L）	147	151	159	152	160	172	174
K（mmol/L）	3.9	2.1	2.6	3.5	2.5	2.9	2.7
Ca（mmol/L）	1.25	1.27	1.26	1.22	1.29	1.05	1.19
Lac（mmol/L）	1.2	4.1	3.9	4.3	6.3	8.8	9.8
Glu（mmol/L）	5.8	7.5	7.7	25.0	19.7	15.6	13.0
Hb（g/L）	117	113	98	92	95	100	121
HCO$_3^-$（mmol/L）	24.3		20.6	18.0	17.3	25.1	
尿量（ml）		2000		2000	2000	1200	

素 4μg 静脉滴注后，患者尿量增速有所缓解。带气管插管返 ICU 继续治疗。手术时长 5 小时 20 分钟，术中共输注晶体液 5600ml，胶体液 1000ml，红细胞 4U，新鲜冰冻血浆 400ml。术中尿量 7200ml，出血约 800ml。

4. 术后治疗与转归

患者入 ICU 后立即加用去氨加压素 0.05mg q12h 鼻饲，白开水持续鼻饲泵入，维持出入量正平衡，纠正电解质紊乱。术后第 1 天血钠 174mmol/L→154mmol/L→149mmol/L，K 3.8mmol/L，cLac 2.3mmol/L。同时为缓解围术期应激状态，给予琥珀酸氢化可的松 200～300mg/d，分次静脉输液。术后第 2 天加用甘露醇脱水降颅压后，患者再次出现尿量增加、血钠上升，Na 142mmol/L→149mmol/L→144mmol/L，I/O：6221ml/7305ml，–1084ml，调整去氨加压素 0.05mg q8h，使用甘露醇时同步予白开水鼻饲泵入维持容量。综合患者神经系统症状体征、出入量及电解质水平，调整去氨加压素的剂量。于术后第 6 天减停镇静，拔除气管导管。术后第 8 天转入神经外科病房，继续脱水降颅压、预防癫痫、营养神经、激素替代治疗。去氨加压素剂量稳定在 0.1mg q8h，可维持出入量基本平衡，Na 145～155mmol/L。术后第 16 天转外院继续康复治疗。神经外科及内分泌科门诊随诊，患者未出现高钠血症相关神经系统后遗症状。

四、病例总结（Take home message）

CDI 患病率为 1/25 000，多为获得性，表现为多尿、夜尿增多、高钠血症和血渗透压增高导致的烦渴。通过去氨加压素治疗，减少自由水丢失，可有效缓解患者症状，维持自身血容量、渗透压稳定。对于明确诊断 CDI 的患者，在术前评估中，应重点关注患者去氨加压素的使用剂量及频次、症状缓解情况、每日出入量、术前电解质水平。规律使用去氨加压素的患者，应继续使用至术前，并缩短禁食水时间。对于手术时间长的患者，术中根据患者临床表现，静脉补充去氨加压素。术中建立有创动脉压监测，监测电解质水平。同时要密切关注患者尿量、尿色，必要时可检测尿渗透压，谨慎使用利尿药。根据患者日常出入量、手术失血，结合脉压变异度、乳酸水平等，维持出入量平衡。除 CDI 外，大量静脉补液、严重高血糖、使用利尿剂或甘露醇等均可引起多尿，因此，对于术中出现多尿的患者，应结合病史、化验检查等进行综合判断，必要时可查尿渗透压、尿比重，进行鉴别诊断。在手术过程中，CDI 患者因 ADH 不足、水摄入受限导致的高钠血症，应及时予静脉醋酸去氨加压素，静脉缓慢输注 5% 葡萄糖溶液，避免血糖过高引起渗透性利尿，密切监测血钠及血糖水平。术后根据患者电解质水平和出入量动态调整去氨加压素剂量。

五、专家点评（Attending's comments）

本例患者合并 CDI，在神经外科术中出现尿崩症加重，表现为严重的多尿和难以纠正的内环境紊乱，包括高钠血症、低钾血症、高血糖和酸中毒，为围术期的麻醉管理提出挑战。围术期多种因素共同导致了患者尿崩症加重，包括术前禁食水、去氨加压素治疗中断、术中脱水降颅压治疗、手术应激、术中失血及静脉补液不当等。其中，最重要的原因是去氨加压素治疗的中断。实际上，英国国家医疗服务体系（NHS）对其上报系统的统计发现，2009—2015 年共发生 471 例去氨加压素相关不良事件，其中有 4 例患者由于治疗过程中去氨加压素遗漏发生严重脱水和死亡，并于 2016 年 2 月向 NHS 相关医护人员发出风险警告，提示合并 CDI 患者去氨加压素的遗漏或延迟可能导致严重不良结局。

因此，对合并 CDI 的患者，围术期应与外科医师、内分泌专科医师共同评估，制订明确的液体管理、去氨加压素治疗和替代方案，密切监测电解质及出入量，关注补液量和补液成分，避免血钠的剧烈波动。另外，从本例患者诊治过程中可以看出，术中及术后甘露醇脱水降颅压治疗，是引起患者尿崩症加重的另一个重要因素，可以通过影像学表现、床旁超声测定视神经鞘宽度，评估是否存在脑水肿，并结合患者术中情况，与神经外科医师沟通并共同决策，避免过度利尿诱发电解质紊乱。垂体瘤相关手术的围术期管理是一个多学科协作的过程，尤其是合并内分泌系统疾病的患者，需要内分泌科、麻醉科、神经外科共同参与，制订围术期管理方案和监测目标。

六、关键词（Keywords）

中枢性尿崩症（central diabetes insipidus，CDI）

精氨酸加压素缺乏症（arginine vasopressin deficiency，AVP-D）

去氨加压素（desmopressin）

垂体瘤（pituitary tumor）

高钠血症（hypernatronemia）

多尿（polyuria）

参考文献

[1] BROOKS E K, INDER W J. Disorders of salt and water balance after pituitary surgery [J]. J Clin Endocrinol Metab, 2022, 108(1): 198-208.

[2] DE VRIES F, LOBATTO D J, VERSTEGEN M J T, et al. Postoperative diabetes insipidus: how to define and grade this complication? [J]. Pituitary, 2021, 24(2): 284-291.

[3] BALDEWEG S E, BALL S, BROOKE A, et al. Society for Endocrinology Clinical Guidance: inpatient management of cranial diabetes insipidus [J]. Endocr Connect, 2018, 7(7): G8-G11.

（王维嘉）

病例 45

经鼻高流量氧疗用于无痛胃肠镜患者的麻醉管理

一、病例汇报（Case presentation）

患者，男性，60 岁。

主诉：胸锁关节痛 1 年。

现病史：患者近 1 年出现胸锁关节疼痛，夜间加重。否认与吞咽相关，睡前加重。近期否认咳嗽、咳痰、胸闷、喘憋、胸痛、心悸，否认恶心、呕吐、腹胀、腹痛、腹泻、黑便、便血、排便习惯改变等。本次拟行体格检查及无痛胃肠镜入院。患者一般状况良好，精神睡眠、食欲尚可，大小便如常，体重较前变化不明显。

既往史：诊断 2 型糖尿病 3 ~ 5 年，目前二甲双胍 0.5g bid 治疗，每日监测血糖 1 ~ 2 次，空腹血糖多在 9mmol/L 以上。诊断高血压 30 年，BP_{max} 140/100mmHg，服用厄贝沙坦 75mg qd 控制可。既往未评估冠状动脉。腰痛 10 余年，向双侧臀部及下肢放射，否认下肢静息痛。数年前向右偏转头部时曾出现一过性晕厥，时长约 30 秒，伴意识丧失，呕吐 1 次，外院就诊后筛查后无明确结论，此后未再发作，目前向右转头时仍偶发头晕。夜间打鼾 15 年，家人诉患者有呼吸暂停症状，自诉晨起口干明显，白天嗜睡明显。患者自述 1 年前于外院行无痛胃肠镜检查时出现呼吸窘迫、窒息，唤醒后未再予全身麻醉药物，局部麻醉下完成检查。未使用呼吸机辅助治疗。否认高脂血症、消化疾病、肝肾疾病等慢性病史；否认结核、肝炎等传染病史；否认重大外伤、输血史，2013 年行胆囊切除术；否认食物、药物过敏史。

体格检查：身高 169.5cm，体重 94.4kg，BMI 33.1kg/m²。BP 123/82mmHg，HR 71 次 / 分。心、肺无特殊，腹软，无压痛、反跳痛、肌紧张，肝脾肋下未及，Murphy 征（−），肠鸣音 3 次 / 分，双下肢无水肿。

辅助检查：肺功能：正常。睡眠监测：呼吸暂停低通气指数（AHI）76 次 / 小时，睡眠时最低 SpO_2 75%。

术前诊断：胸锁关节痛；慢性浅表性胃炎；结肠息肉；高血压；糖尿病；胆囊切除术后；睡眠呼吸暂停综合征。

拟行手术：无痛胃肠镜检查。

拟行麻醉：全身麻醉。

二、管理难点 / 临床挑战（Bullet points）

（1）重度呼吸暂停综合征的麻醉管理。

（2）肥胖患者的麻醉。

（3）经鼻高流量氧疗在无痛胃肠镜麻醉中的应用。

三、讨论（Discussion）

1. 阻塞性睡眠呼吸暂停低通气综合征

（1）概述：阻塞性睡眠呼吸暂停低通气综合征（OSAHS）是多种原因导致的，患者在睡眠期间反复发生气道完全或部分梗阻，引起高碳酸血症和低氧血症，进而机体发生一系列病理生理变化的临床综合征。其定义为每夜 7 小时睡眠过程中呼吸暂停及低通气反复发作 30 次以上，或 AHI≥5 次 / 小时，如有条件以呼吸紊乱指数为准。根据其呼吸暂停类型可分为中枢型、阻塞型、混合型。

（2）相关定义如下。①睡眠呼吸暂停：睡眠过程中口鼻呼吸气流消失或明显减弱（较基线幅度下降≥90%），持续时间≥10 秒。低通气：睡眠过程中口鼻气流较基线水平降低≥30% 伴 SaO_2 下降≥4%，持续时间≥10 秒；或口鼻气流较基线水平降低≥50% 伴 SaO_2 下降≥3%，持续时间≥10 秒。② AHI：平均每小时呼吸暂停与低通气的次数之和。③呼吸努力相关微觉醒（RERA）：未达到呼吸暂停或低通气标准，但有时间≥10 秒的异常呼吸努力并伴相关微觉醒。④呼吸紊乱指数（RDI）：平均每小时呼吸暂停、低通气和 RERA 事件的次数之和。

（3）分类：可根据 AHI 和夜间 SaO_2 将 OSAHS 分为轻、中、重度，其中以 AHI 作为主要判断标准，夜间最低 SaO_2 作为参考。

OSAHS 患者由于长期处于通气不足状态，上呼吸道软组织代偿性肥大，睡眠期间呼吸道扩张肌张力降低，导致口腔软组织容易塌陷，进一步增加发生通气困难的风险。OSAHS 患者围术期发生面罩通气困难、插管困难或两者兼有的风险较非 OSAHS 患者高 3~4 倍，同时发生气道损伤、缺氧、喉损伤、非计划入 ICU 及死亡的风险增加。所以重度 OSAHS 患者的管理给麻醉医师带来了极大的挑战。

2. 经鼻高流量氧疗在无痛胃肠镜中的应用

经鼻高流量氧疗（HFNC）是通过专用的非密封性鼻塞导管持续为患者提供恒定吸入氧浓度和恒定温湿度的高流量氧疗方式。在 ICU 等科室，HFNC 已用于呼吸衰竭等危重症的治疗，在麻醉领域的应用尚未普及。但因 HFNC 具有高流量、高浓度给氧的功能和极好的无呼吸氧合效应，也逐渐成为临床麻醉常用的供氧和通气方式。

HFNC 具有八方面的生理效应，包括无呼吸氧合效应、呼吸末正压效应、减少解剖死腔、增加呼气末容积、降低呼吸功、改善通气血流比值、可控性精准给氧和充分加温湿化，所以应用在无痛胃肠镜中具有显著的优势。指南中提到，低氧血症是无痛内镜诊疗中主要并发症之一，其原因与气道梗阻、呼吸抑制及麻醉科医师和内镜操作者共用气道等因素相关。而 HFNC 输送的高流量气体经过鼻咽部及气道时可以产生呼气末正压，增加肺泡有效通气量，从而提高呼吸效率，改善氧合，并经过多个临床研究证实了应用 HFNC 可以显著降低无痛胃肠镜中低氧血症的发生。因此，指南推荐在无痛内镜诊疗中，对于低氧血症高危患者推荐使用 HFNC 以降低低氧血症的发生及对呼吸道干预的需求。同时，特别地，对于肥胖患者而言，因膈肌上抬、肺顺应性下降等问题，更加重了发生低氧血症的危险。通过 HFNC 可以显著提高肺泡有效通气，提高氧合效率。

事实上，HFNC 在麻醉中的应用并不局限于无痛胃肠镜。在气管插管过程中，HFNC 由于通过鼻导管持续输入高流量高浓度氧气，可以有效避免面罩密封性差导致的预充氧失败和低氧血症的发生。还可以通过持续高流量高浓度氧气输送，在实施气管插管操作的同时进行无呼吸氧合，延长安全无呼吸时间，在面临困难气道时具有显著优势。在喉气管手术，特别是声带活检术、气管镜检查术、声门下狭窄扩张术等需要共用气道的短小喉部手术中，在麻醉无气管插管期间，利用 HFNC 也可以明显延长安全无呼吸氧合时间。总之，HFNC 在气道方面可以提供多种优势，但也存在一定禁忌，如气道完全梗阻的患者并不适用等，因此也需要因地制宜，选择合适的治疗措施。

3. 术前评估

（1）气道方面：重度 OSAHS 多年，未经系统诊治，张口度 3 横指，改良 Mallampati 分级Ⅳ级，下颌前伸及颈后仰可。

（2）既往病史：高血压、糖尿病，目前控制可。否认冠心病等其他慢性病史。

（3）其他重要器官：否认其他心脑血管疾病、肾脏疾病等病史。

4. 麻醉方案

丙泊酚静脉全身麻醉及 HFNC。

5. 麻醉前准备及麻醉诱导

患者入室后常规监测心电、无创血压、指氧饱和度。组装并连接高流量湿化氧疗设备，备好紧急气道工具，予充分氧疗后，丙泊酚以 3μg/ml 靶控输注方式泵入诱导，予咪达唑仑 2mg、芬太尼 50μg、利多卡因 60mg 静脉注射。

6. 麻醉维持

术中予丙泊酚以 3μg/ml 的靶控输注方式泵入，HFNC 参数设定为 95% 氧浓度，38℃，清醒时流量为 25L/min，入睡后设定流量为 50L/min。患者术中 SpO_2 基本维持在 100%，无须托下颌及置入口咽通气道等额外开放气道操作，血流动力学平稳，手术顺利。

7. 术后转归

患者顺利完成无痛胃肠镜，予 0.2mg 氟马西尼拮抗，自然苏醒后安返病房，于当日出院。术后随访时，患者自诉，几十年来睡得最香甜的一觉。患者冬天有点慢性咳嗽，但这次麻醉后明显好转。胃肠镜检查后我院呼吸科随诊，开始启用呼吸机治疗。

四、病例总结（Take home message）

OSAHS 患者在接受胃肠镜检查时，由于其上气道狭窄和呼吸中枢调节异常，常面临较高的麻醉风险。采用 HFNC 能够显著改善患者的氧合状态，提高麻醉的安全性和手术的成功率。

OSAHS 患者在麻醉过程中容易出现气道梗阻、通气不足和低氧血症。常规氧疗手段如面罩或鼻导管往往难以满足患者的氧供需求和二氧化碳清除需求。而 HFNC 通过提供高流量（通常为 30～60L/min）、加温和湿化的氧气，能够在一定程度上克服上气道梗阻，增加功能残气量，减少呼吸功和无效腔效应。

HFNC 在 OSAHS 患者中的应用有多个显著优势。首先，HFNC 能够提供高浓度的氧气（21%～100%），并通过高流量输送，显著提高患者的动脉血氧分压，有效预防低氧血症。其次，高流量氧气能产生一定的正压效应，有助于维持上气道的开放，防止呼吸暂停和低通气事件的发生。加之其湿化功能减少了气道分泌物的黏稠度，进一步降低了梗阻风险。此外，HFNC 的鼻塞设计相比面罩或鼻导管更为舒适，不会对患者的面部造成压迫，减少了气体逸出，提高了患者的依从性和舒适度。

综上所述，HFNC 在 OSAHS 患者行胃肠镜检查中的应用展示了其在提升麻醉安全性和患者舒适度方面的显著优势。HFNC 通过稳定的氧疗支持，不仅降低了低氧血症和呼吸暂停的风险，还显著改善了患者的术后恢复情况。对于高风险的 OSAHS 患者，在胃肠镜检查时采用 HFNC 是一种安全有效且值得推广的麻醉管理策略。

五、专家点评（Attending's comments）

（1）使用 HFNC 窒息氧合（无呼吸氧合）的安全无呼吸时间（无通气状态下，氧饱和度下降至<90% 的时间）持续时长。对于 BMI 为中位数［四分位距（极值）］：

30［23～36（18～52）］kg/m² 的患者，安全无呼吸时间中位数［四分位距（极值）］：14［9～19（5～65）］kg/m²，也就是说，这个时间基本可以完成胃镜操作。

（2）HFNC 是否可用于全年龄段患者？

可以。有不同的鼻塞型号，从胎龄 26 周早产儿开始的所有患者都可以使用。

（3）HFNC 是否可用于饱胃患者的快速顺序诱导？专家共识推荐意见：快速顺序诱导中，建议对低氧血症高危患者在预充氧阶段和气管插管过程中使用 HFNC（证据等级 II，推荐强度 B）。

（4）HFNC 是否推荐所有患者气管插管期间使用？专家共识推荐意见：一般患者应用可能造成费用增加，推荐困难气道患者、保留自主呼吸气管插管或者低氧血症高风险患者使用（证据等级 II，推荐强度 A）。

（5）无痛内镜麻醉中是否使用 HFNC？专家共识推荐意见：建议对于低氧血症高风险患者使用（证据等级 II，推荐强度 A）。

（6）HFNC 在肥胖患者麻醉中的应用。专家共识推荐意见：肥胖患者（BMI＞30kg/m²）在预充氧、插管期及拔管后建议使用 HFNC，以预防低氧血症的发生（证据等级 I，推荐强度 A）。

（7）HFNC 存在一定的禁忌证。

HFNC 应用的相对禁忌证：①不配合或不耐受 HFNC 的患者。②耳鼻喉科激光手术或使用电刀时有灼伤气道风险的患者。③气道保护能力差，误吸高风险患者。④明显 CO_2 潴留（pH＜7.25）。HFNC 应用的绝对禁忌证：①上呼吸道完全梗阻。②颅底骨折或鼻骨骨折。③拒绝使用 HFNC 的患者。

六、关键词（Keywords）

阻塞性睡眠呼吸暂停低通气综合征（obstructive sleep apnea-hypopnea syndrome，OSAHS）

肥胖症（obesity）

经鼻高流量氧疗（high-flow nasal cannula oxygen therapy，HFNC）

困难气道（difficult airway）

参考文献

[1] 中华医学会麻醉学分会气道学组. 经鼻高流量氧疗临床麻醉规范应用专家共识（2023 版）[J]. 临床麻醉学杂志，2023，39（8）：881-887.

[2] TENG W N, TING C K, WANG Y T, et al. High-flow nasal cannula and

mandibular advancement bite block decrease hypoxic events during sedative esophagogastroduodenoscopy: a randomized clinical Trial [J]. Biomed Res Int, 2019, 2019: 4206795.

[3] LIN Y, ZHANG X, LI L, et al. High-flow nasal cannula oxygen therapy and hypoxia during gastroscopy with propofol sedation: a randomized multicenter clinical trial [J]. Gastrointest Endosc, 2019, 90(4): 591-601.

[4] LEE J J, SUNDAR K M. Evaluation and management of adults with obstructive sleep apnea syndrome [J]. Lung, 2021, 199(2): 87-101.

[5] PATEL A, NOURAEI S A. Transnasal humidified rapid-insufflation ventilatory exchange (THRIVE): a physiological method of increasing apnoea time in patients with difficult airways [J]. Anaesthesia, 2015, 70(3): 323-329.

（权　翔　陈宇业）

病例 46

急性下肢动脉栓塞并发肌病肾病代谢综合征患者行股动脉切开取栓和主动脉夹层腔内隔绝术麻醉管理

一、病例汇报（Case presentation）

患者，男性，43 岁。

主诉：双下肢麻木、无力 1 天。

现病史：患者 1 天前无明显诱因自觉"反酸"，上腹部不适，自行触及上腹部搏动性包块，行针刺、拔火罐治疗后，出现双下肢疼痛、麻木无力及皮温下降。就诊外院，完善主动脉 CTA 示主动脉夹层（DeBakey Ⅲ 型）、主动脉夹层动脉瘤伴附壁血栓形成、双髂动脉夹层动脉瘤、右髂总及髂外动脉纤细。后就诊我院，诊断主动脉夹层（DeBakey Ⅲ 型），急性双下肢缺血，急性双下肢动脉栓塞可能性大，急性横纹肌溶解，肌病肾病代谢综合征。拟急诊行"双下肢切开取栓，主动脉夹层腔内隔绝术"。

既往史：6 年前因突发背痛，就诊当地医院，诊断主动脉夹层，行保守治疗，未规律随诊。6 年前诊断高血压，BP_{max} 200/120mmHg，口服硝苯地平、卡托普利，血压控制于 150～160/80～90mmHg。否认糖尿病、冠心病病史。长期大量吸烟饮酒史。否认药物、食物过敏史。

体格检查：身高 160cm，体重 75kg，BMI 29.2kg/m²。BP 124/87mmHg，HR 102 次 / 分，SpO_2 100%（鼻导管吸氧 2L/min）。右下肢：腹股沟以下花斑，皮温降低，右足苍白、下垂，右下肢肌力 0 级，皮肤感觉丧失；左下肢：膝关节以下花斑，皮温降低，膝关节以远肌力 0 级，皮肤感觉丧失；双侧股动脉搏动弱，双侧腘动脉、胫后动脉、足背动脉未触及。完全无尿状态。气道评估无特殊。

辅助检查：下肢 CTA：腹主动脉及双侧髂总动脉夹层形成，部分假腔内可见造影剂充盈，多发下肢动脉血栓形成，管腔不同程度狭窄，右肾动脉发自假腔、显示欠清，左肾多发楔形低强化灶，考虑缺血性改变。血生化：ALT 528U/L，Cr 205μmol/L，BUN 13.63mmol/L，K 5.2mmol/L；心肌酶谱：CK＞100 000U/L，Myo＞200 000μg/L，cTnI 0.087μg/L；血气分析：pH 7.37，PCO_2 30mmHg，PO_2 189mmHg，Hb 186g/L，

K^+ 4.9mmol/L，Ca^{2+} 0.92mmol/L，BE −7.1mmol/L，HCO_3^- 17.1mmol/L，Lac 3.0mmol/L。心电图：窦性心动过速，心率 105 次 / 分。

术前诊断：主动脉夹层（DeBakey Ⅲ 型），急性双下肢缺血，急性双下肢动脉栓塞可能性大，急性横纹肌溶解，肌病肾病代谢综合征。

拟行手术：双下肢切开取栓，主动脉夹层腔内隔绝术。

拟行麻醉：全身麻醉。

二、管理难点 / 临床挑战（Bullet points）

（1）围术期如何保证患者的内环境稳定，纠正高钾血症、酸中毒等。

（2）术中需使用造影剂，同时肌红蛋白仍无法排出，如何保护患者的肾功能。

（3）如何预防血运重建后的全身炎症反应综合征。

（4）若术中行连续性肾脏替代治疗（CRRT），CRRT 通路是否已经建立，CRRT 是否会造成低血压、低体温，对于药物代谢的影响，进行 CRRT 是否影响体位的摆放，如何固定管路。

三、讨论（Discussion）

1. 肌病肾病代谢综合征概述

肌病肾病代谢综合征（MNMS）指肢体急性动脉闭塞导致的严重代谢障碍，包括缺血期及血运重建期两个主要阶段。缺血期的主要表现有肢体僵硬和代谢障碍，包括少尿、酸中毒、肌红蛋白尿、氮质血症和高钾血症等，而血运重建期的代谢紊乱会更加严重，并能决定肢体存活及患者预后。MNMS 的治疗策略：①尽早手术开通血管，尽快恢复患肢的血供，并减少缺血带来的损伤。②纠正高钾血症和酸中毒。③清除肌红蛋白，保护肾功能和其他器官。④全身炎症反应综合征的预防和管理。对于因急性下肢缺血所致的 MNMS 患者，若已出现肌红蛋白和肌酸激酶明显升高，肾功能显著减退，应尽早应用 CRRT，以减轻肾损伤，维持内环境稳定，保护重要脏器功能，早期启动 CRRT 对于血流动力学已经受损的重症患者是有益的。

2. 术前评估

针对本例患者，术前进行了多学科会诊，具体内容如下。①血管外科：患者存在急诊手术指征，积极术前准备，肝素泵入抗凝，注意控制心率、降压。②肾内科：患者横纹肌溶解，急性肾损伤，无尿状态，具有肾脏替代治疗指征，可提供术中血液净化支持。③麻醉科：ASA 分级Ⅳ级，急诊手术，术前严格控制血压、心率，围术期加强监测，积极纠正内环境。④心内科：目前无心肌缺血证据，尽快手术取栓，可行血滤支持。⑤重症医学科：术后返 ICU 继续治疗，充分交代术中及术后相关风险。

3. 术中情况

患者入室后监测 BP 124/87mmHg，HR 102 次 / 分，SpO$_2$ 100%（鼻导管吸氧 2L/min），建立外周静脉通路，局部麻醉下行右桡动脉穿刺置管，监测有创动脉压和 BIS。麻醉诱导：静脉注射咪达唑仑 1mg、芬太尼 50μg、丙泊酚 80mg、依托咪酯 8mg 和罗库溴铵 50mg 后，视频喉镜下经口置入内径 7.5mm 气管导管后机械通气，容量控制模式，TV 450ml，频率 12 次 / 分，吸呼比 1：2。超声引导下予左侧颈内静脉穿刺置管，术中监测鼻咽温。手术开始前，肾内科医师准备血液滤过机器，并以右侧颈内中心静脉导管作为血滤通路。麻醉维持：吸入 1.5%～2.0% 七氟烷，间断静脉注射芬太尼（50μg/ 次）和罗库溴铵（10mg/ 次），维持 BIS 在 40～60。去甲肾上腺素 0.2～0.3μg/（kg·min）持续泵注以维持血压于 100～120/60～70mmHg。术中经右颈内静脉导管予连续性静 - 静脉血液滤过，前稀释法，置换液流量 2000ml/h，血流速度 120ml/min，脱水量 300ml/h，分别于麻醉诱导前、手术开始时、取栓结束时及手术结束时监测动脉血气分析，肾内科医师根据血气分析结果调整血液滤过处方，具体方法：术中使用不含钾置换液，持续静脉泵入 5% 碳酸氢钠，速度 140～250ml/h，给予 10% 葡萄糖酸钙 10ml/h，以维持血液中 K$^+$ 和 Ca^{2+} 浓度及酸碱平衡。术中持续使用暖风机对非术区进行体表加温，并使用血液加温仪将液体及滤后血液加温至 37.0℃进行输注，使患者体温维持在 36.0℃以上。

患者手术顺利，历时约 3 小时，术中行大动脉造影确认夹层破口位于左锁骨下动脉水平远端（第 1 破口）和左肾动脉的上方和下方。予覆膜支架隔绝第 1 破口及左肾动脉下方开口，弹簧栓栓塞左肾动脉上方开口，行双侧股动脉切开取栓术。考虑患者一期行截肢风险高，遂终止手术，拟二期行截肢术。术中共输注生理盐水 1500ml，出血量约 50ml，血滤总脱水量 1200ml，持续无尿。术毕带气管导管转入 ICU 继续监护治疗。

术中血气结果见表 46-1。

4. 术后转归

患者在 ICU 中接受床旁 CRRT，肌红蛋白持续下降。术后第 1 天，左侧踝关节及以下呈暗紫色，皮温冰凉，小腿背侧肌肉僵硬，右侧下肢近端肌张力高，右膝关节及以下呈暗紫色，皮温冰凉。双侧腘动脉、胫后动脉、胫前动脉、足背动脉均未触及。经多学科会诊讨论，考虑行右侧髋离断及左侧膝上截肢术，患者家属考虑到相关风险拒绝手术并要求转回当地医院继续治疗，于术后第 2 天转回当地医院。

表 46-1　术中血气分析

	12：00 （麻醉诱导前）	13：30 （手术开始时）	15：30 （取栓结束时）	16：30 （手术结束时）
pH	7.400	7.262	7.298	7.350
$PaCO_2$（mmHg）	24	42	43	42
PaO_2（mmHg）	252	250	190	214
K^+（mmol/L）	4.73	4.88	5.43	5.37
Ca^{2+}（mmol/L）	0.91	0.99	1.01	1.04
Glu（mmol/L）	12.5	7.0	8.3	9.0
BE（mmol/L）	−10.2	−8.1	−5.1	−2.4
HCO_3^-（mmol/L）	14.8	19.1	21.5	23.4
Hb（g/L）	171	153	150	150
Hct（%）	51	46	45	45
Lac（mmol/L）	2.9	1.1	1.2	1.3

四、病例总结（Take home message）

本例患者既往有慢性主动脉夹层，本次主动脉夹层急性进展，血栓脱落，双下肢急性动脉栓塞。入院时已有双下肢横纹肌溶解、MNMS，需行急诊手术挽救患者生命。同时肾功能损害严重，具有 CRRT 指征。

本例患者采用全身麻醉联合术中 CRRT，以改善代谢紊乱，维持呼吸循环和内环境的稳定，减少肾功能进一步损害。

对于已经出现高钾血症、代谢性酸中毒、肾衰竭的 MNMS 患者，尽早启动 CRRT，甚至提前到术中，可以及时清除肌红蛋白及其他代谢产物，维持内环境稳定，保护脏器功能，同时维持血流动力学的稳定。

五、专家点评（Attending's comments）

1. 本例患者术中采用 CRRT 的原因

包括以下方面：①患者术前已存在急性肾损伤、无尿和肌红蛋白血症。②术中造影剂的使用会进一步加重肾损伤。③手术开通下肢血运后，会造成大量代谢产物、钾释放入血，导致酸中毒和高钾血症。

2. 术中麻醉注意事项

（1）低血压：尽管 CRRT 患者出现低血压的风险较低，但对于糖尿病自主神经病变、心功能不全或脓毒症的患者，其低血压风险增加。本例患者术中开放下肢动脉后，外周血管阻力下降并伴酸性代谢产物入血，循环血容量不足，此过程应警惕患者的血压变化。

（2）对药物清除的影响：蛋白结合率和分子量大小是影响 CRRT 药物清除的主要因素。肌松药，如罗库溴铵分布体积较小，蛋白结合率较低，仅 30%，但清除率较高，术中需定期追加，必要时可以采用肌松监测。术中常用的药物有镇痛、镇静药物或升压药物，可以通过监测麻醉深度及患者的生命体征及时调整。

（3）低体温：研究表明，与 CRRT 相关的低体温很常见。对于本例患者而言，低体温会加重心律失常等，因此采用血液加温仪或外部加热设备以防止体温下降。

（4）术前和术中的团队协作：围术期麻醉科、肾内科、外科及护理团队的协作和沟通非常重要。在血滤开始前，需要与肾内科医师沟通了解患者的残存肾功能状态、心功能状态、容量状态和术中容量管理的目标，对于血滤方式和初始滤过率的选择非常重要。与外科医师的沟通有助于调整术中抗凝方案、估计出血量及术中输血的可能性等，术中输血会影响血钾、血钙和血 pH 值。与护理团队的沟通，包括对于术中体位的管理、管路的固定，防止管路打折、受压和脱落等，造成血滤报警停机。

六、关键词（Keywords）

急性下肢缺血（acute lower limb ischemia）

肌病肾病代谢综合征（myonephropathic metabolic syndrome，MNMS）

连续性肾脏替代治疗（continuous renal replacement therapy，CRRT）

参考文献

[1] SAFWAN M, GOSNELL J, COLLINS K, et al. Effects of intraoperative continuous renal replacement therapy on outcomes in liver transplantation [J]. Transplant Proc, 2020, 52(1): 265-270.

[2] HUANG H B, XU Y, ZHOU H, et al. Intraoperative continuous renal replacement therapy during liver transplantation: a meta-analysis [J]. Liver Transpl, 2020, 26(8): 1010-1018.

[3] CRONIN B, O'BRIEN E O. Intraoperative renal replacement therapy: practical information for anesthesiologists [J]. J Cardiothorac Vasc Anesth, 2022, 36(8 Pt A): 2656-2668.

（马璐璐　树　茜）

病例 47

合并老年急性肾损伤患者行膀胱癌手术的麻醉管理

一、病例汇报（Case presentation）

患者，男性，70岁。

主诉：间断血尿5年，诊断膀胱癌1月余。

现病史：患者5年前无明显诱因间断出现少量淡红色无痛性全程血尿，自服云南白药无明显改善，未重视。后逐渐出现尿频，夜尿增多，未诊治。1个月前再发血尿，就诊于外院行泌尿系超声示膀胱后壁多发低回声，CT尿路成像（CTU）示膀胱多发不规则软组织密度突起，大者约27.2mm×27.1mm，增强扫描明显强化，尿路上皮肿瘤可能。于外院行经尿道膀胱肿瘤电切术，术中见膀胱内弥漫性肿瘤，难以完全切除仅取活检。术后病理提示浸润性高级别乳头状尿路上皮癌。患者近1个月肌酐进行性升高，SCr（μmol/L）：148μmol/L→486μmol/L→573μmol/L→705μmol/L，计算肌酐清除率（CCr）8.74ml/min↓，考虑肾后性急性肾衰竭可能。腹部CT提示双肾轻中度积水，评估难以放置D-J管或经皮肾盂穿刺治疗。考虑膀胱癌诊断明确，有膀胱全切手术指征收入院。

既往史：高血压30年，规律口服苯磺酸氨氯地平5mg qd，日常血压140~150/70~80mmHg。糖尿病15年，规律口服二甲双胍0.5g tid治疗，自诉血糖控制可。5年前因急性心肌梗死行LAD、LCX冠状动脉支架植入术，目前欣康（单硝酸异山梨酯）、倍他乐克（美托洛尔）、阿托伐他汀二级预防治疗，近期因血尿停用阿司匹林。1年前无明显诱因突发头痛、呕吐，诊断脑出血，外院予保守治疗1周后缓解，遗留右侧肢体活动不利、伸舌右偏。脑出血住院期间因咳痰不利、肺部感染，行气管切开术。慢性阻塞性肺疾病未规律治疗。长期大量吸烟饮酒史，戒烟戒酒1年。否认药物、食物过敏史。

体格检查：身高172cm，体重72kg，BMI 24.3kg/m²。HR 80次/分，BP 149/84mmHg。日常活动量小，2~3METs。气道评估：Mallampati分级Ⅲ级，下中切牙松动，张口度、颈后仰尚可。右上肢活动欠佳，右手运动性震颤，右下肢较左侧稍肿胀。

辅助检查：血常规：Hb 83g/L↓，Hct 24.5%，PLT 242×10⁹/L，WBC 5.81×10⁹/L。血生化：Cr 148μmol/L→486μmol/L→573μmol/L→705μmol/L，K 4.9mmol/L，cTnI <0.017μg/L→0.130μg/L↑，NT-proBNP 3094pg/ml→4104pg/ml→8394pg/ml↑。血气分析 @RA：pH 7.36，$PaCO_2$ 33mmHg，PaO_2 76mmHg，P（A-a）O_2 33.1mmHg，BE −6.1mmol/L。肺功能：FEV_1/FVC 62%，FEV_1 1.96L（65%）。心电图：窦性心律，HR 79 次/分，T 波改变，Ⅱ、V_6 导联 R 波挫折。超声心动图：LVEF 65%，左心室下壁基部中段变薄、内膜回声增强，无运动，后壁中段运动减低，左心室肥厚，左心室舒张功能减低（Ⅰ级）。冠状动脉 CTA：右冠优势型。左前降支近中段支架植入，支架内轻度狭窄；左回旋支中段支架植入，支架内及支架远段血管管腔充盈良好。左主干管腔中度狭窄；前降支中段、远段、D1 及 D2 管腔轻度狭窄；回旋支近段中度狭窄；右冠状动脉近段管腔中度狭窄，中、远段管腔重度狭窄，后降支及左室后支管腔中度狭窄。头颅 MRI：左侧基底节、右侧枕叶皮质脑沟陈旧出血、左侧基底节腔隙性梗死、右侧额叶软化灶伴硬膜下积液。头颅 MRA：颅内动脉、双侧颈动脉多发粥样硬化伴狭窄，椎动脉颅内段小动脉瘤。

术前诊断：膀胱癌；急性肾损伤（KDIGO 3 期）；冠心病；高血压；糖尿病；脑出血史。

拟行手术：腹腔镜全膀胱切除＋淋巴结清扫＋双侧输尿管皮肤造口术。

拟行麻醉：全身麻醉。

二、管理难点／临床挑战（Bullet points）

（1）腹腔镜膀胱癌根治术麻醉方式选择及麻醉管理要点。

（2）术中容量评估及液体管理。

（3）缺血性心脏病患者非心脏手术的麻醉管理。

（4）急性肾损伤患者围术期管理。

三、讨论（Discussion）

1. 老年患者膀胱癌根治术麻醉方式选择及麻醉要点

根治性膀胱切除术及尿流改道术是肌层浸润性膀胱癌的首选治疗方法。经典的根治性膀胱切除术手术范围包括膀胱及周围脂肪组织、输尿管远端，并同时行盆腔淋巴结清扫术；对于选择原位新膀胱作为尿流改道方式的患者，尽可能保留支配尿道的自主神经可以改善术后排尿控制；若不采用新膀胱作为尿流改道方式，可考虑同时行全尿道切除。与开腹手术相比，腹腔镜手术的切口较小、围术期应激反应较弱，术后疼痛较轻，恢复时间较短。1992年腹腔镜膀胱切除术首次开展，随后的研究发现，先行腹腔镜膀胱切除术，接着通过腹部开放小切口进行尿流改道（回肠膀胱术或原位新膀胱术），围术期并发症较完全使用腹腔镜更低，可显著降低局部肠瘘、尿液外渗和脓毒症等风险。

肌层浸润性膀胱癌患者大多年龄较大，大型队列研究显示患者的中位年龄为63～67岁，常存在多种合并症，手术时间长、创伤大，手术过程中可能存在大量出血及液体丢失风险，围术期并发症发生率和死亡率分别为30%～70%和0.8%～3%，并发症发生率和死亡率与外科医师的经验、医院规模及患者的年龄和合并症相关。本例患者存在缺血性心脏病病史，合并急性肾损伤、糖尿病史、脑出血史，围术期心血管事件高风险，为围术期麻醉管理带来了许多挑战。

对于接受腹腔镜根治性膀胱切除手术的患者，全身麻醉通常是首选方案，联合硬膜外麻醉可改善疼痛控制，减少阿片类药物全身的使用，减轻术后恶心呕吐风险，但硬膜外麻醉可阻滞交感神经系统，增加围术期低血压风险，具体是否使用需要充分权衡风险获益。区域阻滞技术（如腹横肌平面阻滞）可作为多模式镇痛的补充。腹腔镜手术过程中维持深度肌松可避免腹内压过高、改善手术操作术野显露、减轻腹腔炎症和脏器缺血，减少术后疼痛。术中需维持充足麻醉深度和深肌松状态以避免患者出现体动造成脏器损伤。

容量管理方面，术前禁食水及肠道准备可能会导致患者处于低容量状态，术中输尿管夹闭过程中，患者尿量难以准确监测，且全膀胱手术由于手术视野限制，出血量容易被低估，手术引起的容量丢失难以量化，为容量管理带来一定困难。手术开始前应充分预判手术风险，建立充分的监测和液体通路。传统静态参数（如血压、心率、尿量和中心静脉压）可能难以准确反映心脏前负荷及容量反应性。动态血流动力学参数［如脉压变异度（PPV）和每搏量变异度（SVV）］用于评估容量反应性，指导手术患者的目标导向液体治疗优于传统静态指标，但对于自主呼吸状态、开胸手术、腹内压升高、心脏压塞、心律失常、输注血管活性药物的患者，基于呼吸变异的指标均需谨慎解读。对于高血压患者，在维持适当容量基础上，应用少量血管活性药物，将术中血压维持在静息基础值的20%以内，维持充足组织灌注，同时避免液体过负荷带来的心肺并发症及肠道水肿，也是血流动力学精细化管理的另一个重要部分。

围术期器官保护方面，通过维持适当容量和灌注压，避免肾毒性药物，提供最佳手术条件尽量缩短输尿管夹闭时间，均是肾脏保护的重要部分。气腹和头低位等因素也增加患者术后肺不张、低氧等肺部并发症的风险；采用小潮气量加PEEP、间断肺复张的肺保护性通气策略，可降低术后肺部并发症风险。另外，全膀胱手术时间长、出血风险高，患者低体温风险增加，因此体温监测、液体加温和主动保温措施也是必不可少的。

2. 肾衰竭患者的围术期管理

急性肾衰竭大多已被急性肾损伤（AKI）这一术语替代，是指短期内肾功能突然下降导致尿素和其他含氮废物潴留、细胞外液容量及电解质紊乱。可根据肌酐升高水平及尿量水平对 AKI 的严重程度进行评估（KDIGO 分期）。AKI 根据病因可分为肾前性、肾性、肾后性。对于 AKI 患者应当积极寻找并纠正肾前性、肾后性病因，因为肾前性及肾后性 AKI 大多容易早期纠正，但随时间推移可能逐渐进展为肾性疾病。对于 AKI 患者应当仔细梳理患者用药，停用具有潜在的肾毒性药物，并根据患者的肌酐清除率调整药物用量。密切监测患者出入量，评估是否存在容量过负荷相关并发症，如心力衰竭、肺水肿等，纠正高钾血症、低钠血症、酸中毒等水电解质紊乱和酸碱平衡失调，积极治疗感染。

对于 AKI 的患者，应当在术前优化患者的容量状态及水电解质平衡。在出现严重代谢性酸中毒、药物治疗难以纠正的严重高钾血症等电解质紊乱、摄入肾毒性物质、严重容量过负荷，伴心力衰竭、脑水肿、肺水肿，严重尿毒症症状如心包炎、消化道出血、中枢神经系统症状等情况时，及时进行肾脏替代治疗将有助于围术期管理，通常可在手术前 12～24 小时进行透析，以达到血钾<5.5mmol/L，无明显容量过负荷、无明显心电图改变、近似理想干体重。

术中管理方面，肾功能受损患者可能会存在静脉麻醉药代谢减慢、药物蓄积，需要谨慎滴定剂量、根据肌酐清除率调整剂量。尽量避免在高钾血症患者中使用去极化神经肌肉阻断剂。液体管理方面可选择平衡盐溶液，如存在高钾血症，则应使用生理盐水。在需要大量扩容时可考虑使用白蛋白、琥珀酰明胶。当需要输注血制品时，输血后需要密切关注血钾情况。

3. 术前评估

（1）拟行手术：腹腔镜全膀胱切除＋淋巴结清扫＋双侧输尿管皮肤造口术。

（2）手术风险评估：外科高危手术。

（3）麻醉风险评估：ASA 分级Ⅳ级；改良心脏风险指数（RCRI）4 分，围术期心血管事件高风险；ARISCAT 肺部并发症风险评分 60 分，围术期肺部并发症高风险。

4. 麻醉预案

（1）循环管理：术前一日行血液透析，优化容量及内环境。建立外周静脉通路、5 导联心电监护、有创动脉压监测、中心静脉压监测。术中目标导向液体治疗，减少含钾液体输入，晶体液采用 0.9% 氯化钠溶液，胶体液采用琥珀酰明胶；患者高龄，基础存在贫血、心脑血管合并症，预计根治性膀胱切除手术出血风险高，必要时输注血制品支持，自体血回输机备用，术中备去氧肾上腺素、去甲肾上腺素，维持适当灌注压，密切监测尿量、CVP、血气、体温，维持内环境稳定。

（2）气道管理：患者既往慢性阻塞性肺疾病未规律诊治、气管切开史、中切牙松动，计划经口纤支镜引导下气管插管，术中肺保护性通气。

5. 麻醉诱导

患者入室后 BP 148/70mmHg，HR 81 次 / 分；SpO$_2$ 87%（吸空气），充分吸氧后 SpO$_2$ 96%，予咪达唑仑 1mg、舒芬太尼 2.5μg，行局部麻醉后桡动脉穿刺置管，建立有创动脉压监测。予依托咪酯 16mg、罗库溴铵 50mg、舒芬太尼 12.5μg、咪达唑仑 4mg、利多卡因 80mg 静脉诱导，药物充分起效后，经口纤支镜引导下置入 7.5# 气管导管。插管过程顺利，机械通气呼吸参数：TV 7 ~ 8ml/kg，呼吸频率 10 ~ 12 次 / 分，吸入氧浓度调整至 70% 后 SpO$_2$ 可维持在 96% ~ 98%。

6. 麻醉维持

术中采用静吸复合麻醉维持，吸入 1.5% 七氟烷，瑞芬太尼 0.05μg/（kg·min）泵入，间断追加舒芬太尼、罗库溴铵，维持 BIS 在 40 ~ 60，间断泵入去氧肾上腺素 0.5 ~ 1.5mg/h，ABP 120 ~ 150/50 ~ 70mmHg，HR 60 ~ 80 次 / 分。术中患者间断出现房性期前收缩、室性期前收缩，血流动力学大致稳定，根据 CVP、PPV 调整补液速度，维持 CVP 3 ~ 8mmHg。

7. 术中管理

术中探查、粘连松解过程中发现双侧输尿管及膀胱与周围组织粘连严重，分离困难。外科医师认为如行根治性手术，大出血风险极高，与麻醉医师沟通协商后，主刀医师再次与家属充分沟通，决定暂时仅行姑息性手术，解除肾后性梗阻。最终手术方式为腹腔镜探查 + 双侧输尿管皮肤造瘘术，手术时长约 3 小时，术中补液：0.9% 氯化钠注射液 450ml、琥珀酰明胶 100ml；输血：血浆 150ml、红细胞 2U，出量：尿量 150ml、出血 50ml。术中血气分析结果见表 47-1。手术结束后带气管插管返 ICU。

表 47-1　患者术中血气分析指标

时间点	pH	PaO$_2$（mmHg）	PaCO$_2$（mmHg）	BE（mmol/L）	Lac（mmol/L）	Hb（g/L）	K（mmol/L）	Ca（mmol/L）
手术开始前	7.369	161.4	37.6	−2.4	0.3	72	4.7	1.20
离室前	7.283	85.7	44.2	−5.3	0.5	92	5.5	1.26

8. 术后治疗与转归

患者手术当日晚在 ICU 拔除气管导管，SpO₂ 98%@NC 3L/min。手术后第 1 天转回普通病房，术后第 2 天下地活动、恢复进食，术后输尿管造瘘可引流出大量尿液，血清肌酐逐步下降，术后第 5 天出院（表 47-2）。术后 1 个月开始肿瘤内科治疗及定向放疗。术后 3 个月患者血清肌酐恢复至大致正常水平。

表 47-2 患者术后尿量、肌酐及心肌酶变化

	手术当日	术后第 1 天	术后第 2 天	术后第 3 天	术后第 5 天	术后第 20 天	术后3 个月
输尿管造瘘引流（ml）	6500	2500	3700	2700	2300		
血清肌酐（μmol/L）	500	276	167	133	138	99	86
NT-proBNP（pg/ml）	7212	5697	2732		624		
cTnI（μg/L）	0.17	0.16	0.13		<0.017		

四、病例总结（Take home message）

膀胱癌患者多为老年患者，基础合并症多，而膀胱癌根治手术时间长、创伤大，术中可能存在大量出血及液体丢失风险，因此，对于膀胱癌患者的术前评估至关重要，需要全面评估患者的心、肺、脑、肾等重要器官功能，量化围术期风险，制订个体化的优化方案。尿路重建手术中，准确评估液体平衡具有挑战性，需综合考虑多项指标，术中与外科、ICU、护理等团队密切配合，及时沟通手术进程，调整麻醉管理策略，采用目标导向液体治疗进行精细化的液体管理，同时加强心、脑、肾等器官保护，不仅能够优化术中血流动力学，还可能对减少术后并发症、促进术后早期康复。术后联合应用阿片类药物、NSAIDs 和区域阻滞实现有效镇痛，早期拔管和早期活动有助于加速康复。

本例患者基础合并高血压、糖尿病、重度冠状动脉狭窄、临床心功能欠佳，术前出现重度 AKI，为麻醉管理带来了严峻挑战。在诊疗过程中，明确 AKI 的病因对于临床医疗决策具有重要意义。对于肾后性梗阻引起的 AKI，在解除梗阻后肾功能大多可恢复良好，且患者的容量状态及内环境状态能够得到改善。患者对于容量负荷的急剧变化耐受差，因此术前积极通过血液透析优化容量及内环境状态，对于术中循环管理有重要意义。术中以 CVP、PPV 为导向维持适当容量状态，避免容量过负荷。在肾后性梗阻纠正之前尽量避免输注含钾离子的液体，术中减少肾损伤风险药物的使用，及时复查血气，纠正水电解质紊乱。根据患者基础病及预期出血情况，

适当输注红细胞纠正贫血，维持适当组织器官灌注，也是围术期管理需要考虑的部分，必要时可通过自体血回输机对库存血进行洗涤，清除库存血中的钾离子后再进行输注。

五、专家点评（Attending's comments）

液体管理是全膀胱切除术麻醉管理中值得深入探讨的领域。传统的液体管理策略在此类手术中面临挑战，目标导向液体治疗虽然显示出良好前景，但其在气腹和特殊体位条件下的适用性和可靠性仍有争议。整合多个参数（如 SVV、心指数、乳酸水平）来指导液体管理可能比单一指标更可靠，目标导向液体治疗策略可能也需要根据手术不同阶段（如气腹建立、膀胱切除、尿流改道）进行动态调整。这种个性化、动态的液体管理策略，不仅能够优化术中血流动力学，还可能对减少术后并发症、促进早期康复产生积极影响。在本例患者的麻醉管理中，容量管理更是麻醉管理的难点。对于存在重度 AKI 的患者而言，基础容量负荷大，存在水电解质紊乱、酸碱平衡失调，而患者又存在陈旧性心肌梗死、右冠状动脉中远段重度狭窄，临床心功能不全，对于容量负荷敏感、失代偿风险较高。而拟行的根治性膀胱切除术在探查后发现手术难度极大，如继续实施将面临创伤大、手术时间长、出血风险高的窘境，面临可能的大量补液、输血给患者带来心功能及内环境的恶化。因此，外科医师在腹腔镜探查及尝试松解目标切除部位后，及时与麻醉医师充分交流协商，在与家属沟通后，最终选择姑息性手术。综合整个过程，术前的积极优化（通过透析优化内环境和容量）和准备（包括多次会诊、与家属沟通讨论手术方案、手术风险及转归）也是十分重要的。在充分考虑风险获益的前提下，通过手术解除了肾后性梗阻，患者肾功能及内环境得以恢复，同时避免了对患者脆弱的心、脑、肺等重要脏器功能的影响，从而为后续治疗创造了条件。

血流动力学的精细化管理和围术期器官保护策略在膀胱癌根治手术中尤为重要。气腹和体位改变导致的呼吸力学变化和血流动力学波动，不仅是即时的挑战，更可能影响术后器官功能，需要整合多种监测技术，结合手术进程，制订个体化的血流动力学管理策略。肾脏保护方面，除了维持适当容量和灌注压，避免使用肾毒性药物，维持深肌松以创造最佳手术视野和手术条件，有利于缩短输尿管夹闭时间，加快手术进程，不仅可以改善高气腹压力导致的肾脏缺血，原理上也可降低肾后性梗阻带来的肾损伤风险。

综上所述，膀胱癌根治手术的麻醉管理不仅是技术的挑战，更是理念的革新。未来的研究应关注多学科协作，整合基础与临床研究成果，以期在提高手术安全性的同时，优化患者长期预后。通过不断积累经验、更新知识和技术创新，我们有望为这类复杂手术的患者提供更加安全、有效的麻醉服务，推动泌尿外科麻醉学的持续发展。

六、关键词（Keywords）

老年患者（geriatric patient）

膀胱癌根治术（radical cystectomy）

急性肾损伤（acute kidney injury，AKI）

缺血性心脏病（ischemic heart disease）

术中液体管理（intraoperative fluid management）

参考文献

[1] OSTERMANN M, LIU K, KASHANI K. Fluid management in acute kidney injury [J]. Chest, 2019, 156(3): 594-603.

[2] SAADAT-GILANI K, ZARBOCK A. Perioperative renal protection [J]. Curr Opin Crit Care, 2021, 27(6): 676-685.

[3] HALVORSEN S, MEHILLI J, CASSESE S, et al. 2022 ESC Guidelines on cardiovascular assessment and management of patients undergoing non-cardiac surgery [J]. Eur Heart J, 2022, 43(39): 3826-3924.

[4] YOON H K, HUR M, KIM D H, et al. The effect of goal-directed hemodynamic therapy on clinical outcomes in patients undergoing radical cystectomy: a randomized controlled trial [J]. BMC Anesthesiol, 2023, 23(1): 339.

[5] HUANG D, ZHOU S, YU Z, et al. Lung protective ventilation strategy to reduce postoperative pulmonary complications (PPCs)in patients undergoing robot-assisted laparoscopic radical cystectomy for bladder cancer: a randomized double blinded clinical trial [J]. J Clin Anesth, 2021, 71: 110156.

（陈绍辉　郎珈馨　余佳文　付逸博）

病例48

严重脊柱畸形患者行后路脊柱矫形融合术术中呼吸循环的管理

一、病例汇报（Case presentation）

患者，女性，13岁。

主诉：渐进性肢体无力12年，发现背不平7年。

现病史：患儿12年前（9月龄时）出现运动及发育迟缓，表现为四肢无力，抬头、坐立不稳，膝腱反射未引出，遂于当地医院行基因检测示 SMN1 纯合缺失、SMN2 重复变异（拷贝数3），诊断"脊髓性肌萎缩2型"。6岁发现右侧髋关节全脱位、高低肩，8岁发现脊柱侧凸，进行性及对称性近端肌无力，下肢重于上肢，四肢关节挛缩，表现为无法独坐、无法扶站立，仍可扶坐起，偶有饮水呛咳，无吞咽困难。患儿1年前曾行头环牵引悬吊治疗，近1年内行6剂诺西那生鞘内注射。诊断神经肌源性脊柱侧凸，脊髓性肌萎缩2型，拟于全身麻醉下行"后路脊柱内固定植骨融合术"。

既往史：无特殊。否认过敏史。

体格检查：身高100cm，体重20kg，BMI 20kg/m²。HR 102次/分，BP 102/70mmHg，SpO_2 96%。脊柱胸段右侧凸、后凸，腰段左侧隆起，剃刀背，四肢关节明显屈曲挛缩，双上肢肌力1级，双下肢肌力2级。气道评估：Mallampati分级Ⅳ级，张口度1横指，上颌前凸，下颌后缩，颈部后仰受限。

辅助检查：全脊柱正侧位：胸椎右侧凸 Cobb 角约125°，腰椎左侧凸 Cobb 角约50°，脊柱后凸 Cobb 角约122°。肺功能：FVC 0.44L，占预计值%51%，FEV_1 0.39L，占预计值%51%。血气分析：pH 7.36，PaO_2 81mmHg，$PaCO_2$ 44mmHg。睡眠呼吸暂停监测：睡眠呼吸暂停综合征（轻度），低通气为主，睡眠低氧：轻度，SpO_2 平均95.4%，最低86%。超声心动图：心脏结构及功能未见明显异常。电子喉镜：鼻咽部淋巴组织增生，舌根及梨状窝大量分泌物，舌根淋巴组织增生，会厌卷曲；双侧声带黏膜光滑，运动好，声门开放闭合可，声门下气管扭曲，未见明显狭窄。

术前诊断：神经肌源性脊柱侧凸，脊髓性肌萎缩2型。

拟行手术：后路脊柱内固定植骨融合术。

拟行麻醉：全身麻醉。

二、管理难点 / 临床挑战（Bullet points）

（1）本例患儿考虑为可预计的困难气道，插管方式的选择。

（2）患儿肺功能差，围术期的呼吸管理及肺保护。

（3）循环管理：术中维持目标血压，维持重要脏器灌注；患儿体重低，可能失血量大，围术期液体管理难度大。

（4）脊柱畸形重，围术期体位摆放，以及相关并发症预防。

三、讨论（Discussion）

1. 术前评估及优化

针对本例患儿的病情，术前进行了多学科会诊，以优化至最佳状态接受手术。①麻醉科：患儿为可预计的困难气道，首先考虑清醒镇静表面麻醉下行气管插管；由于呼吸肌乏力、咳嗽减弱、胸廓畸形、限制性通气功能障碍，围术期呼吸系统并发症高危，术前继续呼吸功能锻炼，术后可能需呼吸支持治疗；低体重、营养不良，对手术打击、失血耐受较差，术前继续营养支持。②康复医学科、呼吸内科：调整夜间无创呼吸机治疗处方，指导围术期呼吸功能锻炼。③临床营养科：开营养处方，优化营养状况。④儿科：围术期补液、抗生素剂量指导。

2. 术中情况

患儿入室后监测 BP 103/75mmHg，HR 115 次 / 分，SpO_2 96%，建立右上肢外周静脉通路。在 2% 利多卡因表面麻醉、右美托咪定镇静的条件下，在第三次尝试终于成功经鼻纤支镜插入 5.5# 气管导管，在确认气管导管位置后予丙泊酚 30mg、芬太尼 20μg、罗库溴铵 15mg 行全身麻醉诱导。后行右桡动脉穿刺置管监测动脉血压。患儿由于颈、胸、髋部均畸形严重，考虑到可能没有条件建立颈内静脉、股静脉通路，因此决定不放置中心静脉导管，而是建立了 3 个大口径外周静脉通路。麻醉维持：静脉泵注丙泊酚 7 ~ 12mg/（kg·h），瑞芬太尼 0.1 ~ 0.2μg/（kg·min），间断追加芬太尼 1μg/kg，术中监测并维持 BIS 在 40 ~ 60。将患儿轴线翻身为俯卧位，使用纵向和横向的靠垫支撑胸部和骨盆，髋部和膝部弯曲，此时血流动力学和血氧饱和度无明显变化：BP 100 ~ 110/60 ~ 65mmHg，SpO_2 100%，PaO_2 191mmHg（FiO_2 50%）。手术开始后，外科医师沿 T_2 ~ L_5 中线切口，分离竖脊肌，由于患儿侧凸严重，为便于 T_4 ~ T_8 的左侧椎旁肌剥离，手术台向右倾斜约 45°，在手术台调整后约 2 分钟，患儿出现明显低血压（血压 70/40mmHg）、心动过速（心率 115 次 / 分）、低氧血症（SpO_2 80%，FiO_2 100%）和低碳酸血症（$P_{ET}CO_2$ 降至 30mmHg），气道压力无明显变化。听诊时双肺呼吸音清晰对称。体温正常，全身无潮红或皮疹。此时，核对入液量为晶体液约 500ml，预计失血量小于 50ml。间断推注麻黄碱（6mg×2）、去氧肾上腺素（50μg×3），后予去甲肾上腺素最大速度 0.5μg/（kg·min）输注，低血压恢复不明显，要求外科医师暂停手术，低血压与低氧血症仍难以纠正，此时考虑可能由于机械性压迫导致血流动力学及氧合的恶化。结合其术前 CT 检查，发现患儿由于脊柱侧凸重，其右侧胸腔体积很小，当外科医师在进行上述操作且手术台向右倾斜时，压力会直接施加在其胸腔最短径上，可使其肺动脉严重受压，导致严重的低血压和低氧血症（图 48-1）。

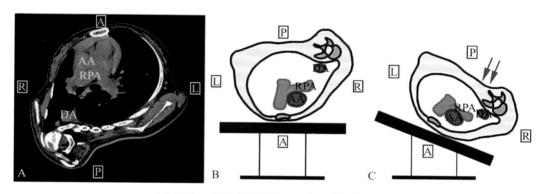

图 48-1　术前 CT 图像及术中患者体位示意

注：A. 患儿胸部 CT 图像，提示其脊柱旋转扭曲，右侧胸腔体积减小；B. 患儿处于俯卧位水平位置；C. 当手术台向右倾斜时，压力直接施加在其胸腔最短径上，可使其肺动脉严重受压。AA，升主动脉；DA，降主动脉；RPA，右肺动脉。

在将手术台调整为水平位置后，患儿的血流动力学及血氧饱和度均得到改善并趋于稳定，此时血气 pH 7.259，$PaCO_2$ 52.7mmHg，PaO_2 148mmHg（FiO_2 100%），BE −4.2mmol/L，持续输注去甲肾上腺素 0.2μg/（kg·min）维持血压 110/70mmHg，逐渐下调 FiO_2 至 80%，SpO_2 100%。在与手术团队进行讨论后，决定继续在手术台保持水平或轻度左倾的条件下，以尽量减少手术时间及失血的方式完成手术。最终在凹侧进行单棒内固定，T_2 ~ L_5 行脊柱融合术。手术结束时，去甲肾上腺素可减量至 0.1μg/（kg·min）；通气得到明显改善，气道峰压较手术开始时降低（32cmH_2O→26cmH_2O），血气：pH 7.366，PaO_2 409mmHg，$PaCO_2$ 41.1mmHg，BE −1.7mmol/L。手术共持续 4 小时 30 分钟，术中出血约 300ml，尿量 200ml，共输注晶体液 1500ml，机洗红细胞 100ml，异体红细胞 2U，血浆 200ml。术中血气结果见表 48-1。

表48-1　术中血气结果

	9：00 诱导后	9：40 手术开始	11：00	11：40	12：20	13：40 手术结束
FiO$_2$（%）	50	50	100	80	80	80
pH	7.239	7.273	7.259	7.287	7.307	7.366
PaCO$_2$（mmHg）	57.8	51.4	52.7	49.3	44.5	41.1
PaO$_2$（mmHg）	191	179	148	115	370	409
K$^+$（mmol/L）	4.1	4.1	4.2	4.2	4.3	4.1
Ca^{2+}（mmol/L）	1.30	1.32	1.30	1.24	1.27	1.20
Glu（mmol/L）	6.2	5.9	7.1	7.4	6.9	7.2
BE（mmol/L）	−2.5	−2.9	−4.2	−2.8	−3.7	−1.6
HCO$_3^-$（mmol/L）	21.3	21.4	21.0	21.5	21.1	23.0
Hb（g/L）	124	118	121	122	111	99
Hct（%）	38.1	36.2	37.1	37.5	34.2	30.7
Lac（mmol/L）	0.7	0.8	1.3	1.1	1.2	1.0

3. 术后转归

患儿术后带气管插管转入 ICU 进一步监护治疗。术后第 1 天拔除气管导管并转回普通病房，术后第 16 天出院，未出现术后并发症。

四、病例总结（Take home message）

俯卧位的手术中，对于心血管系统有多方面的影响。一方面，由于腹部压力增加，下肢静脉血液淤积，静脉回流减少；另一方面，体循环和肺循环阻力增加，左心室射血分数和心指数下降，可能出现血流动力学不稳定。对于脊柱侧凸患儿，常伴有胸廓畸形、胸壁顺应性增加，其接受俯卧位脊柱手术时，可能出现更为严重的血流动力学变化。

手术中出现低血压、心率增快、氧合恶化需要鉴别的因素有很多，包括梗阻性休克（如肺栓塞、静脉空气栓塞、张力性气胸等）、失血性休克、分布性休克（如严重过敏反应）等。本例患儿在俯卧位手术台角度发生变化之后出现血流动力学及氧合恶化，在恢复位置后好转，高度提示为机械压迫相关。因此，对于一些如合并漏斗胸或胸廓容积小且胸壁顺应性较高的脊柱侧凸患儿，需考虑术中俯卧位及手术医师操作可能导致的呼吸、循环系统的剧烈变化，在术前应更谨慎评估，可以在术前进行体位的预摆放，从而评估其对于术中俯卧位的耐受性。

五、专家点评（Attending's comments）

　　根据目前的报道，这可能是首例报道俯卧位术中血流动力学不稳定且伴有严重低氧血症的病例。之前如 Abcejo 等报道了一例脊柱侧凸患儿在 Jackson 体位架俯卧后立即出现难治的低血压，仰卧后症状缓解。通过术中 TEE 检查发现，患者左心房的前后径较狭窄，容易受到压迫，考虑为俯卧位、低血容量及纵隔压迫导致的血流动力学改变，最终通过将胸垫向尾侧移至肋下处，实现血流动力学的稳定并完成手术。Bafus 和 Galas 等报道漏斗胸患儿行俯卧位手术时出现严重低血压，TEE 显示俯卧位时患儿右心房 - 右心室压力梯度较仰卧位时明显增加，考虑为漏斗胸造成右心室流入受阻而引起血流动力学恶化，后患儿均先接受 Nuss 手术改善漏斗胸，再行脊柱融合手术。Neira 等报道了脊柱侧凸手术期间突然出现大量出血、严重的低血压、心动过速从而中止手术，而 TEE 证实横向胸部支撑垫引起的右心室流出道梗阻。

　　本例患儿，除低血压外，还合并严重的低氧血症。为了鉴别诊断，首先需考虑气道原因，当 SpO$_2$ 下降时，听诊双肺呼吸音清，气道压力没有明显变化；另外，也无大出血或过敏性休克的表现。考虑到患儿同时出现持续低氧血症和低血压，这与肺血管阻塞的病理生理变化非常相似，因此高度怀疑肺动脉受到机械压迫。当然，本例很难用直接证据证明这一理论，由于患儿的张口度不到 1 横指，无法放置 TEE 探头，俯卧位的条件也很难进行经胸超声检查。我们结合其 CT 图像提出这个可能性，并通过调整手术台的位置改善了患儿的情况。

　　另一个问题为此时的临床决策，在之前报道的大多数俯卧位严重术中低血压病例中，手术被取消，然后患者恢复到仰卧位进行复苏并接受 TEE 检查。对本例而言，在低血压及低氧血症都无法得到有效改善时，必须立即决定是否取消手术，让患儿回到仰卧位进行复苏。在可能的情况下，我们不愿意取消手术，原因如下：若不进行手术固定严重变形的脊柱，这位脊髓性肌萎缩患儿的总体状况可能会进一步恶化；患儿接受脊柱手术的机会非常宝贵，本次已尽一切努力优化其术前状态，而此次手术也经历了极其困难的过程建立气道。若取消手术，可能患儿不会有第二次接受手术的机会。因此，必须迅速找到病理生理变化的原因，并尽快扭转这种不利局面。尽管无法行 TEE 等监测，但患儿的术前 CT 有助于鉴别诊断，使手术得以继续进行。由于患儿刚刚经历了严重的低氧血症和低血压，应尽量减少手术时间并减少失血以降低风险。考虑到患儿体重很低，脊髓性肌萎缩导致活动范围非常有限，相对简单的内固定就足以支撑。在充分权衡风险和获益后，决定使用单棒内固定，以最小的创伤完成手术。

六、关键词（Keywords）

脊髓性肌萎缩（spinal muscular atrophy，SMA）

脊柱侧凸（scoliosis）

经食管超声心动图（transesophageal echocardiography，TEE）

参考文献

[1] ABCEJO A S, DIAZ SOTO J, CASTORO C, et al. Profound obstructive hypotension from prone positioning documented by transesophageal echocardiography in a patient with scoliosis: a case report [J]. A A Case Rep, 2017, 9(3): 87-89.

[2] BAFUS B T, CHIRAVURI D, VAN DER VELDE M E, et al. Severe hypotension associated with the prone position in a child with scoliosis and pectus excavatum undergoing posterior spinal fusion [J]. J Spinal Disord Tech, 2008, 21(6): 451-454.

[3] GALAS J M, VNA DER VELDE M E, CHIRAVURI S D, et al. Echocardiographic diagnosis of right ventricular inflow compression associated with pectus excavatum during spinal fusion in prone position [J]. Congenit Heart Dis, 2009, 4(3): 193-195.

[4] NEIRA V M, GARDIN L, RYAN G, et al. A transesophageal echocardiography examination clarifies the cause of cardiovascular collapse during scoliosis surgery in a child [J]. Can J Anesth, 2011, 58(5): 451-455.

[5] WANG Z, FENG E, JIAO Y, et al. Surgical treatment of spinal deformities in spinal muscular atrophy: a single-center experience from China [J]. Eur Spine J, 2022, 31(11): 3089-3097.

[6] SHU Q, DONG Y, CHEN W, et al. Profound hypoxemia and hypotension during posterior spinal fusion in a spinal muscular atrophy child with severe scoliosis: a case report[J]. BMC Anesthesiology, 2024, 24(1): 148.

（陈唯韫　树　茜）

病例 **49**

强直性脊柱炎患者行外科手术的麻醉管理（附 2 例）

一、病例汇报（Case presentation）

（一）病例 1

患者，男性，47 岁。

主诉：双髋及腰背部痛 30 年。

现病史：患者约 30 年前无明显诱因出现双髋关节疼痛，伴右髋部红肿，于外院诊断为"类风湿关节炎"，予中医治疗。初次发病约 5 年后腰椎丧失活动度，发病约 8 年后无法骑自行车，发病约 10 年后双髋关节、颈椎及胸椎丧失活动度。外院就诊，确诊为"强直性脊柱炎"，累及颈椎、胸椎、腰椎及双髋关节。病变严重影响日常生活，有手术指征，遂入院治疗。

既往史：高血压 2 年，规律服用厄贝沙坦 0.075mg qd，日常血压控制在 110 ~ 130/70 ~ 90mmHg。血吸虫病，自幼居住于血吸虫疫区，有长期疫水接触史。2008 年因"胆结石"在外院行"腹腔镜胆囊切除术"，据患者所述当时行清醒下经口明视下插管，过程顺利，术后恢复可。否认冠心病、糖尿病、肝炎、结核等病史，否认其他重大手术、外伤及输血史，否认药物、食物过敏史。

体格检查：身高 160cm，体重 58kg，BMI 22.66kg/m^2。T 36.1℃，P 67 次 / 分，RR 18 次 / 分，BP 132/84mmHg，SpO$_2$ 98%。神志清楚，回答切题，颈椎、胸椎、腰椎及双髋关节固定畸形，强迫体位，不能平卧。腹部可见腹腔镜手术瘢痕，愈合可。口腔多颗牙齿缺如，颈部僵直畸形，后仰严重受限，头部长轴与躯干长轴重合，张口度约 2 横指，甲颏距 5cm，下颌前突试验 1 级。

辅助检查：2020-09-18 通气功能：FEV$_1$/FVC 94%，轻度限制性通气功能障碍；2022-08-21 全脊柱正侧位：颈椎、胸椎、腰椎均呈竹节样改变，椎体间骨性融合、界限不清。

术前诊断：强直性脊柱炎，双髋关节严重僵直畸形，颈椎、胸椎、腰椎严重僵直畸形；高血压（1 级）；限制性通气功能障碍（轻度）；血吸虫病；腹腔镜胆囊切除术后。

拟行手术：双侧人工全髋关节置换术。

拟行麻醉：全身麻醉。

（二）病例 2

患者，男性，60 岁。

主诉：头晕、呕吐、发现鞍区占位 3 月余。

现病史：患者 3 个月前无明显诱因出现间断性头晕、呕吐，乘车时加重，呕吐少量胃内容物，呈非喷射性，与饮食无关，伴多汗。否认视力下降、视野缺损，不伴鼻翼宽大、口唇增厚、手足肥大等，否认突眼、心悸、手抖、易怒，否认自发或诱发性泌乳，否认圆脸、向心性肥胖、皮肤紫纹、多尿、神情淡漠等。2023-03 就诊于外院，诊断"低钠血症"，予静脉注射氯化钠后症状缓解（具体不详），后平日口服淡盐水症状可缓解，03-26 于外院查头颅 MRI 平扫见鞍区软组织密度占位。2023-04 于外院查垂体激素：催乳素 18.60ng/ml，余激素正常；查垂体增强 MRI 示鞍区可见大小约 17mm×29mm×21mm 团块状等 T1 等 T2 信号影，视交叉受压上抬。门诊诊断为"垂体无功能腺瘤"。现为行手术治疗，收入我院神经外科。

既往史：强直性脊柱炎病史 28 余年，1995 年曾口服柳氮磺吡啶、甲氨蝶呤 2 个月，后自行停药。2013 年于局部麻醉下行右腿静脉曲张手术。否认高血压、冠心病、糖尿病等其他慢性病史。

体格检查：身高 173cm，体重 76kg，BMI 25.4kg/m^2。HR 97 次 / 分，BP 123/69mmHg，RR 18 次 / 分，SpO$_2$ 100%。神经查体无特殊，一般情况可，心、肺、腹查体（-）。Mallampati 分级 I 级，头后仰 0°，头部长轴与躯干长轴重合，可平卧，张口度 3 横指，甲颏距 6cm，下颌前突试验 1 级。

辅助检查：血常规：WBC 6.86×10^9/L，NEUT% 64.6%，RBC 3.77×10^{12}/L，Hb 109g/L，PLT 412×10^9/L；血生化：Alb 44g/L，ALT 5U/L，Cr 41μmol/L，cTnI 5ng/L，NT-proBNP 261pg/ml，CK-MB-mass 0.6μg/L，K 4.2mmol/L，Na 136mmol/L，Cl 94mol/L，Ca 2.32mmol/L。心电图：未见明显异常。

术前诊断：垂体无功能大腺瘤；强直性脊柱炎；右下肢静脉曲张术后。

拟行手术：经鼻蝶窦入路垂体腺瘤切除术 + 鞍底重建术。

拟行麻醉：全身麻醉。

二、管理难点 / 临床挑战（Bullet points）

（1）强直性脊柱炎患者围术期的麻醉管理要点。

（2）困难气道的评估和麻醉前的准备。

（3）清醒气管插管的方法。

三、讨论（Discussion）

1. 强直性脊柱炎患者围术期麻醉管理要点

椎管内麻醉包括蛛网膜下腔阻滞麻醉、硬膜外麻醉和腰硬联合麻醉。与全身麻醉相比，椎管内麻醉可以保留患者的自主呼吸，避免对患者气道的干预。同时有研究表明，椎管内麻醉可降低深静脉血栓形成及肺栓塞的风险。椎管内麻醉禁忌证包括中枢神经系统疾病（脊髓多发硬化症、脑膜炎、脊柱畸形及外伤、脊柱结核及肿瘤、休克、败血症）、靠近穿刺部位皮肤感染、凝血功能障碍等。全身麻醉适用于存在椎管内麻醉禁忌证的患者，且全身麻醉可以给患者提供更良好的手术体验，避免患者出现因手术时间过长、镇痛不足等原因产生紧张、焦虑等不能耐受手术的情况。结合病例1病情，其强直性脊柱炎累及全脊柱已经造成椎体间骨性融合、界限不清，行髋关节置换术可选择全身麻醉。

2. 困难气道的定义和危险因素

（1）定义：指麻醉医师在通过面罩或声门上气道装置（SGA）实现通气时和/或气管插管时遇到困难。具体情况如下。①面罩通气或 SGA 通气困难：麻醉医师在无他人帮助的情况下，无法为患者维持肺泡氧供或逆转通气不足的征象。② SGA 放置困难：需要多次尝试。③喉镜显露困难 – 多次尝试后仍完全看不到声带。④气管插管困难：多次尝试后仍无法将气管导管插入喉部和气管。

（2）危险因素：①困难面罩通气的危险因素。年龄＞55 岁、BMI＞26kg/m^2 或＞30kg/m^2、留胡须、牙缺失、打鼾/睡眠呼吸暂停史、颈部解剖异常、男性、甲颏距短（＜6cm）、下颌前突严重受限、Mallampati 分级Ⅲ级或Ⅳ级。② SGA 应用困难的危险因素。张口度小（＜3 横指）、颈部放疗、扁桃体肥大、固定的颈椎屈曲畸形、按压环状软骨、肥胖、牙列不良或切牙过大、男性。③插管困难的常见危险因素。既往插管困难史、张口度小（＜3 横指）、Mallampati 分级Ⅲ级或Ⅳ级、甲颏距短（＜6cm）、胸颏距离短（＜12cm）、颈部活动度受限、下颌前突、粗颈（颈围＞40cm）。

3. 强直性脊柱炎寰枕关节固定患者气道评估及管理要点

强直性脊柱炎是一种具有致残风险的脊柱炎性关节病，常于45 岁前发病，表现为慢性背痛，可伴有一种或多种脊柱外关节和关节周的表现，包括滑膜炎、附着点炎和指（趾）炎，也可合并非关节表现，包括葡萄膜炎、银屑病和炎症性肠病。患者通常携带 *HLA-B27* 基因，疾病活动期可能同时存在炎症指标升高。强直性脊柱炎患者疾病晚期常伴有进展性脊柱融合，脊柱活动严重受限。对于强直性脊柱炎患者围术期管理要点，应关注心血管系统、呼吸系统的评估。有研究表明，强直性脊柱炎患者主动脉瓣关闭不全和心脏传导功能障碍的发生率均较高，围术期需警惕心力衰竭、急性冠脉综合征等相关并发症发生可能。同时，部分患者在疾病晚期，因病程较长，肺部病变往往伴随肌肉骨骼等病理改变发生，包括间质性、结节性、实质性异常等，围术期需要充分评估呼吸功能情况，以及术后拔管时机。病例2术前评估提示头后仰严重受限，不除外寰枕关节受累，困难气道高风险。根据困难气道处理流程，该患者存在喉镜显露困难，合并预计气管插管困难，选择清醒纤支镜插管；旨在完成插管的同时保持自主通气和患者配合，减少失败气道的发生率。

4. 术前评估

（1）病例1：①拟行手术，双侧人工全髋关节置换术。②手术风险评估，外科中危手术，存在出血风险。麻醉风险评估，ASA分级Ⅱ级。③心血管系统风险评估，心功能Ⅰ级。④困难气道和困难插管的危险因素，男性、有牙齿缺损、张口度<2横指、Mallampati分级＞Ⅲ级、颈椎活动度基本为0°、颈椎屈曲畸形。⑤计划行经鼻清醒纤支镜插管。

（2）病例2：①拟行手术，经鼻蝶窦入路垂体腺瘤切除术+鞍底重建术。②手术风险评估，外科中危手术。麻醉风险评估，ASA分级Ⅱ级。③心血管系统风险评估，心功能Ⅰ级。④困难气道和困难插管的危险因素，患者既往强直性脊柱炎，累及全脊柱，寰枕关节固定，颈部完全不能活动，头后仰极度受限。气道评估，Mallampati分级Ⅰ级，头后仰0°，张口度3横指，下颌前突试验1级。

5. 麻醉准备

三方核查，建立外周静脉通路，监测心率、血压、SpO_2（病例1于局部麻醉下建立有创动脉压监测），垫高患者的头部和肩膀，给予患者清醒时的舒适状态。备6.0#、6.5#、7.0#、7.5#气管导管，3#、4#Ambu喉罩，纤支镜，喉麻管/喷壶，吸引器，石蜡油，酒精纱布，温盐水浸泡气管导管。

6. 麻醉诱导

（1）病例1：喉麻管经口分次喷射100mg利多卡因表面麻醉会厌周围；棉签浸润麻黄碱后滴鼻；咪达唑仑2mg、芬太尼50μg静脉注入；待药物起效后，气管导管插入鼻孔直至穿出鼻后孔；纤支镜连接吸引器，进入气管导管引导，同时吸引分泌物，出气管导管后见会厌，在声门口经纤支镜打入2%利多卡因2ml，进入声门，见隆突后顺管，成功插入7.0#导管，退镜时确认导管深度，接呼吸机，呼气末CO_2波形正常；给予丙泊酚120mg、罗库溴铵50mg行麻醉诱导，听诊双肺呼吸音对称，固定导管，深度 25cm。

（2）病例 2：患者入室开放左上肢外周静脉通路，连接监护，予右美托咪定 0.2μg/（kg·h）静脉泵入镇静，6L/min 鼻导管吸氧，抽取 1% 利多卡因接喉麻管，先喷洒于舌背后半及软腭处，2 分钟后嘱患者张口发出"啊"的声音，喷洒于软腭和咽壁；面罩给氧，充分预氧合，使呼气末氧气浓度＞90%，行纤支镜经口插管，进镜于声门处时予表面麻醉，成功置入 7# 气管导管，经纤支镜确认气管导管到位，距隆突约 4cm，置管深度 24cm，固定气管导管。诱导药物给予芬太尼 50μg、丙泊酚 150mg、罗库溴铵 50mg。

7. 麻醉维持

静吸复合全身麻醉，吸入七氟烷 0.7～0.8MAC，维持 BIS 在 40～60。术中泵入瑞芬太尼、去氧肾上腺素，间断追加芬太尼、罗库溴铵，维持血流动力学指标在正常范围［病例 1：监测动脉监测血压，间断复查血气（表 49-1），使用自体血回输技术进行血液保护，维持内环境稳定］。

表 49-1　病例 1 术中血气分析指标

时间点	pH	PaCO$_2$（mmHg）	PaO$_2$（mmHg）	K$^+$（mmol/L）	Ca^{2+}（mmol/L）	血糖（mmol/L）	乳酸（mmol/L）	BE（mmol/L）	Hb（g/L）
麻醉后手术前	7.46	34.6	201	3.7	1.09	5.9	0.9	1.5	136
更换体位后	7.39	41.0	212	3.5	1.10	6.1	1.3	-0.1	125
手术后苏醒前	7.37	42.0	199	3.3	1.11	7.1	1.5	-0.8	119

8. 术中管理

（1）病例 1：手术时间 3 小时 40 分钟，术中监测，输液加温，输入晶体液 2300ml，出血 600ml，尿量 300ml，未输血。手术过程顺利，生命体征平稳（表 49-2），予舒更葡糖钠 100mg 拮抗肌松，自主呼吸恢复后（TV 400ml，RR 11 次/分，BIS 72），拔除气管导管，返回病房。

表 49-2　病例 1 术中监测指标

时间点	SpO₂（%）	心率（次/分）	血压（mmHg）	BIS	潮气量（ml）	RR（次/分）	气道压（mmHg）	P_ET CO₂（mmHg）
患者入室（未吸氧）	96	100	140/80					
给药后1分钟	92	110	150/90		638	13	20	43
给药后5分钟	100	98	120/75	55	441	13	18	36
拔管前	100	62	122/72	65	441	11	18	34
拔管后	92	90	120/75	75	458			50
出室前（吸氧）	100	100	122/75					

（2）病例 2：手术时间 1 小时，术中晶体液用量 800ml，出血少量，尿量 50ml，未输血。手术过程顺利，手术结束后带气管插管返 ICU。

9. 术后治疗与转归

（1）病例 1：术后第 1 天，患者无恶心、呕吐、声音嘶哑等不适主诉，经鼻通气顺畅；术后第 7 天，转康复医院继续治疗，出院时患者贫血状态：Hb 89g/L，Hct 30.6%；患者术后 1 个月恢复尚可，坐轮椅于门诊复诊；术后 2 个月恢复可，拄拐于门诊复诊。

（2）病例 2：术后于 ICU 拔除气管导管安返病房，于术后第 2 天出院。术后恢复可，门诊复诊。

四、病例总结（Take home message）

强直性脊柱炎是一种常见的慢性炎症性疾病，属于风湿免疫性疾病。其主要病变部位为骶髂关节、脊柱及外周关节，部分病情严重者可发生脊柱畸形和脊柱强直。因此，合并强直性脊柱炎的患者拟行手术时，术前应充分评估患者的脊柱受累情况和气道情况，综合手术方式、手术范围、手术时间选择合适的麻醉方式。对于需要全身麻醉且存在多种困难气道危险因素的患者，选择保留自主呼吸的插管方式更为安全。良好的表面麻醉和插管前镇静可以提高患者的配合度和插管的成功率，减少不适感。插管前的镇静除上述方法外还可以选择：瑞芬太尼输注［起始剂量 0.05～0.1μg/（kg·min），逐步调整剂量］单用或联合咪达唑仑（静脉给予 1～2mg，必要时可重复给，总剂量为 0.025～0.1mg/kg）；右美托咪定［静脉给予 1μg/kg，持续 10 分钟，随后以 0.2 ~ 1μg/（kg·h）输注〕可单用或联合咪达唑仑（方法同上）；七氟烷吸入（30 ~ 60 秒浓度内逐渐递增），60 秒后意识丧失。术后需完全恢复肌力及自主呼吸，待患者清醒后方可拔管，进入恢复室持续监测。

两个病例根据困难气道处理流程均选择清醒纤支镜插管。术前与患者充分沟通，告知必要性与风险，宣教注意事项。与手术医师沟通，插管诱导时间会有所延长，同时讨论如果失败后可选择的方案，如取消手术、建立外科气道等。行操作前物品准备，纤支镜型号应与气管插管型号匹配，备可视喉镜，必要时可行双镜联合。根据"sedation、Topicalisation、Oxygenation、Performance（sTOP）"原则，依次行镇静、气道表面麻醉、氧合、操作技能。其中气道表面麻醉优先级应高于镇静，充分的表面麻醉是患者顺利配合完成操作的关键。操作中若视野暴露困难，应始终保持软镜末端处于中线，可采取手托下颌法，同时放置口咽通气道，必要时可视喉镜辅助识别观察喉部结构。软镜末端进入隆突水平，沿其推气管导管进入气管过程中常遇到困难，可使气管导管逆时针旋转 90°，同时采用可视喉镜推开舌体、抬高会厌，以及推进气管插管。

五、专家点评（Attending's comments）

1. 麻醉前评估与困难气道管理

术前评估和优化病情，对手术及麻醉安全性至关重要。尤其是要评估患者的气道情况，包括气道的可视化、颈部的活动度和张口度。强直性脊柱炎患者由于颈椎及脊柱的严重僵直畸形，气道管理尤其具有挑战性。临床上除病例 2 患者合并的寰枕关节受累外，通常合并有寰枢关节半脱位，如果未能及时识别并且固定，可能会导致脊髓受压。由于寰枢关节半脱位在临床上不一定有症状，而在合并颈椎不稳定的情况下按照气管插管操作摆放颈部体位可能导致严重的颈髓损伤，因此，术前对可疑合并颈椎受累的患者采用直立前后位、张口位齿状突平片，以及颈椎前屈和后伸位的侧位 X 线平片。对于术前检查提示寰枢关节受累的强直性脊柱炎患者，气管插管过程中应谨慎操作，警惕相关损伤。病例 2 患者，术前气道评估提示寰枕关节受累，颈后仰严重受限，但张口度、甲颏距、下颌前突试验均在正常范围，且无睡眠呼吸暂停相关症状，考虑患者通气方面存在困难相关风险较低。在预计气道管理困难时，如果面罩通气、声门上气道装置通气不存在困难，并且患者发生胃内容物误吸或快速血氧饱和度下降的风险不高，在充分预氧合的前提下也可尝试采用静脉诱导后气管插管。病例 1 患者颈椎活动受限，张口度<2 横指，属于典型的困难气道，面罩通气和气管插管都可能遇到困难。总之，预先制订详尽的困难气道管理计划至关重要，包括气管插管困

难时的应急方案和设备准备。

2. 清醒气管插管

由于患者气道的解剖特点和潜在的插管困难，选择清醒状态下进行纤支镜引导气管插管是较为安全的方法。清醒气管插管需要良好的表面麻醉和适当的镇静，以提高患者配合度并减少不适。利多卡因表面麻醉和咪达唑仑联合瑞芬太尼镇静是常用方案。麻醉医师需要具备熟练的纤支镜操作技能，并准备好应对插管失败的替代方案。

3. 术中管理与监测

病例 1 强直性脊柱炎患者进行全髋关节置换术时，手术时间长且可能出现大量快速出血。术中需要密切监测患者的生命体征、血气分析、液体平衡和出血情况。全身麻醉维持期间，使用七氟烷、丙泊酚和罗库溴铵的复合麻醉，有助于维持患者的稳定状态。使用自体血回输技术可减少术中失血并维持血液内环境的稳定。

4. 术后管理与恢复

术毕拔除气管导管时要确定患者完全清醒，呼吸功能恢复良好。术后需监测患者的呼吸功能、生命体征和疼痛管理。病例 1 患者术后贫血情况较为严重，需进行对症处理和营养支持。患者在术后 1 个月内的康复情况较好，但仍需定期复诊和康复治疗以提高生活质量。

总之，强直性脊柱炎患者的气道管理是麻醉过程中的最大挑战。通过详尽的术前评估和准备，选择清醒状态下的纤支镜引导插管，并在术中密切监测和管理，能够有效应对这一挑战。术后需进行全方位的护理和康复计划，以确保患者的长期恢复。

六、关键词（Keywords）

强直性脊柱炎（ankylosing spondylitis）

髋关节置换术（hip replacement）

困难气道（difficult airway）

经鼻清醒软镜插管（awake nasal flexible laryngoscopy intubation）

纤维支气管镜插管麻醉（flexible scope intubation for anesthesia）

参考文献

[1] BERKOW L C. Airway management for induction of general anesthesia [DB/OL]. Beijing: Wolters Kluwer UpToDate. (2024-04-01). https://www.uptodate.com/contents/airway-management-for-induction-of-general-anesthesia.

[2]　ALFILLE P H, MOUNTJOY J. Anesthesia for adult bronchoscopy [DB/OL]. Beijing: Wolters Kluwer UpToDate. (2024-03-28). https://www.uptodate.com/contents/anesthesia-for-adult-bronchoscopy.

[3]　ROSENBLATT W H, ARTIME C. Management of the difficult airway for general anesthesia in adults [DB/OL]. Beijing: Wolters Kluwer UpToDate. (2024-06-06). https://www.uptodate.com/contents/management-of-the-difficult-airway-for-general-anesthesia-in-adults.

[4]　刘子嘉，虞雪融，董雨，等. 强直性脊柱炎患者行全髋关节置换术的麻醉策略与围手术期优化［J］. 中国医学科学院学报，2016，38（3）：305-311.

[5]　BEKHIT M H. Lidocaine for neural blockade [A]// In: SINATRA R S, JAHR J S, WATKIN-PITCHFORD J M. The Essence of Analgesia and Analgesics [M]. New York: Cambridge University Press, 2010: 279-283.

[6]　AHMAD I, EL-BOGHDADLY K, BHAGRATH R, et al. Difficult Airway Society guidelines for awake tracheal intubation (ATI)in adults [J]. Anaesthesia, 2020, 75(4): 509-528.

[7]　APFELBAUM J L, HAGBERG C A, CONNIS R T, et al. 2022 American Society of Anesthesiologists Practice Guidelines for management of the difficult airway [J]. Anesthesiology, 2022, 136(1): 31-81.

[8]　SLOBODIN G, SHPIGELMAN A, DAWOOD H, et al. Craniocervical junction involvement in ankylosing spondylitis [J]. Eur Spine J, 2015, 24(12): 2986-2990.

（李　旭　张　娇　庄　宇　苗煦晗）

病例 50

合并脏器受累患者行嗜铬细胞瘤切除术的麻醉管理（附2例）

一、病例汇报（Case presentation）

（一）病例1：嗜铬细胞瘤合并儿茶酚胺心肌病

患者，女性，66岁。

主诉：反复心悸、手抖5年，发作性呕吐、肩背痛3个月。

现病史：患者自5年前活动或进餐后出现发作性全身乏力、心悸、胸骨后疼痛、手抖，频率2~3次/年。3个月前患者FDG-PET/CT提示左肾上腺外侧支区4.2cm×4.1cm×3.1cm占位，SUV_{max} 44.3。随后无明显诱因出现左肩背部疼痛，伴恶心、呕吐，每天数十次，伴口唇发绀。急诊查心电图提示V_2~V_6导联ST-T段抬高；心肌酶CK 523U/L，CK-MB-mass 50.6μg/L，hscTnI 10 129ng/L，NT proBNP 9782pg/ml；超声心动图提示节段性室壁活动异常，左心收缩及舒张功能减低，LVEF 30%；冠状动脉造影提示冠状动脉粥样硬化，左前降支近端狭窄30%~50%，心尖部明显运动减低，考虑应激性心肌病可能性大。患者随后出现发热、喘憋，T_{max} 38.7℃，HR 140次/分，BP 99/74mmHg；心电图示心房颤动；NT-proBNP 25 713pg/ml，考虑急性心力衰竭。予无创呼吸机辅助通气、呋塞米利尿、去乙酰毛花苷及胺碘酮复律、去甲肾上腺素维持血压等治疗，2天后脱离高级生命支持后转入普通病房。完善检查：血3-甲氧基去甲肾上腺素（NMN）22.06nmol/L↑，血3-甲氧基肾上腺素（MN）10.41nmol/L↑；MEN筛查阴性；床旁超声心动图：LVEF 79%，左心室心尖运动稍减低，考虑左心室心尖血栓（19mm×10mm）、儿茶酚胺心肌病，予酚苄明及抗凝治疗。出院后3个月规律服用酚苄明10mg q8h，华法林2.25mg qd，未再出现发作性心悸、头痛、大汗，监测卧位血压100~110/70~80mmHg，立位3分钟血压90~100/70~80mmHg。随后复查心肌酶（-）；24小时尿儿茶酚胺：肾上腺素15.3μg↑，去甲肾上腺素27.4μg，多巴胺134.2μg；NMN 1.13nmol/L↑，MN 0.85nmol/L↑；MIBG显像：左侧肾上腺区放射性摄取异常增高影，考虑嗜铬细胞瘤可能性大，为手术治疗入院。近 2 个月精神、饮食、睡眠尚可，饮水约 2000ml/d，大便不干，1 次 / 日，小便正常，夜尿 1 次，体重近 2 个月增加约 4kg。

既往史：否认糖尿病、肝炎、结核等病史。否认外伤、手术史，否认药物、食物过敏史。

个人史、家族史：无特殊。

体格检查：身高 145cm，体重 47kg，BMI 22.5kg/m^2。RR 18 次 / 分，SpO$_2$ 98% @RA。卧位 BP 118/74mmHg，HR 61 次 / 分；立位 BP 109/79mmHg，HR 79 次 / 分。神清语利，皮肤干燥，肢端温暖，口唇红润。心前区无异常隆起，未触及震颤及心包摩擦感，心界无扩大，心率 89 次 / 分，律齐，心音有力，各瓣膜听诊区未闻及杂音或病理性心音，双下肢无可凹性水肿。

辅助检查：血常规：WBC 3.56×10^9/L，NEUT% 64.1%，Hb 134g/L，PLT 183×10^9/L，Hct 40.7%；血生化、心肌酶谱、NT-proBNP 未见明显异常；凝血功能：PT 21.7s，APTT 35.5s，INR 1.92，D-Dimer 0.15mg/L FEU；心电图：窦性心律，T 波改变；超声心动图：LVEF 78%，左心室舒张功能减低（Ⅰ级），未见心脏内血栓；儿茶酚胺相关检查：NMN 0.94nmol/L，MN 0.76nmol/L，24 小时尿儿茶酚胺：E 23.5μg；腹部 CT：左侧肾上腺区占位性病变；MIBG 显像：左侧肾上腺区放射性摄取异常增高影。

术前诊断：左肾上腺嗜铬细胞瘤，儿茶酚胺心肌病；左心室心尖血栓史；阵发性心房颤动。

拟行手术：腹腔镜嗜铬细胞瘤切除术。

拟行麻醉：全身麻醉。

（二）病例 2：嗜铬细胞瘤合并冠心病

患者，女性，65 岁。

主诉：血压升高伴头晕、心悸、多汗 16 年。

现病史：患者 2006 年体检发现血压升高，BP$_{max}$ 170/100mmHg，服用吲达帕胺，未规律监测血压；后逐渐出现头晕、心悸、多汗，多体力劳动后发作、休息后好转。同期出现血糖升高，伴口干、多饮、多尿、多食，服用消渴丸和二甲双胍；逐渐出现小便泡沫增多，上肢末端麻木，腹泻和便秘交替症状。2018 年左右因血压控制差加用坎地沙坦，血压控制于 130 ～ 150/90 ～ 100mmHg，仍有头晕、心悸、多汗。2022-06 左右自觉多饮、多尿症状加重，伴周身乏力。2022-07 腹部超声：左上腹直径约 6cm 囊实性肿块，与腹主动脉关系密切。2022-08 于我院泌尿外科就诊，内分泌检验示血、尿儿茶酚胺均明显增高（血 NMN 10.14nmol/L↑，血 MN 6.81nmol/L↑，24 小时尿儿茶酚胺：NE 136.9μg↑，E 165.4μg↑，DA 148.9μg）。考虑嗜铬细胞瘤诊断，为行术前准备，2022-08-31 开始酚苄明口服 5mg bid×4 天→5mg tid×7 天→10mg bid×7 天→15mg-10mg-15mg q8h。

既往史：既往糖尿病 16 年，规律应用二甲双胍、阿卡波糖、胰岛素，血糖控制良好。入院后术前检查发现冠心病，未诊治。

个人史、家族史：无特殊。

体格检查：身高 163cm，体重 68kg，BMI 25.6kg/m^2。RR 18 次 / 分，SpO$_2$ 98% @RA。卧位 BP 150/80mmHg，HR 65 次 / 分；立位 BP 136/74mmHg，HR 82 次 / 分。神清语利，皮肤干燥，肢端温暖，口唇红润。心前区无异常隆起，未触及震颤及心包摩擦感，心界无扩大，律齐，心音有力，各瓣膜听诊区未闻及杂音或病理性心音，双下肢无可凹性水肿。

辅助检查：心电图：大致正常。超声心动图：LVEF 58%，左心房增大，左心室舒张功能减低。冠状动脉造影：冠状动脉中度钙化，钝缘支、右冠状动脉远端大于 70% 狭窄。

术前诊断：左侧肾门旁占位，嗜铬细胞瘤可能；高血压；糖尿病；冠心病，冠状动脉重度狭窄；高脂血症；右上肺结节；多发外周动脉粥样硬化症。

拟行手术：腹腔镜嗜铬细胞瘤切除术。

拟行麻醉：气管插管全身麻醉。

二、管理难点 / 临床挑战（Bullet points）

（1）嗜铬细胞瘤切除术的围术期管理。

（2）嗜铬细胞瘤患者合并儿茶酚胺心肌病的围术期管理。

（3）嗜铬细胞瘤和副神经节瘤（PPGL）合并重度冠状动脉狭窄的围术期管理。

三、讨论（Discussion）

1. 嗜铬细胞瘤的病理生理及围术期风险

PPGL 起源于肾上腺素能系统嗜铬细胞，90% 的嗜铬细胞瘤位于肾上腺髓质内，10% 来源于其他交感神经组织，如胸腔、颈部、椎体旁、颅底、主动脉旁、膀胱、脑等部位。起源于交感神经节或肾上腺外称为副神经节瘤。嗜铬细胞瘤可发生于任何年龄，多见于 20 ~ 50 岁，男性略高于女性。约 10% 为恶性。内源性儿茶酚胺（肾上腺素、去甲肾上腺素、多巴胺）分泌过多是嗜铬细胞瘤的基本病理生理变化，可产生高血压、高代谢、高血糖等一系列与此有关的临床症状。手术中的精神紧张、创伤刺激、肿瘤部位的挤压等均可诱发儿茶酚胺的释放，出现严重高血压危象，甚至心力衰竭、脑出血等。一旦肿瘤血流完全阻断，又会产生完全相反的结果，这是由于儿茶酚胺急剧下降的原因，表现为严重低血压等循环紊乱。循环功能表现的这种急剧改变是麻醉与手术危险性的根本原因。手术切除是目前治疗嗜铬细胞瘤的一线方案，但嗜铬细胞瘤患者易出现围术期血流动力学不稳定，甚至是发生高血压危象、恶性心律失常、多器官功能衰竭等致死性并发症，故麻醉风险较高。

2. 嗜铬细胞瘤相关心脏受累表现

嗜铬细胞瘤患者在循环系统儿茶酚胺异常水平的作用下，可出现左心室肥厚、缺血性心肌病、心力衰竭、心肌梗死、心源性休克、心律失常等心脏改变，同时还可伴有内皮功能障碍和血管内膜增厚等外周血管改变；去甲肾上腺素可以增强心肌收缩力，但也可能因增加氧耗和对心肌细胞的损伤或凋亡而降低心脏功能，导致左心室收缩功能障碍和扩张型心肌病。儿茶酚胺会引发心内膜下缺血及冠状动脉痉挛，在心肌肥厚的情况下，会加重氧供需失衡。

（1）嗜铬细胞瘤患者的缺血性心肌病：PPGL通过多种机制引发缺血性心脏病，包括心肌冬眠、急性心肌梗死和心肌顿抑。儿茶酚胺尤其是去甲肾上腺素能通过血管收缩减少冠状动脉血流和增加心肌氧需求，引起心内膜下缺血、氧供需失衡或冠状动脉痉挛，导致心肌损伤。PPGL患者可能在心电图上表现为非特异性的ST-T波改变，而冠心病患者的心电图可能显示心肌缺血或心肌梗死的特征性变化。心肌肌钙蛋白（cTnT或cTnI）和磷酸肌酸激酶同工酶（CK-MB）是心肌损伤的特异性标志物，可用于诊断心肌梗死。超声心动图可评估心脏结构和功能，检测心肌缺血或心肌梗死引起的室壁运动异常。冠状动脉造影是诊断冠心病的金标准，可直接显示冠状动脉的狭窄或闭塞情况。心脏磁共振成像（CMR）可评估心肌灌注和心肌组织特征，有助于区分心肌缺血和心肌梗死。根据患者的具体情况，如心肌缺血程度、冠状动脉病变情况及患者的整体健康状况，制订个体化的治疗方案。

心肌冬眠是指由于持续缺血，心肌功能暂时性降低，但在血流恢复后可以恢复正常。PPGL引起的儿茶酚胺激增可能导致心肌长期暴露于高水平应激状态，从而引发心肌冬眠。心肌冬眠的机制涉及心肌细胞的代谢改变，如从脂肪酸代谢转变为葡萄糖利用，减少心肌耗氧量，保护心肌细胞免受氧化损伤。心肌功能在恢复灌注后恢复被视为诊断心肌冬眠的金标准。

心肌顿抑又称缺血后心室功能障碍，由儿茶酚胺引起冠状动脉痉挛导致，是一种可逆的心脏疾病状态。心肌顿抑过程是迅速的，可能在数分钟或数小时内发生，心肌进入一种停止收缩的状态。即使通过医疗干预如支架植入、球囊成形术或溶栓恢复血流，这种状态仍可能持续存在。通常需要数天或数周的时间，心肌才能恢复其收缩能力。这种情况与心肌梗死不同，心肌梗死是由血流阻塞导致永久性的心肌细胞死亡和瘢痕形成。

术前优化空间包括通过影像学检查确定心肌的存活状态，包括多巴酚丁胺负荷试验来评估心肌的收缩储备；SPECT 和 PET 评估心肌灌注和代谢状态，识别存活心肌。了解冠状动脉及其分支的情况，评估侧支循环情况。在手术前使用药物优化心肌功能，如使用 β 受体阻滞剂、ACEI 等。根据心肌缺血的严重程度和心肌存活情况，决定是否进行血运重建手术。

（2）儿茶酚胺心肌病：常用诊断标准如下。确诊为嗜铬细胞瘤或副神经节瘤；心脏异常的临床和 / 或实验室发现：急性胸痛或需住院的心力衰竭；心电图提示持续 3 个及以上导联 T 波低平或导致，ST-T 段偏移或心律失常；心肌酶升高；超声心动图提示心肌肥厚、左心室舒张功能减低、左心室射血分数降低、室壁运动异常；不存在冠状动脉阻塞性疾病；肿瘤切除后上述病变明显改善或消失。

病例 1 患者血儿茶酚胺代谢物及 24 小时尿儿茶酚胺增高，MIBG 显像提示左侧肾上腺区放射性摄取异常增高影，考虑嗜铬细胞瘤可能性大；曾出现急性 ST-T 抬高型心肌梗死及急性心力衰竭，并且不存在严重的冠状动脉阻塞性疾病，因此诊断考虑儿茶酚胺心肌病。

儿茶酚胺心肌病主要分为 Takotsubo 心肌病（急性）、扩张型心肌病、肥厚型心肌病（慢性）。其中，Takotsubo 心肌病占 30% ~ 40%。Takotsubo 心肌病是一种以主要位于左心室短暂节段性收缩功能障碍为特征的综合征，类似于心肌梗死，但血管造影中没有阻塞性冠状动脉疾病或急性斑块破裂的证据。Takotsubo 心肌病临床表现类似于急性冠脉综合征，常由强烈的情绪或躯体应激诱发。最常见的主诉为急性胸骨后胸痛。其左心室收缩功能障碍可表现为 5 种类型，分别为心尖部型、心室中部型、基底部型、局部型、整体型。其中，心尖部型最常见，典型表现为左心室心尖部在收缩期呈球形改变（形似章鱼壶），反映左心室中部和心尖部运动减弱，而心底部室壁运动增强。

儿茶酚胺心肌病的治疗原则包括：减轻躯体或情绪应激；控制血压，警惕高血压危象；积极治疗急性并发症，如休克和急性心力衰竭；治疗 / 预防血栓栓塞；合并冠状动脉粥样硬化的患者应按标准推荐给予抗血小板治疗；临床病情稳定后，尽早手术治疗。手术切除嗜铬细胞瘤是嗜铬细胞瘤合并儿茶酚胺心肌病患者的标准治疗方案，充分的术前准备至关重要。

儿茶酚胺心肌病的院内死亡率可高达 7.6%。大多数儿茶酚胺心肌病在进行针对嗜铬细胞瘤的药物治疗后 6 周至 16 个月可完全或部分逆转，心肌纤维化水平有所下降。相较于病程更长的扩张型心肌病及肥厚型心肌病，Takotsubo 心肌病患者的心功能在药物及手术治疗后恢复更快、恢复率更高。

病例 1 经积极治疗急性心力衰竭，服用酚苄明 3 个月并治疗血栓后，临床心功能可，心脏内血栓消失。考虑病情稳定，应在充分术前准备后尽早手术治疗。

3. 术前评估和准备

术前应进行充分的药物准备，建议除头颈部副神经节瘤和分泌多巴胺的 PPGL 外，其余患者均应服用 α 受体阻滞剂做术前准备。可先用选择性 $α_1$ 受体阻滞剂或非选择性 α 受体阻滞剂控制血压，如血压仍未能满意控制，则可加用钙通道阻滞剂。用 α 受体阻滞剂治疗后，如患者出现心动过速，则加用 β 受体阻滞剂。

术前药物准备充分的标准：规律服用酚苄明 10mg q8h 达 14 天以上；近 3 个月无发作性全身乏力、心悸、胸骨后疼痛、手抖；高血压及体位性低血压改善：坐位血压<130/80mmHg，立位收缩压≥90mmHg，坐位心率 60～70 次 / 分，立位心率 70～80 次 / 分；无心肌缺血性改变：术前 1 周心电图无 ST-T 段改变，室性期前收缩<1 次 /5 分；容量不足逆转：血细胞比容降低，体重增加，肢端皮肤温暖，出汗减少，有鼻塞症状；高代谢症状群及糖代谢异常得到改善。

4. 麻醉预案

术前宣教，缓解患者紧张情绪。入室后予咪达唑仑减轻焦虑，建立 5 导联心电等监护，行经胸超声心动图确认无心室血栓，建立大口径外周静脉通路，麻醉诱导前预给氧，建立有创动脉压监测及心输出量监测，使用依托咪酯诱导，待麻醉药物充分起效后气管插管，插管后建立中心静脉通路，监测中心静脉压。循环方面：术中与外科团队密切沟通，关注手术进度及循环波动（引起儿茶酚胺释放的事件：正压通气、气管插管、翻身及摆体位、切皮、建立气腹、肿瘤附近的外科操作；引起儿茶酚胺释放中止的事件：结扎肿瘤静脉）。夹闭肿瘤流出静脉前：维持合适的麻醉深度，及时调整短效的血管扩张药物（酚妥拉明、硝酸甘油、硝普钠等），准备抗心律失常药（利多卡因、艾司洛尔、胺碘酮），必要时暂停手术操作，警惕心肌缺血，避免心力衰竭。注意肿瘤静脉夹闭前避免使用麻黄碱；术前药物准备不充分者或急性心力衰竭失代偿期应避免使用 β 受体阻滞剂。夹闭肿瘤流出静脉后：预先快速静脉补液，及时调整短效的血管加压药物（去氧肾上腺素、麻黄碱、去甲肾上腺素、肾上腺素等），关注心输出量、容量及尿量，维持适当的前后负荷及心肌收缩力，维持心肌氧供与氧耗平衡。术中密切监测血气、维持血糖、酸碱平衡和内环境稳定，体温监测及体温保护，使用 BIS 监测麻醉深度。术后带气管插管返 ICU 治疗。

5. 麻醉诱导

入室后开放双外周静脉通路，监护，行桡动脉穿刺连续监测有创动脉压。面罩吸氧，麻醉诱导给予咪达唑仑 1mg、依托咪酯 0.2mg/kg、舒芬太尼 0.2μg/kg、罗库溴铵 0.8mg/kg、丙泊酚 50mg，待药物充分起效后，经口可视喉镜下气管插管。插管顺利，容量控制通气：潮气量 8ml/kg，频率 12 次 / 分，维持 $P_{ET}CO_2$ 在 35 ~ 45mmHg。

6. 麻醉维持

静吸复合全身麻醉，吸入 1.5% ~ 2.5% 七氟烷，瑞芬太尼 0.03 ~ 0.05μg/（kg·min）持续泵入，维持 BIS 在 40 ~ 60。术中间断静脉注射芬太尼、罗库溴铵。手术开始前超声引导下行右侧颈内静脉穿刺置管。术中严密监测心率、收缩压、舒张压、$P_{ET}CO_2$、气道峰压等，间隔 2 小时测量血气，维持血 K^+ 4.0mmol/L 左右。

7. 术中管理

（1）病例 1：术中根据手术进度及 HR、ABP、CO 调整血管活性药量并补充血容量，维持血流动力学在正常范围（表 50-1）。术中监测动脉血气，维持内环境、电解质稳定。手术时间 1.5 小时，术中晶体液用量 2100ml，胶体液用量 500ml，出血 50ml，尿量 600ml，未输血。手术过程顺利，手术结束后带气管插管返 ICU。

表 50-1 病例 1 术中血流动力学变化及血管活性药使用情况

	入室	气管插管	诱导后	切皮后	分离肿瘤、静脉夹闭前	肿瘤静脉夹闭后	出室
HR（次 / 分）	65	70	58	60	70	80	80
ABP（mmHg）	120/70	140/70	100/60	110/65	150/78	80/50	140/60
CO（L/min）	3.4	4.0	2.8	3.1	3.4	3.8	4.0
SVV	7	8	16	11	18	24	6
去氧肾上腺素（mg/h）			2	2	2		
去甲肾上腺素 [μg/（kg·min）]			0.02	0.02	0.02	0.04 → 0.40	0.40
肾上腺素 [μg/（kg·min）]			0.03	0.03		0.06 → 0.20	0.20 → 0.15
酚妥拉明（mg）				间断给予 每次 1mg			

（2）病例 2：术中探查肿瘤时，血压由 130/70mmHg 骤然升至 188/96mmHg，快速给予酚妥拉明 2mg 静脉注射，血压降至 146/75mmHg，随后在肿瘤切除前血压反

复增高，最高达 220/110mmHg，分次给予酚妥拉明共 36mg；探查肿瘤时，心率由 70 次 / 分升至 110 次 / 分，给予艾司洛尔 10mg 静脉注射，心率下降到 90 次 / 分，肿瘤切除前心率反复增高，最高至 138 次 / 分，分次给予艾司洛尔共 320mg。手术离断瘤体静脉后，血压骤降至 96/50mmHg，最低 70/42mmHg，间断给予去氧肾上腺素、去甲肾上腺素静脉注射，并微量泵入去甲肾上腺素。同时给予乳酸林格液约 1200ml，输入悬浮红细胞 4U。

肿瘤切除前血气结果：Glu 13.5mmol/L，K 3.6mmol/L，Lac 0.9mmol/L。给予 3% 氯化钾泵入，胰岛素 4U 静脉注射。1 小时后复查血气 Glu 16.6mmol/L，K 3.2mmol/L，Lac 3.0mmol/L（表 50-2）。继续泵注氯化钾。手术共计 5 小时 20 分钟，过程顺利，术中出血约 300ml，输入晶体液 4700ml、胶体液 500ml、红细胞 4U，术后带气管导管返回 ICU。

表 50-2　病例 2 术中血气分析指标

时间	pH	PaCO$_2$（mmHg）	PaO$_2$（mmHg）	Hct（%）	Glu（mmol/L）	Lac（mmol/L）	Hb（g/L）	Na$^+$（mmol/L）	K$^+$（mmol/L）	Ca^{2+}（mmol/L）
13：20	7.39	39.6	100	39.0	9.7	0.9	127	138	3.7	1.14
15：10	7.28	51.2	163	43.1	13.5	0.9	140	142	3.6	1.21
16：40	7.25	48.6	147	39.6	16.6	3.0	129	144	3.2	1.20
17：15	7.27	44.4	129	37.9	17.5	3.1	123	142	3.4	1.20
18：00	7.21	55.1	164	36.9	17.4	2.6	120	142	3.6	1.16

8. 术后治疗与转归

病例 1 术后 3 小时通过脱机试验，拔除气管导管，术后第 1 天转回普通病房，术后第 2 天下地活动，术后无心前区不适、劳力性呼吸困难、下肢水肿等，无新发血栓，术后第 7 天出院。病例 2 于手术当晚拔除气管导管，术后第 1 天返回普通病房，术后第 6 天顺利出院。1 个月后泌尿外科门诊复诊，恢复良好。

四、病例总结（Take home message）

嗜铬细胞瘤是一种起源于肾上腺髓质能够产生儿茶酚胺的嗜铬细胞肿瘤，典型的临床三联征为发作性头痛（70%～90%）、大汗（55%～75%）及心悸（50%～70%），85% 以上的患者伴有持续性或阵发性高血压及其他一系列代谢紊乱症状群。儿茶酚胺及其氧化物除通过激动肾上腺素能受体而影响心脏功能外，对心肌还存在直接毒性。患者血液中大量儿茶酚胺长期刺激心肌，可导致心肌细胞内钙离子浓度过高，心肌肌节长期过度收缩，心肌纤维化，最终并发儿茶酚胺心肌病。合并有心脏受累的（心肌病、冠状动脉狭窄）PPGL 患者，维持围术期循环系统的稳定更为重要。接受嗜铬细胞瘤或副神经节瘤切除的患者在围术期会发生多个时期的血流动力学不稳、心动过速和心律失常，应建立有创动脉压监测，及时观察、处理麻醉过程中的血流动力学波动；放置中心静脉导管有助于血管活性药的使用和监测 CVP；术中还应监测患者的血糖、电解质、体温和尿量。此外，可在围术期置入 Swan-Ganz 导管和经食管超声心动图探头，动态监测围术期患者心功能变化，及时发现心肌缺血。需注意，术中避免应用抑制心肌收缩力药物，若需要，可泵注米力农等强心药物增强心肌收缩力，以避免心功能进一步受损，改善患者预后。

五、专家点评（Attending's comments）

合并冠心病的 PPGL 患者是围术期心血管事件的高危人群，也是管理的难点。PPGL 的心血管并发症多种多样，包括急性损伤（如类似于 Takotsubo 心肌病、心律失常、高血压危象和凝血功能变化，伴有血栓栓塞并发症的风险）及由动脉硬化加重引起的慢性损伤，包括高血压、继发性糖尿病和动脉僵硬度的变化。根据既往研究，诊断嗜铬细胞瘤的非手术患者发生心血管并发症的概率约为 28%。其中分泌去甲肾上腺素为主的亚型更容易出现动脉粥样硬化相关并发症，而分泌肾上腺素为主的亚型更容易出现心肌损伤和应激性心肌病。

病例 1 患者以分泌肾上腺素为主，且有儿茶酚胺心肌病的明确病史；曾出现终末器官损伤：儿茶酚胺心肌病、急性心肌梗死、急性充血性心力衰竭病史。术中血流动力学波动较大的预测因素包括：肿瘤偏大（直径≥4cm）、儿茶酚胺或代谢物浓度较高、术前平均动脉压较高、使用酚苄明后血压下降幅度较大、血糖升高等。儿茶酚胺心肌病的治疗方法是去除病因，因此，术前充分内科治疗心力衰竭，得到缓解后，经过充分术前准备在严密监测下完成手术是最佳方案。

病例 2 患者 NE 和 E 均升高，同时合并重度冠状动脉狭窄。随着手术进行，预计会出现心率、血压的剧烈波动同时有出血的风险，从而造成 I 型和 II 型心肌缺血。患者冠心病诊断明确，未经过规范二级预防治疗。术前心内科评估冠状动脉两处病变虽然报告重度狭窄，但狭窄程度为 75% 左右，暂不考虑放心脏支架干预，且平时患者活动耐量可，无绝对手术禁忌。二级预防短期没有获益，无推迟手术的必要性。故本例患者的管理重点为术中严密监测，术中保证充分麻醉深度、镇痛和肌松，及时应用酚妥拉明和艾司洛尔对抗阵发性的儿茶酚胺入血。我院既往通过队列研究发现，术后心肌损伤的危险因素包括：术前合并缺血性心肌病，心率＞115 次/分，术中收缩压超过 210mmHg 和围术期血红蛋白下降。故本例患者术中，目标即为稳定患者的心率、血压、血红蛋白水平在理想范围内。监测 II 导联心电图 ST 段基础为 –2，动态压低最低为 –8，伴随肾上腺素入血会出现阵发性室性心律失常。瘤体全部剥离后趋于稳定，后安返 ICU。

综上所述，PPGL 患者多合并心血管合并症，应在明确手术指征、开始术前酚苄明准备之前，对可能会增加围术期心脑血管事件的相关合并症（冠心病、外周动脉粥样硬化、心律失常、心肌病等）进行完善的筛查和干预，病例 2 患者已经完成酚苄明准备，术前优化时间窗趋于被动。另术中应建立颈内中心静脉并通过中心静脉给药，以缩短药物起效时间。使用 SV 或 CO 监测手段对血流动力学进行高级别监测。

六、关键词（Keywords）

冠心病（coronary heart disease，CHD）

儿茶酚胺（catecholamines）

嗜铬细胞瘤和副神经节瘤（pheochromocytoma and sympathetic paraganglioma，PPGL）

高血压危象（hypertensive crisis）

参考文献

[1] FUB C T, MEGERLE F, FASSNACHT M. Adrenal tumors: current standards in clinical management [J]. Inn Med (Heidelb), 2024, 65(7): 632-641.

[2] 汪一，张羽冠，徐宵寒，等. 成人嗜铬细胞瘤术中麻醉研究进展 [J]. 中华医学杂志，2019，99（21）：1676-1680.

[3] PETRÁK O, KRÁTKÁ Z, HOLAJ R, et al. Cardiovascular complications in pheochromocytoma and paraganglioma: does phenotype matter? [J]. Hypertension, 2024, 81(3): 595-603.

[4] LAN L, SHU Q, YU C, et al. Incidence and risk factors for myocardial injury after laparoscopic adrenalectomy for pheochromocytoma: a retrospective cohort study [J]. Front Oncol, 2022, 12: 979994.

（车　璐　肖　诚　汤　博　郭嘉敏）

病例 51

重度肥胖患者行腹部手术的麻醉管理（附 2 例）

一、病例汇报（Case presentation）

（一）病例 1

急诊患者，女性，67 岁。

主诉：左上腹痛伴恶心、呕吐 3 天。

现病史：患者 3 天前进食后出现左上腹胀痛，无法缓解，伴恶心、呕吐胃内容物 5 次，无发热，遂就诊我院急诊，行腹盆 CT 平扫：中下腹部分小肠肠腔扩张伴气液平，考虑肠梗阻可能，移行带位于右中腹部，局部小肠积粪可能，部分肠道周围稍毛糙，考虑炎性可能，缺血性改变不除外。外科会诊后考虑患者肠梗阻诊断明确，予留置胃管、禁食水、抑酸、补液、抗感染等保守治疗。后间断服用石蜡油，自述有少量排气、排便，疼痛无缓解。今日查房考虑患者目前肠梗阻持续，经过保守治疗，缓解不明显，具备手术指征，现为行手术治疗收入我院。

既往史：31 年前因甲状腺癌行甲状腺癌根治术，术后病理不详，术后 ^{131}I 治疗 7 次，服用碳酸钙、罗盖全（骨化三醇胶丸）、优甲乐（左甲状腺素钠）治疗。26 年前因预防甲状腺癌转移行子宫 + 右侧卵巢切除。23 年前发现肺占位考虑甲状腺癌转移，行 ^{131}I 治疗后占位消失。23 年前因胆囊结石行开腹胆囊切除术。高血压 10 余年，BP_{max} 150/100mmHg，现服用氯沙坦钾，血压控制满意。高脂血症 10 余年，服用辛伐他汀。10 年前因颈椎管狭窄行手术治疗。1 年余前因肠梗阻肠坏死，2022-03-26 在我院行"腹腔镜探查转开腹粘连松解，小肠减压，小肠部分切除术"，术后恢复良好。否认冠心病、糖尿病等慢性病史，否认肝炎、结核、伤寒、疟疾等传染病史，否认重大外伤及输血史，否认药物、食物过敏史。

体格检查：身高 160cm，体重 110kg，BMI 39.92kg/m^2。T 37.4℃，P 85 次 / 分，RR 17 次 / 分，BP 134/67mmHg，SpO$_2$ 96%。体型肥胖，营养良好，神志清，自主体位，安静面容，查体合作。颈部可见陈旧性手术瘢痕，颈软，气管居中。上腹部可见 2 条长约 10cm 陈旧性手术瘢痕，下腹部可见长 10cm 术后瘢痕。腹部叩诊鼓音，移动性浊音无法配合，Murphy 征（－），肝肾区无叩痛，肠鸣音可闻及。带胃管入室，Mallampati 分级Ⅲ～Ⅳ级。颈部活动度受限，张口度 3 横指，颈围粗。

辅助检查：肝肾功能：K 3.8mmol/L，Alb 44g/L，TBil 11.4μmol/L，DBil 4.1μmol/L，hsCRP 26.10mg/L；凝血功能：Fbg 4.74g/L，D-Dimer 1.82mg/L FEU，PT 12.3s，APTT 26.9s。

（二）病例 2

择期患者，中年女性，我院确诊"子宫内膜癌"，拟行子宫内膜癌分期术；身高 168cm，体重 155kg，BMI 55kg/m^2，符合重度肥胖。

既往史：重度肥胖，合并症方面如下。OSAS 可疑：鼾症明显，患者否认有白日嗜睡和夜间憋醒的症状，右侧为最适体位；糖尿病：自述 5 年的血糖升高病史，入院空腹血糖 7.2mmol/L，HbAlc 正常；高血压及心血管疾病：否认；反流误吸风险：患者否认有反酸、嗳气等症状。

辅助检查：心电图无特殊；Hb 103g/L，轻度贫血，余无特殊。

气道评估：张口度＞3 横指；甲颏距 2 横指左右；Mallampati 分级Ⅱ级；头颈活动度较好；颈围粗。

二、管理难点 / 临床挑战（Bullet points）

（1）肥胖患者的麻醉管理，两例均为重度肥胖。
（2）反流误吸高风险患者麻醉诱导注意事项。
（3）困难气道气管插管，其中病例 1 涉及清醒插管。

三、讨论（Discussion）

1. 肥胖概述

肥胖是一种因长期能量摄入超过身体消耗而导致的营养及代谢障碍性疾病，其主要特征为体内脂肪过度累积，使得体重超出正常范围。体重指数（BMI）＝体重（kg）/ 身高 ^{2}（m^2），28～32.5kg/m^2 为轻度肥胖，32.5～37.5kg/m^2 为中度肥胖，37.5～50kg/m^2 为重度肥胖，50kg/m^2 以上为极重度肥胖。据中国健康与营养调查数据预计，到 2030 年，中国肥胖成年人的数量将达到 1.5 亿，意味着肥胖已然成为中国的重要公共卫生问题。

2. 肥胖相关围术期并发症

肥胖患者发生围术期并发症的风险高于非肥胖患者，主要与呼吸功能相关。合并症和手术类型对于评估这些患者的围术期风险至关重要。困难面罩通气和插管的发生率较高。肥胖患者腹内压升高，总肺活量、肺活量和功能残气量降低，也容易形成肺不张。麻醉对肥胖的影响，不仅局限于本身，更需考虑合并症方面。代谢综合征，作为一组复杂的代谢紊乱症候群，其发生涉及人体内蛋白质、脂肪、碳水化合物等的代谢异常。这种紊乱不仅会导致糖代谢异常、脂肪和蛋白质代谢障碍等临床症状，还显著增加了心血管疾病、糖尿病等慢性病的风险，并可能诱发高血压、动脉硬化、冠心病、脑卒中等严重并发症。在代谢综合征的发病机制中，肥胖特别是腹型肥胖是核心因素。肥胖与代谢综合征之间存在明确的正相关关系，肥胖患者更容易出现代谢综合征的各种症状。肥胖主要由脂肪代谢异常引起，导致体内脂肪水平升高，进而引发脂联素水平下降和胰岛素敏感性降低。这种状态使机体长期处于慢性炎症状态，氧化应激增强，从而促进了代谢综合征的发生和发展。此外，肥胖尤其是向心性肥胖还常导致胰岛素抵抗和高胰岛素血症，这进一步加剧了代谢综合征的病情，如血糖升高等临床表现。

3. 肥胖患者围术期反流误吸预防

反流误吸最容易发生误吸的时间点是全身麻醉诱导前、诱导期和苏醒期，因清醒患者存在保护反射，故误吸多发生于全身麻醉患者，可根据患者插管困难程度和反流误吸风险综合选择建立气道的方式。美国麻醉医师协会（ASA）指南明确指出需要进行清醒插管的情况，疑似喉镜暴露或插管困难的患者在合并有包括通气困难、误吸风险增加、氧合储备低下、有创气道建立困难的其中一项时，都应使用清醒插管。英国困难气道协会（DAS）也发布了《成人清醒气管插管指南》。其中病例1急诊饱胃患者、肠梗阻、肥胖都属于反流误吸的高危因素，故选择清醒插管；而病例2患者术前评估中，患者气道条件尚可，但仍然存在诱导后气道塌陷而导致困难气道的可能，综合考虑获益与风险，决定诱导后插管，备舒更葡糖钠与喉罩紧急通气与复苏。

清醒插管是否能够成功，很大程度上取决于气道表面局部麻醉的效果。气道表面麻醉要求麻醉舌根、口咽部、下咽部和整个喉部。对于气道表面麻醉，常用的方法有雾化、边进插管边喷洒、神经阻滞及环甲膜穿刺。诱导后气管插管关键在于充分预氧合和诱导：体位建立气道时，麻醉诱导前应充分预氧合，增加患者体内的氧储备可以避免麻醉诱导和气管插管时发生缺氧。通常采用头高足低位、头高25°（反Trendelenburg体位），头后仰，尽量使外耳道和胸骨在同一水平面，可以减少反流误吸的风险；针对一些无反流误吸高危因素的患者，也可以采用正压通气的方式提升氧合效率。清醒插管具体步骤：首先使用适当的麻醉前用药咪达唑仑使患者镇静，使用轻度头高足低位，头部仰伸。预先吸引胃管内容物，充分、持续吸氧。用1%利多卡因，嘱患者含漱5ml，阻断舌体与口腔黏膜感觉，再嘱患者发"啊"声，依次喷雾表面麻醉：口咽腔、舌根、会厌、梨状窝、声门、喉及气管内。咽喉表面麻醉完成后，患者取头后仰位，在甲状软骨与环状软骨之间（环甲膜）定好穿刺点，用装有 2% 利多卡因 2ml、带 23 号注射针头的注射器，做垂直刺过环甲膜进入气管。经抽吸有气泡证实针尖位置正确后，嘱患者深呼吸，在呼气末、吸气始之际做快速注入麻药。此时为避免患者呛咳时刺伤气管黏膜，迅速退针。患者清醒镇静和气道表面麻醉完成后，将选择好的气管导管及纤支镜外表涂少许液状石蜡起润滑作用，将无菌气管导管套在纤支镜上，将纤支镜自口腔插入并保持中立位推进约 18cm 后，调整方向寻找会厌，然后使镜头前端从会厌下方通过，再微微翘起，看见声门。此时调整纤支镜使之进入气管，直至隆突上 4 ~ 6cm，再缓慢将气管导管顺着纤支镜送入气管内。利用纤支镜观察气管导管到位，充分吸尽气道内分泌物，一手固定好气管导管，另一手将纤支镜撤出，充盈气囊及固定好气管导管，调整呼吸参数，呼气末 CO_2 监测是早期发现导管误入食管最为敏感的指标。同时另一名麻醉医师予以丙泊酚、罗库溴铵、芬太尼等药物进行麻醉诱导、有创动脉穿刺等操作。

4. 术中管理

（1）呼吸方面：①采取低潮气量、高呼吸频率的通气方式，以增加通气量，同时降低高压肺损伤相关并发症的风险。②定期肺复张及个体化 PEEP，可增加呼气末肺容积，通过减少呼气末肺泡的塌陷，从而改善氧合，并减少肺不张的发生。③ CO_2 和 O_2：针对二者的原则是相通的，片面追求 SpO_2 浓度和 $P_{ET}CO_2$ 的数值在"满意"范围波动，并不能改善呼吸系统的动态顺应性和患者预后，相反，允许性高碳酸血症和使用尽可能低的吸入氧浓度以保证患者氧合。

（2）麻醉维持：以深肌松、充分镇痛镇静的原则，具体如下。BIS 维持在 40 ~ 50；七氟烷吸入浓度 2%；丙泊酚给药时先按照理想体重决定初始剂量，再根据实际体重决定持续输注剂量，芬太尼和舒芬太尼，咪达唑仑按照实际体重给药，水溶性肌松药维库溴铵、罗库溴铵及顺式阿曲库铵按照理想体重给药；心率 50 ~ 70 次 / 分；血压 110 ~ 130/60 ~ 80mmHg；补液：根据出血量与尿量或者 PPV，以及 SpO_2 曲线变异程度。

5. 术后转归

（1）病例 1：术后患者带有创动脉、气管插管返回 MICU，予抗感染、呼吸营养支持后病情稳定，并于 2023-11-23 拔除气管导管，次日由 MICU 转回急诊综合病房，后予经补液、抗感染、营养支持等治疗，患者恢复可，出院。

（2）病例 2：术毕恢复头高足低位拔管，防止反流误吸；密切监测患者的呼吸状态；充分拮抗残留的基础上，充分镇痛避免呛咳和躁动；麻醉后恢复室期间加强监护，警惕反流误吸相关事件，返病房，5天后出院，围术期无特殊事件。

四、病例总结（Take home message）

1. 麻醉前准备

术前需要详细评估患者的全身情况，尤其是呼吸和心血管功能。给予适当的镇静药物（如咪达唑仑）以减轻患者的焦虑和紧张。若选择清醒插管，关键在于局部麻醉的效果；在局部麻醉前，先行表面麻醉，确保麻醉效果覆盖口咽、舌根、会厌及气管等部位。采用雾化、喷雾和神经阻滞等方法，确保局部麻醉的充分性。肥胖患者应注重体位保护，其中反 Trendelenburg 体位可减少反流误吸风险。

2. 麻醉实施

若反流误吸风险高，且有困难气道风险，则应考虑清醒插管，即采用清醒纤支镜引导下的气管插管技术，通过精确的局部麻醉和镇静管理，确保插管过程的顺利进行。在插管过程中，需随时监测患者的生命体征和氧饱和度，防止低氧血症的发生；若择期手术，并无明显困难气道风险，则以反 Trendelenburg 体位进行麻醉诱导后插管，诱导前充分预氧合。麻醉诱导和维持过程中，使用理想体重计算药物剂量，以避免过量给药导致的并发症。通过调节呼吸参数、滴定 PEEP 和使用压力控制容量通气，优化呼吸功能。

3. 围苏醒期处理

病例 2 常规拔管，具体如下：恢复头高足低位保持气道通畅，防止反流误吸；需要密切监测患者的呼吸状态；充分拮抗肌松药物残留的基础上，充分镇痛，避免呛咳和躁动；麻醉后恢复室期间应加强监护，警惕躁动，反流误吸相关事件。

4. 术后管理

术后需继续监测患者的呼吸和循环情况，必要时给予有创动脉监测和气管插管支持。两例均涉及开腹，术后可考虑患者自控镇痛泵或神经阻滞。相比静脉自控镇痛泵，神经阻滞有以下优势：①减少阿片类药物用量，有利于开腹患者尽快排气排便。②患者围术期血栓事件风险高，尽早撤用患者自控镇痛泵有利于其下地活动。③患者行长时间腹部手术，且肥胖，自控镇痛泵的恶心、呕吐风险高。

五、专家点评（Attending's comments）

在病例 1 中，面对重度肥胖、饱胃及反流误吸高风险的急诊患者，清醒插管和精细的麻醉管理策略是成功的关键，通过充分的术前准备、精确的局部麻醉和镇静管理，以及术中的严格监控和调整，确保了患者安全和手术顺利进行。而病例 2 中，涉及的择期患者 BMI＞55，在充分评估后选择进行诱导，关键在于充分的气道评估和诱导时体位的选择。两例处理有所不同的病例为临床麻醉提供了宝贵的经验和参考，对于类似重度肥胖高风险患者的管理具有重要的借鉴意义。

1. 肥胖患者的麻醉管理

肥胖患者在围术期常面临多种并发症的风险，特别是呼吸系统相关的问题，如呼吸功能受限、气道管理困难等。肥胖患者由于脂肪组织的堆积，导致颈部活动受限、气管移位，增加了气管插管的难度。此外，肥胖患者在麻醉过程中更易发生通气不良、低氧血症和肺不张。因此，对肥胖患者的麻醉管理需要更加精细，特别是在插管和维持呼吸功能方面。

2. 反流误吸高风险患者的麻醉诱导

肥胖患者属于反流误吸的高风险群体，特别是病例 1 患者因急诊入院且存在肠梗阻。全身麻醉诱导期和苏醒期是误吸发生的高危时段。为防止误吸，需要在全身麻醉诱导前进行胃管内容物的充分吸引，并在全程保持适当的头高足低位。选择清醒插管而非常规全身麻醉诱导，可以在保护患者气道反射的同时，降低误吸风险。清醒插管过程中，局部麻醉的充分和准确是成功的关键，需要覆盖舌根、口咽部、下咽部和喉部等多个部位。而重度肥胖无其他合并情况时，也可选择诱导后插管，适合的体位能有效降低反流误吸的风险。

3. 困难气道的管理

病例 1 患者存在肥胖及既往手术史等情况，其气道管理难度较大。患者的 Mallampati 分级为 Ⅲ ～ Ⅳ 级，且颈围粗大，颈部活动度受限，张口度为 3 横指，提示气道可能存在严重的插管困难。清醒插管是面对这种情况的最佳选择，通过纤支镜引导气管导管的顺利置入，可以在确保通气的前提下，安全完成插管过程。清醒插管的成功与否在很大程度上取决于局部麻醉的效果和操作者的技术水平。

六、关键词（Keywords）

肥胖患者（obese patients）

清醒插管（awake intubation）

困难气道（difficult airway）

参考文献

[1]　BAI R, WU W, DONG W, et al. Forecasting the populations of overweight and obese Chinese adults [J]. Diabetes Metab Syndr Obes, 2020, 13: 4849-4857.

[2] APFELBAUM J L, HAGBERG C A, CONNIS R T, et al. 2022 American Society of Anesthesiologists Practice Guidelines for management of the difficult airway [J]. Anesthesiology, 2022, 136(1): 31-81.

[3] AHMAD I, EL-BOGHDADLY K, BHAGRATH R, et al. Difficult Airway Society guidelines for awake tracheal intubation(ATI)in adults [J]. Anaesthesia, 2020, 75(4): 509-528.

（权　翔　李　旭　于宜平　赵佳乐）

病例 52

胸外科手术行单肺通气的麻醉管理（附 2 例）

一、病例汇报（Case presentation）

（一）病例 1

患者，女性，59 岁。

主诉：发现右侧后上纵隔占位 2 个月。

现病史：患者 2023-04-04 因咳嗽行胸部 CT 发现右侧后上纵隔占位，建议上级医院就诊。04-28 于外院复查胸部 CT 提示：右侧后上纵隔椭圆形稍低密度肿物，位于 $T_2 \sim T_3$ 右侧椎间孔旁，神经源性肿瘤，大小约 1.6cm×1.7cm×2.9cm，边界清；于外院进一步完善胸椎 MRI 提示：$T_2 \sim T_3$ 右侧椎间孔旁见等 T1 混杂长 T2 信号结节影，大小约 1.6cm×1.9cm×2.6cm，边界清，考虑神经来源。患者为求进一步诊治来我院，门诊结合病史及辅助检查考虑右侧后上纵隔占位，神经源性可能，可行手术治疗。现患者为行手术治疗收住入院。

既往史：2023-04 发现过敏性皮炎，表现为瘙痒，外院筛查变应原未见阳性结果。1982 年行阑尾切除手术。否认高血压、冠心病、糖尿病等慢性病史，否认肝炎、结核、伤寒、疟疾等传染病史。

个人史：无吸烟、饮酒等不良嗜好。

体格检查：身高 169cm，体重 70kg，BMI 24.51kg/m²。心、肺、腹查体无特殊。气道评估未见明显异常。

辅助检查：超声心动图：升主动脉增宽，左心房增大。胸部 CT：双肺下叶少许淡片影，双肺微结节，气管支气管通畅，两肺门及纵隔未见明确肿大淋巴结。双侧甲状腺增大，其内密度减低，多发钙化结节。$T_2 \sim T_3$ 椎体右旁见软组织密度影，大小约 25mm×15mm，神经源性肿瘤可能；脂肪肝。

术前诊断：右侧后上纵隔肿物，神经来源可能；过敏性皮炎可能；阑尾切除术后。

拟行手术：胸腔镜纵隔肿物切除术。

拟行麻醉：全身麻醉。

（二）病例2

患者，男性，64岁。

主诉：进行性吞咽困难1个月。

现病史：患者1个月前出现吞咽困难、进食后哽噎感，伴胸痛、食欲减退。行胃镜提示食管中段不规则黏膜隆起病变，内可见溃疡；活检病理报告为鳞状细胞癌。行胃镜检查后继续完善胸腹增强CT，结果提示食管中段管壁占位，增强强化欠均。上消化道造影显示食管中段充盈缺损，考虑食管癌伴溃疡形成。患者完善PET/CT提示食管中段管壁增厚，范围 $2.4cm \times 3.0cm$，放射性摄取异常增高，SUV_{max} 16.8；胃贲门下方及腹主动脉周围数个淋巴结，放射性摄取未见明显增高，为行进一步诊治收入院。

既往史：既往外伤后"肋骨骨折"病史，予保守治疗。无其他基础病。

个人史：无吸烟、饮酒等不良嗜好。

体格检查：身高170cm，体重65kg，BMI $22.49kg/m^2$。生命体征平稳。气管居中，锁骨上淋巴结未触及肿大。胸廓无畸形，腹式呼吸，双侧胸廓运动对称，双肺叩诊呈清音，双肺呼吸音清，未闻及干湿啰音和胸膜摩擦音。心、腹查体无特殊。心血管系统和呼吸系统体格检查未见明显异常。

辅助检查：心肌酶及其他检查均为阴性。心电图显示左心室高电压。肺功能提示孤立性弥散功能减低，DL_{CO} 占预计 % 56%。

术前诊断：食管中段鳞癌。

拟行手术：胸腹腔镜联合食管癌切除，胃食管颈部吻合，淋巴结清扫，空肠营养管置入术。

拟行麻醉：全身麻醉。

二、管理难点/临床挑战（Bullet points）

（1）单肺通气，肺隔离技术。

（2）支气管插管困难的评估。

（3）气管分叉角过大患者的肺隔离。

三、讨论（Discussion）

1. 单肺通气简介及肺隔离技术的实施方法

单肺通气是指在隆突水平隔离左右肺，只对一侧肺通气，而另一侧肺由术者按压或让其被动放气，帮助肺部手术和其他胸外科手术暴露术野的标准方法。可用于将患侧肺与健侧肺分隔，以免健侧肺受污染，或可进行双肺分别通气。肺隔离技术可通过双腔管或支气管封堵器来实现，食管癌手术亦可通过单腔管联合人工气胸建立完成，但皮下气肿发生率较高。支气管封堵器与双腔管相比较而言，封堵器插管方便但必须使用纤支镜，在清理隆突旁淋巴结时张力较低，封堵器吸引分泌物困难，若患者分泌物持续较多，肺萎陷效果会明显变差。

2. 胸外科患者术前评估的特点

对于胸外科患者，呼吸功能的评估和气道评估至关重要。呼吸功能的评估：生活质量状况是呼吸功能评估的最佳指标。对于无症状并且活动无限制的 ASA 分级Ⅰ～Ⅱ级的患者无须进行心肺功能筛选测试。呼吸功能评估的 3 个相关独立的因素包括呼吸力学、气体交换及心肺相互作用。除常规的气道评估外，胸外科患者需要进一步评估气道，以选择合适的肺隔离工具。若型号选择过大，可能会造成无法置管、气道损伤、气囊无法正常通气形成密闭、术后声音嘶哑、咽喉疼痛等情况发生。若型号选择过小，可能会造成隔离困难、萎陷不佳、吸引不畅及套囊压力不易控制等情况发生。如挑选双腔管评估要点：声门、主气管内径、插入侧支气管内径、有无气管内狭窄或肿物、手术涉及部位、左或右上叶开口到隆突的距离，因此需重点关注患者术前胸片和胸部 CT。

3. 麻醉管理

病例 1：开放左上肢外周静脉通路，监护，面罩吸氧，诱导药物给予芬太尼 150μg、丙泊酚 150mg、罗库溴铵 50mg，待药物充分起效后经口可视喉镜下管芯辅助置入 35F 左侧双腔管，过程顺利，Cormack-Lehane 分级Ⅰ级，置管深度 27cm，肺部听诊发现左侧双腔管进入右侧，退出双腔管，面罩通气维持氧合，第二次尝试使用纤支镜插管，纤支镜下可见隆突较宽，双侧主支气管较扁平（图 52-1），在纤支镜的引导下置入左侧 DLT，但结果是左侧 DLT 依然滑进右主支气管，在手术室重新阅读胸部 CT 和胸部 X 线片，发现胸部 CT 所示与纤支镜下图像类似，同样可见较宽的隆突及扁平的双侧主支气管，再次尝试后左侧 DLT 依然进入右主支气管，与术者沟通后，由于手术风险尚可且预计时间较短，氧合可维持，SpO_2 96%，气道压 26cmH_2O，最后保持左侧 DLT 在右主支气管并固定导管。术后利用辅助线估测气管分叉角为

100°，其中左主支气管与气管延长线的夹角为 60°，右主支气管与气管延长线的夹角为 40°（图 52-2）。

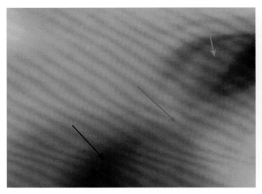

图 52-1　病例 1 纤支镜检查

注：在隆突（蓝色箭头）上水平观察到的右主支气管（灰色箭头）和左主支气管（黑色箭头）。

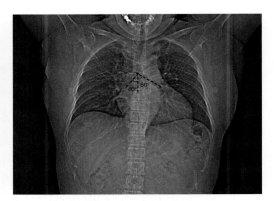

图 52-2　病例 1 术前胸部 X 线

病例 2：采用支气管封堵器进行肺隔离，术毕拔除封堵器，带单腔气管导管回 ICU。

4．正常气管支气管解剖

气管在隆突处分叉形成左、右主支气管。内镜下从气管方向进行观察，隆突的识别特征是一个时钟上 3 点和 9 点方向的锐利分叉，以及对称、较大的左右主支气管开口。通常看不到每个主支气管内的二级分叉（通向肺叶）。相对于气管，右主支气管的起点更偏向于垂直面（与气管延长线的夹角为 20°~30°），而左主支气管的起点更偏向于水平面（与气管延长线的夹角为 40°~50°）。右主支气管相对于左主支气管来说，右主支气管非常短（男性的长度约为 1.9cm，女性约为 1.5cm）。因此，在右主支气管放置 DLT 有难度。右主支气管在时钟 3 点至 4 点的方向分出右肺上叶支气管，并分出中间段支气管。左主支气管相对于右主支气管来说，左主支气管较长（男性的长度约为 4.9cm，女性约为 4.4cm）。因此，相对于右侧，在左侧放置肺隔离装置通常更容易维持于理想位置。

5．支气管插管困难及单肺通气时的缺氧

支气管插管困难的评估：预测支气管插管困难最有效的方法是胸部影像学检查。胸部 X 线片可以看到肿瘤或既往手术导致的临床上重要的气管或支气管变形及受压。胸部 X 线片无法检测到的远端气道（包括远端支气管和近端支气管）问题可能会在胸部 CT 影像上显示。需注意，放射科医师或外科医师通常不会以书面或口头报告的形式提醒注意此异常情况，因此，麻醉医师必须在双腔管或支气管封堵器置入前核查患者胸部影像。单肺通气时缺氧的预测：胸科手术时可以判定哪些患者是单肺通气时缺氧的高危患者。单肺通气时缺氧的相关因素：侧卧位双肺通气时的 PaO_2 是单肺通气时 PaO_2 最重要的预测因素；术前通气 / 血流（V/Q）扫描显示的非手术肺 V/Q 与单肺通气时 PaO_2 相关；手术从哪侧开胸也对其有影响；由于左肺比右肺小 10%，肺塌陷时分流也相对较少；阻塞性肺疾病的严重程度与单肺通气时 PaO_2 呈负相关；术前肺功能检查发现有严重气流限制性疾病的患者在单肺通气时反而有更好的 PaO_2，这与此类患者在单肺通气时出现的内源性呼气末正压有关。

6. 气管分叉角过大患者的肺隔离

当气管分叉角增大时，左主支气管及右主支气管与气管延长线的夹角均增大。若进行右侧单肺通气不影响手术，推荐使用右侧 DLT 进行肺隔离。合并较大气管分叉角的左侧单肺通气策略如下：最好一开始就使用纤支镜辅助插管。如果没有纤支镜的辅助，一种手法是将患者头部转向右侧，同时将左侧 DLT 逆时针旋转 90° 甚至 180°，这有助于为 DLT 进入左主支气管提供更直的通道。在纤支镜的辅助下，可以尝试正常型号的双腔管，当第一次尝试失败时，可以选择小 1 号的 DLT，同时纤支镜应放置在左主支气管足够深的位置，以防纤支镜从左主支气管滑出或尖端转向右主支气管，即使成功置入左侧 DLT，仍需注意避免双腔管尖端也被左主支气管壁阻塞。若小 1 号的 DLT 难以置入左主支气管，封堵器联合单腔管是一个较好的选择。除了传统的肺隔离手段，一些新型的肺隔离设备也值得尝试。例如，VivaSight-DL 双腔管（Ambu）在主气管腔的前端内置光源和摄像头可以用于实时监测双腔管的位置，有利于初始的放置和后续术中的确认。但同任何可视设备一样，临床使用中视野会受到分泌物或血液的影响。此外，FuJi Systems 推出了一种硅胶材质的钢丝增强单腔管，长度较一般的单腔管更长（40cm），气囊较小且距顶端很近，可以用于支气管通气。

7. 可能合并胃食管反流患者的麻醉注意事项

对于存在食管占位、狭窄或贲门失弛缓症的情况，很多食管疾病患者的反流误吸风险高。此外，以前做过食管切除术的患者有误吸风险。在 ASA 指南的基础上，外科医师可以根据患者的病史和拟行手术操作延长禁食水时间。如果计划全身麻醉，防范措施包括快速顺序诱导插管技术并采取抬高头部的体位。某些情况下可能需要清醒气管插管。因此，术前要进行好患者气道评估，必要时做好管理困难气道的准备。

8. 转归

（1）病例 1：术后积极予以心电监护、补液、预防感染、化痰、镇痛等治疗。术后第 1 天患者无胸闷、胸痛不适，切口敷料干洁，术后第 3 天顺利出院。

（2）病例 2：术后第 1 天拔除气管导管，术后第 2 天返回普通病房，予以肠内营养，静脉镇痛泵镇痛治疗，同时进行抑酸、抗感染、雾化等治疗。术后第 6 天顺利出院。

四、病例总结（Take home message）

充分术前评估；除常规的气道评估外，胸科手术术前还应仔细阅读胸部 X 线片和胸部 CT，评估气管支气管解剖结构，做好充分的术前准备。

对于预计支气管插管困难的情况，麻醉医师术前应当和外科团队进行充分的沟通，包括是否必须要实施单肺通气，是否必须要使用双腔管和考虑其他替代方法如封堵器或者间歇性呼吸暂停的可行性。

当气管分叉角＞80°，且右侧双肺通气不影响手术时，推荐使用纤支镜引导下插入右侧 DLT 进行肺隔离；当气管分叉角增大且气管延长线与左主支气管之间的夹角＞60° 时，可尝试小 1 号的左侧 DLT，失败时推荐使用封堵器进行肺隔离；当气管延长线与左主支气管之间的夹角＞69° 时，预塑形封堵器可能无法置入左主支气管，可尝试前端有套索的封堵器，使用纤支镜引导。

五、专家点评（Attending's comments）

术中肺隔离技术的难点在于双腔管或封堵器的置入和准确对位。

Karabulut 等进行的前瞻性研究表明，左心房增大、女性、肥胖、隆突相对于脊柱的位置紧密等与气管分叉角增加有关。此外，合并气管支气管和肺部手术史的患者气管分叉角也可能更大。对于胸外科医师来说，当该角度＞80° 时，应怀疑患者是否合并心、肺或纵隔异常。对于麻醉医师来说，气管分叉的角度也很重要，但在进行肺隔离时这一点往往被忽视。因此，面对较大的气管分叉角，术前应仔细阅读胸部 X 线片和胸部 CT，评估气管支气管解剖结构，做好充分的术前准备。

病例 1 气管分叉角为 100°，由于气管分叉角度增大，通过纤支镜和胸部 CT 观察到隆突变宽，双侧主支气管变扁平。对于合并较大气管分叉角且需要进行肺隔离的胸科患者，即使右主支气管与气管延长线夹角增大，右主支气管相对于左主支气管依旧更偏向于垂直水平，右侧 DLT 的置入相对于左侧 DLT 也会更容易。但当患者合并较大气管分叉角且需要进行左侧单肺通气时，DLT 很难放置在左侧。在很多情况下，左侧 DLT 会滑进右主支气管，而又因为左侧 DLT 没有侧孔，会影响右肺上叶的通气。此时麻醉医师术前应当和外科团队进行充分的沟通，包括是否必须要实施单肺通气，是否必须要使用双腔管和考虑其他替代方法如封堵器或者间歇性呼吸暂停的可行性。最好在纤支镜辅助下插管。手法辅助、小号 DLT、封堵器及一些新型设备都是实现肺隔离的备选策略。

六、关键词（Keywords）

肺隔离（lung isolation）

单肺通气（one lung ventilation）

气管分叉角（tracheal bifurcation angle）

参考文献

[1]　SEO J H, BAE J Y, KIM H J, et al. Misplacement of left-sided double-lumen tubes into the right mainstem bronchus: incidence, risk factors and blind repositioning techniques [J]. BMC Anesthesiol, 2015, 15: 157.

[2]　ONIMARU T, KAMATA M, NAKAGAWA H. One-lung ventilation and 3D image analysis in a case of tracheal bronchus with steeply angled branching of left main bronchus: a case report [J]. JA Clin Rep, 2022, 8(1): 55.

[3]　KARABULUT N. CT assessment of tracheal carinal angle and its determinants [J]. Br J Radiol, 2005, 78(933): 787-790.

[4]　HASKIN P H, GOODMAN L R. Normal tracheal bifurcation angle: a reassessment [J]. AJR Am J Roentgenol, 1982, 139(5): 879-882.

（权　翔　张　乐　董　佳）

病例 53

合并肥厚型梗阻性心肌病患者行甲状腺癌根治的麻醉管理（附 2 例）

一、病例汇报（Case presentation）

（一）病例 1

患者，男性，44 岁。

主诉：发现甲状腺右叶结节 2 月余。

现病史：2 月余前患者在外院就诊复查甲状腺及颈部彩超提示：甲状腺右叶实性结节，大小 0.6cm×0.5cm×0.6cm，TI-RADS 5 类，双侧颈部未见异常肿大淋巴结。患者在外院对该结节行超声引导下穿刺病理检查，细针穿刺活检病理提示：（甲状腺右叶中部结节）甲状腺乳头状癌。外院查甲功（－）。患者来我院门诊就诊，考虑患者有手术指征，且有手术意愿，现为求手术治疗收入院。

既往史：高血压病史 4 年，BP_{max} 170/130mmHg，目前服用硝苯地平缓释片 30mg qd，缬沙坦/氢氯噻嗪 80mg/12.5mg qd，琥珀酸美托洛尔 47.5mg qd，血压控制可。发现高脂血症 1 年，目前服用阿托伐他汀 20mg qd。1 年前发现肥厚型梗阻性心肌病，未发生过晕厥、心律失常。自述近 2 年因骨关节炎，仅能完成平地行走或缓慢上下楼梯，无气促、心悸等。1 年前右侧丘脑脑梗死，表现为左侧肢体麻木，无后遗症，服用阿司匹林 100mg qd 治疗，目前已停药 2 周。发现颅内动脉瘤 1 年。睡眠呼吸暂停低通气综合征（OSAHS）1 年，目前不需要睡眠期间 BiPAP 辅助通气。厄贝沙坦过敏。

个人史：吸烟 20 年，约 8 支/日，未戒烟。

体格检查：身高 175cm，体重 75kg，BMI 24.5kg/m^2。心前区无隆起及凹陷，心界不大，心率 69 次/分，心律齐，各瓣膜听诊区未闻及杂音。气道评估无明显异常。

辅助检查：心肌酶、NT-proBNP（－）；心电图：窦性心动过缓，HR 57 次/分，正常心电图。超声心动图：室间隔 13～17mm，左心室后壁 12mm；肥厚型心肌病可能性大（梗阻性），轻度二尖瓣关闭不全，主动脉瓣增厚，轻度主动脉瓣关闭不全。

术前诊断：甲状腺乳头状癌；高血压；肥厚型梗阻性心肌病。

拟行手术：经腋窝腔镜甲状腺癌根治术。

拟行麻醉：全身麻醉。

（二）病例 2

患者，男性，40 岁。

主诉：发现双侧甲状腺癌伴转移 1 年余。

现病史：患者 1 年余前体检发现双侧甲状腺多个约 1cm 结节伴恶性征象，行穿刺后病理确诊甲状腺乳头状癌，双侧多发颈部淋巴结增大伴结构异常，转移癌可能。

既往史：查体发现肥厚型心肌病及冠心病三支病变，行球囊扩张支架植入术后。

个人史：吸烟 20 年，20 支 / 日，未戒烟，偶有饮酒。

体格检查：身高 174cm，体重 80kg，BMI 26.4kg/m^2。心率 80 次 / 分，各瓣膜听诊区未闻及杂音。

辅助检查：甲状腺超声：甲状腺结节多发实性及钙化，均为高风险；双侧颈部淋巴结增大，结构异常。超声心动图：室间隔非对称性增厚，室间隔与左心室后壁厚度比＞1.5，二尖瓣前叶收缩期向前运动，呈 SAM 征。

术前诊断：双侧甲状腺癌乳头状癌伴双侧淋巴结多发转移，高血压，冠心病三支病变，肥厚型梗阻性心肌病。

拟行手术：双侧甲状腺癌根治术 + 双侧侧方淋巴结清扫术。

拟行麻醉：全身麻醉。

二、管理难点 / 临床挑战（Bullet points）

1. 合并肥厚型心肌病患者行非心脏手术的术前评估和麻醉管理。

2. 合并心脑血管疾病（高血压、冠心病、脑梗死）患者的循环管理。

3. 合并 OSAHS、长期吸烟未戒烟患者的呼吸系统管理。

三、讨论（Discussion）

1. 肥厚型心肌病定义及病理生理改变

肥厚型心肌病（HCM）是一类遗传性疾病，由基因突变引起。这些基因主要编码心肌收缩蛋白，如 β 肌球蛋白重链、肌球蛋白结合蛋白 C 和肌钙蛋白 T 等。这些基因的突变导致心肌细胞异常增生和排列紊乱，最终导致心肌增厚。

根据是否有左心室流出道（LVOT）梗阻，HCM 可以分为肥厚型非梗阻性心肌病及肥厚型梗阻性心肌病（HOCM）。HOCM 通常呈常染色体显性遗传，如果父母一方携带突变基因，子女有 50% 的概率患病。常见临床表现有心力衰竭、胸痛、心律失常、晕厥等。值得注意的是，LVOT 梗阻的出现及梗阻的程度与症状无明显相关性。

HCM 患者的心电图常见表现有左心室大、侧壁导联的 Q 波，以及左心房大、$V_2 \sim V_4$ 导联深 T 波倒置，还可能合并心律失常，如心房颤动和室上性心动过速。

经胸超声心动图是 HCM 评估的重要检查。首先应关注的是左心室肥厚程度，左心室壁任何部位厚度≥15mm，无其他原因即可临床诊断 HCM。由于 LVOT 血液流动的加速，流出道相对负压（Venturi 效应），对二尖瓣前叶产生虹吸作用使二尖瓣在收缩期出现前向运动进一步阻塞 LVOT，在超声心动图中可能看到二尖瓣收缩期前向运动，即 SAM 征。此外，还可以评估梗阻程度。需注意，根据患者状态不同，流出道压差呈动态变化，并非一个恒定数值。患者在围术期受到手术打击、应激、麻醉药物的影响，LVOT 压差也呈现动态变化，可能与术前测量数值存在差异。

并发症方面，主要包括心房颤动等心律失常和心力衰竭，其中心力衰竭主要表现为射血分数保留的心力衰竭（HFpEF），少部分进展为射血分数减低的心力衰竭（HFrEF），也可能存在其他心脏结构改变，如心尖部室壁瘤。

HOCM 的治疗目标是缓解症状、改善生活质量和预防并发症。治疗方法包括：①药物治疗，主要使用 β 受体阻滞剂和钙通道阻滞剂，以减轻心脏负担，改善血液流出。②手术治疗，包括心肌切除术（Morrow 手术）和经皮乙醇化学消融术，以减轻流出道阻塞。③植入式心律转复除颤器（ICD），用于预防心搏骤停或室性心动过速导致的猝死，特别是对于高危患者。④生活方式调整，包括保持健康体重、定期随访检查和制订合理的运动计划。

2. 肥厚型心肌病患者行非心脏手术的术前评估

（1）术前需进行详细的病史采集：首先确认 HCM 的诊断，了解病程和病史。其次需询问患者是否有心绞痛、晕厥、呼吸困难、心悸等症状。评估既往病史，包括既往手术和麻醉史。由于 HCM 通常有家族遗传性，需详细了解是否有家族成员患有 HCM 或出现猝死的情况。体格检查方面：查体时注意听诊心脏杂音，特别是收缩期杂音，提示 LVOT 梗阻。评估外周水肿、颈静脉压升高等心力衰竭相关体征。

（2）检验检查方面：术前完善血常规、电解质、肝肾功能等化验评估全身情况；BNP 或 NT-proBNP 评估是否合并心力衰竭及严重程度。HCM 患者需常规监测 ECG，评估是否存在异常心电图表现，如左心室肥厚、T 波倒置、ST 段改变等。评估是否有心律失常，如心房颤动、室性期前收缩等。如患者有心悸症状，应完善动态心电图监测。超声心动图能够评估左心室壁厚度，确定肥厚程度，并测量 LVOT 压力梯度，确定是否存在 LVOT 梗阻，以及评估左心室舒张功能和收缩功能。观察二尖瓣前叶运动是否存在前移（SAM 征）。如排除禁忌可完善负荷试验（如运动心电图或运动超声心动图）：评估运动诱发的症状和 LVOT 梗阻变化。对于超声心动图结果不明确的患者，必要时可通过心脏磁共振成像（CMR）评估心肌纤维化和肥厚程度。

3. 麻醉管理要点

HCM 患者存在不同程度的 LVOT 梗阻，这是疾病发展的关键一环，由于梗阻的发生，导致左心室充盈压上升、左心室收缩期压力上升及血压下降，这些因素相互促进，最终导致心肌缺血、舒张功能障碍等结果。心肌收缩强、后负荷降低及前负荷减少（排血时间缩短）时，LVOT 压差均上升。因此，麻醉管理的关键点是避免 LVOT 梗阻加重，因此需要避免增强心肌收缩力，适度增加后负荷与前负荷，避免发生容量不足。

诱导用药会降低外周阻力，可能增加 LVOT 压力差，因此诱导期间要缓慢用药，尽量平稳。在血管活性药物选择上，可选择 α 受体激动剂，如去氧肾上腺素，并避免使用硝酸酯类药物和硝普钠等降低血管阻力的药物。在减低心率和心肌收缩力方面，可选择非二氢吡啶类钙通道阻滞剂或 β 受体阻滞剂，避免 β 受体激动剂的使用，即使在心肺复苏时也要尽量避免使用肾上腺素。术中应保障充足的循环血量，防止容量不足恶化 LVOT 压力差，降低每搏量，术中可根据 CVP、每搏量变异度（SVV）或脉压变异度（PPV）及 TEE/TTE 监测进行容量治疗。

患者入室后连接 5 导联心电监护，诱导前建立有创动脉压监测，动脉波形对于 LVOT 梗阻有一定提示意义。诱导用药应以逐次少量"滴定法"给予，避免血流动力学波动。插管操作时动作轻柔，避免过度刺激心率增加。术中密切监测血气，维持酸碱平衡和内环境稳定，术中进行体温监测及体温保护。在同等每分通气量下选择小潮气量高频率通气。充分镇痛，避免疼痛和低体温增加心肌氧耗。

4. 转归

（1）病例 1：患者术中循环等各项情况相对平稳，因此决定手术结束后予 100mg 舒更葡糖钠，拔管回基本外科病房。

（2）病例 2：手术过程顺利，未输血，手术结束后带气管插管返 ICU。患者术后 2 小时拔管，术后第 1 天晨返回手术病房。术后复查心肌酶及超声心动图无明显改变。

四、病例总结（Take home message）

HCM 患者行非心脏手术时，术前评估需要详细了解患者的症状，如呼吸困难、胸痛、晕厥等，并通过心电图、超声心动图等辅助检查，关注左心室肥厚程度、

LVOT 梗阻严重程度，以及心律失常、心力衰竭等并发症。

由于 HCM 常表现为 LVOT 梗阻，并伴随二尖瓣反流、心肌缺氧、代谢异常和舒张功能不全，心室充盈依赖心房收缩，因此，良好的麻醉管理需充分结合手术过程及患者病情。在麻醉过程中，需要密切监测血流动力学，关注血流动力学变化对 LVOT 压差的影响，这一指标是重要的干预靶点。麻醉管理的关键在于合理维持前负荷和后负荷，降低心肌收缩力和心率，维持正常的窦性心律。术中应在容量管理、麻醉深度、呼吸参数、体温和镇痛管理等方面做到精细化和个体化分析，保障患者血流动力学平稳。术后应严密观察患者有无呼吸困难、心悸等症状，早期发现和处理心力衰竭等并发症。

五、专家点评（Attending's comments）

该病例对 HCM 患者行非心脏手术的相关要点进行了全面且深入的分析。HCM 患者的麻醉管理具有挑战性，麻醉医师需综合考虑患者心脏情况及外科手术的特点，制订个体化的麻醉方案，以降低术中和术后并发症的风险。在术前评估方面，需综合考虑患者临床表现及心电图、超声心动图等辅助检查结果，了解心室肥厚的程度、左心室流出道梗阻的严重性及心脏功能状态。明确是否有室性心律失常的存在，以及是否有优化心功能的空间。

麻醉管理方面，准确抓住 HCM 患者中 LVOT 梗阻这一关键环节，以及由此引发的一系列病理生理改变，抓住降低心肌收缩强度、增加后负荷和前负荷的麻醉管理要点，在血管活性药物选择上给出了具体且合理的建议。麻醉诱导阶段应平稳，以避免诱发心脏负荷骤增或心律失常。气管插管应在诱导药物充分起效后进行，采取缓慢而稳妥的方式，避免引起剧烈的血流动力学波动。

病例 1 也存在一些不足，术前已经明确患者合并 HCM，因患者自身意愿手术方式为经腋窝腔镜下甲状腺癌根治术，该术式与传统的开放手术相比，耗费时间较长，可能增加患者围术期风险。如在术前充分与患者、外科医师进行沟通，建议将手术方式更换为传统开放手术，可能更有利于患者安全。

HCM 患者行甲状腺手术的麻醉管理需要个体化、精细化的方案。术前全面的评估和准备、术中的平稳麻醉管理及术后的严密监护和逐步恢复是关键。麻醉医师需充分了解心脏和外科手术的特点，采取综合措施，确保患者安全度过围术期。

六、关键词（Keywords）

肥厚型心肌病（hypertrophic cardiomyopathy，HCM）

肥厚型梗阻性心肌病（hypertrophic obstructive cardiomyopathy，HOCM）

容量管理（volume management）

血管活性药选择（vasopressor selection）

血流动力学监测（hemodynamic monitoring）

左心室流出道梗阻（left ventricular outflow tract obstruction，LVOTO）

参考文献

[1]　MARON B J. Clinical course and management of hypertrophic cardiomyopathy [J]. N Engl J Med, 2018, 379(7): 655-668.

[2]　TUOHY C V, KAUL S, SONG H K, et al. Hypertrophic cardiomyopathy: the future of treatment [J]. Eur J Heart Fail, 2020, 22(2): 228-240.

[3]　INGLES J, GOLDSTEIN J, THAXTON C, et al. Evaluating the clinical validity of hypertrophic cardiomyopathy genes [J]. Circ Genom Precis Med, 2019, 12(2): e002460.

[4]　MITRA M, BASU M, SHAILENDRA K, et al. Use of peripheral nerve blocks in perioperative management of cases with hypertrophic cardiomyopathy undergoing lower limb orthopedic surgeries [J]. Anesth Essays Res, 2020, 14(2): 277-282.

[5]　BELLAS J J A, SÁNCHEZ C, GONZÁLEZ A, et al. Hypertrophic cardiomyopathy surgery: Perioperative anesthetic management with two different and combined techniques [J]. Saudi J Anaesth, 2021, 15(2): 189-192.

（申　乐　车　璐　赵毅飞　崔雀玄）

病例 **54**

心房颤动合并心功能不全患者行
非心脏手术的麻醉管理（附 2 例）

一、病例汇报（Case presentation）

（一）病例 1

患者，男性，84 岁。

主诉：食欲下降、消瘦半年余，确诊胃癌 1 月余。

现病史：患者无诱因食欲下降半年余，伴有呃逆、贫血，2022-10 就诊当地医院，血红蛋白 75g/L，经补铁治疗后血红蛋白升至正常，无腹痛、腹胀、恶心、呕吐、黑便等症状，外院胃镜检查：贲门狭窄，见溃疡状新生物，病变环周；活检病理：胃低分化腺癌，局灶印戒细胞癌。胸盆腹增强 CT：胃底部胃壁增厚。我院病理会诊：（贲门）低分化腺癌，大部分为印戒细胞癌。拟行腹腔镜全胃切除术。

既往史：心房颤动 4 年，现口服美托洛尔 25mg qd、阿托伐他汀 20mg qn、阿司匹林 100mg qd，阿司匹林停用 1 个月。腰椎间盘突出 50 余年，连续平地行走 50m 需停下休息，骑自行车不受限。1968 年行面部脂肪瘤切除术。否认其他重大手术、外伤及输血史，否认药物及食物过敏史。

个人史：吸烟 50 余年，10 支 / 日，已戒烟 14 年，偶饮酒。

体格检查：身高 180cm，体重 77kg，BMI 23.8kg/m^2。P 120 次 / 分，RR 18 次 / 分，BP 130/99mmHg，SpO$_2$ 99%@RA。心前区无隆起及凹陷，心界正常，心律不齐，二尖瓣、三尖瓣听诊区可闻及吹风样杂音。无双下肢水肿、颈静脉怒张、肝大及腹水等。

辅助检查：心电图：心房颤动，心室率 81 次 / 分。超声心动图：左心房上下径 75mm，左心房前后径 48mm，右心房左右径 47mm，右心室横径 43mm，左心室射血分数 65%，三尖瓣环收缩位移 21mm，无心包积液，检查过程中见心律不齐；诊断为双房、右心室增大，重度三尖瓣关闭不全，中度二尖瓣关闭不全，轻度主动脉瓣关闭不全。腹盆增强 CT：腹主动脉及分支粥样硬化。血常规：Hb 112g/L，WBC

5.52×10^9/L，NEUT% 70.7%，PLT 134×10^9/L。血气分析：pH 7.44，PCO_2 38mmHg，PO_2 112mmHg，cLac 0.9mmol/L，K 4.0mmol/L，Ca 1.16mmol/L，HCO_3^- 25.3mmol/L。

术前诊断：贲门低分化腺癌（$cT_3N_1M_0$）；心房颤动；心脏瓣膜性疾病，重度三尖瓣关闭不全，中度二尖瓣关闭不全，双房扩大；腹主动脉及分支粥样硬化。

拟行手术：腹腔镜全胃切除术。

拟行麻醉：全身麻醉。

（二）病例 2

患者，女性，76 岁。

主诉：子宫切除术后 38 年，发现盆腔包块 8 年，间断阴道出血 2 年。

现病史：患者 38 年前因分娩时大出血行经腹子宫次全切除术。2015 年发现盆腔包块，无自觉症状，未处理诊治，2019 年后定期超声随诊，直径 4～5cm，自诉至今大小无变化。2021 年起无明显诱因出现阴道出血，起初为少量小便后擦拭出血，呈暗红色，后量逐渐增多。2023-11-03 PET/CT 躯干断层显像：宫颈左侧见混杂密度肿物伴多发钙化，大小约 3.5cm×5.4cm，中心呈放射性缺损区，周边放射性摄取不均匀增高，与宫颈关系密切，SUV_{max} 7.5；宫颈见钙化灶。右附件区见一混杂密度团块，大小 3.2cm×2.5cm，呈放射性缺损区。11-02 化验提示 CA19-9＜2U/ml，CEA 3.1ng/ml，CA125 24.4U/ml，HE4 106.00pmol/L。07-15 当地 HPV/TCT 无异常。门诊以"盆腔包块"收入院进一步诊治。

既往史：循环系统：①持续性心房颤动。目前 HR 70 次/分左右，口服美托洛尔 47.5mg qd，地高辛 0.125mg qd，利伐沙班 10mg qd（10-25 停药）。②轻度肺动脉高压（41mmHg）。超声心动图提示双房、右心室增大，轻度二尖瓣关闭不全，重度三尖瓣关闭不全，重度三尖瓣反流 2.5m/s，轻度肺高血压 41mmHg，下腔静脉增宽。③右心功能不全。左心室内径正常，EF 69%；右心室横径 45mm（参考值≤39mm）；2019 年出现腹水、下肢水肿，后遵医嘱口服沙库巴曲缬沙坦 50mg qd，地高辛 0.125mg qd，螺内酯 20mg qd，呋塞米/托拉塞米交替，氯化钾缓释片 1g qd。④阵发性室上性心动过速发作史（2008 年）。⑤起搏器植入术后（病因为窦性心动过缓）。内分泌系统：① 2 型糖尿病 10 余年，2023-10-25 HbA1c 7.4%，后内分泌门诊调整药物，目前血糖控制可，术前空腹血糖＜7mmol/L。②甲状腺功能减退［口服优甲乐（左甲状腺素钠）50μg qd，甲功正常］。神经肌肉系统：L_2 椎体断裂史，T_{12}～L_1 及 L_3～L_4 支具置入术后，目前卧立位转换稍受限，行走自如。消化系统：肝实质弹性成像测定值 16.9kPa，考虑与体循环淤血相关。泌尿系统：慢性肾功能不全，术前化验 Cr 99μmol/L，BUN 10.86mmol/L，GFR 47.32ml/(min·1.73m²)。青霉素过敏。

体格检查：身高 150cm，体重 58kg，BMI 25.8kg/m²。HR 77 次 / 分，BP 108/73mmHg，RR 18 次 / 分，SpO₂ 99%@RA。心界正常，心率 77 次 / 分，心律绝对不齐，第一心音强弱不等，心率快于脉率，无下肢水肿。周围血管征（−）。腹软，下腹可见陈旧纵向瘢痕，无压痛、反跳痛，肠鸣音 3 次 / 分，肝脾肋下、剑下未及，麦氏点、双输尿管点无压痛，Murphy 征（−），移动性浊音（−）。脊柱无畸形、压痛，背部正中可见直径约 15cm 纵向瘢痕。

专科情况：阴道少许陈旧血，宫颈已展平，盆腔可及不规则实性肿物约 4cm，稍固定。

辅助检查：血常规：WBC 7.47×10⁹/L，NEUT% 61.0%，NEUT# 4.56×10⁹/L，Hb 116g/L，PLT 98×10⁹/L；血生化：GGT 84U/L，LDH 264U/L，HDL-C 0.86mmol/L，hsCRP 12.34mg/L，Cr（E）104μmol/L，UA 451μmol/L；凝血功能：PT 13.1s，Fbg 4.05g/L；肿瘤标志物：CA19-9＜2U/ml，CEA 3.1ng/ml，CA125 24.4U/ml；NT-proBNP 4049pg/ml；心电图：心房颤动，ST-T 改变；超声心动图：双房、右心室增大，轻度二尖瓣关闭不全，重度三尖瓣关闭不全，轻度肺动脉高压，下腔静脉增宽，升主动脉增宽，主动脉瓣及二尖瓣后叶瓣环退行性变，起搏器植入术后。

术前诊断：盆腔包块；2 型糖尿病；甲状腺功能减退；肝硬化；轻度肺动脉高压；希恩综合征可能；心房颤动；室上性心动过速；肾功能不全；起搏器植入术后；产后出血史；L₂ 椎体断裂，T₁₂~L₁ 及 L₃~L₄ 支具置入史；经腹子宫次全切除术史。

拟行手术：剖腹探查，盆腔肿物 + 双附件肿物切除，备扩大。

拟行麻醉：全身麻醉。

二、管理难点 / 临床挑战（Bullet points）

（1）心房颤动患者行非心脏手术的术前评估。

（2）心房颤动患者术中血流动力学管理原则及心室率过快的处理。

（3）心房颤动合并右心衰竭的麻醉管理。

（4）心房颤动患者术中容量的评估和管理。

三、讨论（Discussion）

1. 心房颤动的临床特点及心房颤动患者非心脏手术的麻醉管理目标和预后

心房颤动是临床最常见的心律失常，心电图表现为 P 波消失，代以 f 波（350~600 次 / 分），RR 间期绝对不等，QRS 波绝对不齐。心脏听诊为心律不齐，心音强弱不等，脉搏短绌。其发生机制为心房组织出现心肌细胞肥大、硬化、心肌弹力纤维增生，以及细胞外基质异常变化，出现折返病灶。

在心动周期中，心率减慢会增加舒张时间，从而改善左心室充盈，而恢复窦性心律可使心房收缩同步，从而改善心输出量，因此心房颤动患者的首要管理目标是控制心率和 / 或节律，减少血流动力学不稳。非心脏手术中，心房颤动患者年龄偏大，多为男性，且合并症较多，接受多种药物治疗的比例较高。≥80 岁群体心房颤动患病率为 9%，控制心室率为首选，包括 β 受体阻滞剂、非二氢吡啶类钙通道阻滞剂。术前合并心房颤动患者术后 30 天死亡率（OR 1.31，95%CI 1.30～1.32）、心力衰竭再入院率（OR 1.31，95%CI 1.30～1.33）及术后脑卒中（OR 1.40，95%CI 1.37～1.43）发生风险均显著增加。文献报道，目前广泛应用的改良心脏风险指数（RCRI）并不包括心律失常，但将心房颤动加入该指数后，可显著改善其对非心脏术后患者 30 天不良事件的预测价值。

研究显示，在射血分数保留的心力衰竭患者中，心房颤动与右心室和右心房功能下降相关，此相关性不受肺动脉压的影响。而心房颤动转复的患者右心功能可得到显著改善。

2. 术前评估

（1）病例 1 拟行手术：腹腔镜全胃切除术。

手术风险评估：外科中风险手术，发生围术期主要心血管不良事件的风险为 1%～5%；外科术后并发症风险：食管空肠吻合是全胃切除术消化道重建的唯一方式，也是手术的难点和重点，吻合口相关并发症发生率为 1.2%～14.6%，主要包括吻合口漏、吻合口出血、吻合口狭窄、吻合口缺血、吻合口溃疡等，该并发症会严重影响患者术后康复和近、远期疗效，导致非计划再次手术或患者死亡；同时需综合考虑出血、术后感染及手术应激和时长等因素。心血管系统风险评估：CHA_2DS_2-VASc 为 3 分，其中年龄 84 岁 2 分，腹主动脉及分支粥样硬化 1 分；Goldman 心脏风险指数：15 分。麻醉风险评估：ASA 分级Ⅲ级。其他风险：患者高龄，术后肺部并发症及谵妄风险高。

（2）病例 2 拟行手术：剖腹探查，盆腔肿物 + 双附件肿物切除，备扩大。

手术风险评估：外科高危手术，发生主要心血管不良事件的概率＞5%。麻醉风险评估：ASA 分级Ⅲ级。临床心功能Ⅱ级。

3. 麻醉预案

（1）病例 1：常规心电监护、有创动脉压监测，必要时行中心静脉置管；根据患者的血流动力学表现、乳酸水平、尿量、手术出血调整液体入量，保证液体平衡及外周灌注，避免入量过多引起急性右心衰竭。积极预防术中快速心室率发作：依托咪酯诱导，尽量避免气管插管时心室率过快及血流动力学剧烈波动，插管时可备艾司洛尔及时控制心室率；避免液体不足及过负荷；术中密切监测血气，保证酸碱平衡和内环境稳定；监测体温及体温保护；监测 BIS 保证足够的麻醉深度；关注术中出血及外科手术操作刺激。应对快速心室率发作方案：予以升压药保证血流动力学稳定为首要目标，艾司洛尔或钙通道阻滞剂控制心室率，必要时使用去乙酰毛花苷或进行胺碘酮复律、电复律等。

麻醉诱导：开放外周静脉通路，监护，面罩吸氧 6L/min，予丙泊酚 50mg、依托咪酯 20mg、舒芬太尼 10μg、罗库溴铵 60mg 麻醉诱导；肌松完全起效后，可视喉镜经口置入 7.5# 普通气管插管，插管顺利，Cormack-Lehane 分级 Ⅱ 级，置管深度 23cm，确认导管位置后予以固定气管插管并行机械通气。

麻醉维持：术中采用静吸复合麻醉，50% 空气、50% 氧气及 1.5% ~ 2.0% 七氟烷吸入，持续泵入瑞芬太尼 300 ~ 500μg/h，维持 BIS 在 40 ~ 60。间断追加舒芬太尼及罗库溴铵，术中输液加温治疗。

术中管理：手术时间 5 小时，晶体液输注 1700ml，胶体液输注 500ml，尿量 100ml，出血 50ml，未输注血制品。手术结束后带气管插管返回 ICU 继续监护治疗。

术中特殊事件：患者入室时 HR 94 次 / 分，BP 125/85mmHg；麻醉诱导前予以艾司洛尔 40mg 静脉注射，气管插管时较平稳无血流动力学波动，HR 70 次 / 分，BP 128/80mmHg；手术开始后 30 分钟：心室率呈增加趋势，最高达 113 次 / 分，予艾司洛尔 40mg 静脉注射，心室率下降不明显，波动于 97 ~ 135 次 / 分，再次分次予艾司洛尔 40mg 静脉注射，并以 30 ~ 50mg/h 的速度持续泵注。至手术结束，心室率波动于 HR 109 ~ 139 次 / 分。术中去氧肾上腺素持续泵注 1 ~ 1.5mg/h 可维持 ABP 110 ~ 130/75 ~ 90mmHg。

术中间断监测血气，K 3.8 ~ 4.6mmol/L，Ca 1.09 ~ 1.16mmol/L，Lac 0.9 ~ 1.1mmol/L 排除内环境、电解质紊乱导致的心室率过快。术中维持麻醉深度 MAC 0.7 ~ 1.0，BIS 35 ~ 50。术中予充分镇痛，瑞芬太尼持续泵注，同时间断追加舒芬太尼共 50μg。患者出血量少，术中共输注晶体液 1700ml、胶体液 500ml，尿量 100ml。排除以上诱因后，考虑患者快速心室率可能由手术自身应激引起，如手术时间较长（手术时间共计 5 小时），游离食管下端、吻合食管空肠等手术操作刺激较大，长时间气腹，增加腹腔压力，影响胸廓顺应性等。

（2）病例 2：手术出血风险较高，备有创动脉压监测，中心静脉置管及中心静脉压监测，密切关注出血情况，及时补充血制品；针对患者右心功能不全及持续性心房颤动：备强心药（米力农）、血管活性药（去甲肾上腺素、肾上腺素）、抗心律失常药（胺碘酮），常规诱导，术中严格限制入量，关注尿量，实时 TEE 监测及中心静脉压监测，术中密切监测血气，维持内环境稳定。

麻醉诱导：患者入室 BP 128/66mmHg，HR 69 次 / 分，RR 15 次 / 分，SpO$_2$ 99%

@RA。开放左上肢外周静脉通路，监护，面罩吸氧，诱导药物给予舒芬太尼 20μg、依托咪酯 12mg、罗库溴铵 50mg，待药物充分起效后经口可视喉镜下管芯辅助置入 7.0# 普通气管导管，过程顺利，Cormack-Lehane 分级 Ⅰ 级，一次成功，置管深度 23cm，确认导管位置后固定气管导管。诱导完成后予动脉置管及中心静脉置管，监测有创动脉压及中心静脉压。

麻醉维持：静吸复合全身麻醉，吸入七氟烷 1.0MAC，维持 BIS 在 40～60。术中间断静脉注射舒芬太尼、罗库溴铵并使用血管活性药物［去甲肾上腺素 0.1μg/（kg·min）］维持血流动力学在正常范围。术中持续泵入胺碘酮 30mg/h 维持心室率在正常范围。术中密切监测动脉血气（表 54-1），维持内环境、电解质稳定。

术中管理：手术时间 3.5 小时，术中晶体液用量 2300ml，出血 600ml，尿量 300ml，未输血。手术过程顺利，手术结束后带气管插管返 ICU。

表 54-1　病例 2 患者术中血气分析指标

时间点	pH	PaCO$_2$（mmHg）	PaO$_2$（mmHg）	K$^+$（mmol/L）	Ca^{2+}（mmol/L）	血糖（mmol/L）	Hct（%）	HCO$_3^-$（mmol/L）	BE（mmol/L）	Hb（g/L）
入室	7.486	31.8	166	3.9	1.08	5.5	33.3	24.0	1.0	109
术中	7.428	32.6	173	4.1	1.00	6.3	29.5	21.6	-2.3	96
术后	7.354	39.9	188	4.2	1.06	10.0	35.8	22.2	-3.1	117

4. 转归

（1）病例 1：术后第 1 天拔除气管导管，但需小剂量去甲肾上腺素维持 MAP 80～90mmHg，同时予美托洛尔 25mg qd 控制心室率 90～100 次 / 分，去甲肾上腺素逐渐减停后，于术后第 4 天转回普通病房。术后第 8 天出院。中期预后：术后 2 个月因食管空肠吻合口狭窄及肺部感染（SpO$_2$ 89%@RA）再次收治入院。同时患者出现右心衰竭，心率 140～180 次 / 分，双下肢轻度水肿，尿少，CT 见心包积液，NT-proBNP 最高达 16 367pg/ml，经控制心室率（美托洛尔 25mg bid）、利尿（氢氯噻嗪 25mg qd+ 螺内酯 20mg qd）及抗凝（达比加群）治疗 2 周后，心力衰竭显著改善，恢复进口饮食且肺炎好转，遂予以出院。

（2）病例 2：手术当天于 ICU 拔除气管导管，后进行早期活动，呼吸功能锻炼，术后患者 Hb 较前下降，予输注红细胞治疗。

四、病例总结（Take home message）

心房颤动是临床上最常见的持续性心律失常，术前合并心房颤动与非心脏术后不良事件相关。心房颤动患者中近 1/3 进展为中、重度三尖瓣反流，进一步增加其全因死亡风险。

心房颤动患者术中血流动力学管理目标为：术前 HR<100 次 / 分，术中 HR<110 次 / 分，血压稳定情况下尽量低于 80 次 / 分，减轻心律失常对血流动力学的影响。围术期识别并纠正快速心室率的诱因极其重要，包括手术类型（胸部、腹部及大血管手术风险高）、外科操作（手术自身是重要诱因）、疼痛、低血容量、低氧血症、电解质紊乱等。术中应维持合适的麻醉深度、镇痛充分。避免使用引起心律失常的药物如阿托品、新斯的明及氯胺酮等；密切监测血气，避免高碳酸血症；维持血流动力学稳定，其中去氧肾上腺素在提高血压的同时也可反射性降低心室率，适用于合并心房颤动的患者。对于术中快速心室率发作，应积极控制，减轻其对血流动力学的影响，艾司洛尔半衰期短仅 9 分钟，可避免长期低血压的发生，常作为首选药物。

心房颤动合并右心功能不全的患者，还应注意维持适当的前负荷和心肌灌注，避免进一步加重右心室损伤。同时，心房颤动与右心衰竭存在一定相关性，部分心房颤动患者因存在肺动脉压升高从而加重右心功能不全，在众多强心药中，米力农同时具备扩张肺动脉、降低肺动脉压、减轻右心后负荷的作用，较适合右心衰竭的患者使用。

五、专家点评（Attending's comments）

心房颤动在老年患者中发病率较高，需引起广泛关注，并进行规范的围术期治疗。心房颤动引起的主要心血管不良事件（如死亡、心力衰竭或脑卒中）主要与两个因素相关：①快速心室率（导致严重心律失常、心肌缺血或影响全身血流动力学）。②体循环血栓栓塞。已确诊心房颤动患者围术期评估和管理的主要目标是确保血流动力学稳定和合适的抗凝状态。术前体格检查和心电图可以明确患者是否达到心室率或节律控制目标。

2 例患者均出现持续心房颤动、左心房压力增加，进一步导致肺血管重塑和右心室后负荷增加，最终引起右房增大和三尖瓣反流，提示患者心房颤动病程长、病变重，为围术期管理提出挑战。除术中及时识别和纠正内环境紊乱等诱发快速心室率的因素外，对于此类高风险患者还可通过全身麻醉联合区域神经阻滞、术中使用右美托咪定等多种措施，减轻手术应激，避免因手术刺激诱发的快速心室率和血流动力学波动。患者合并心房颤动、双房增大和瓣膜功能不全，常用血流动力学指标，如 PPV，不能准确反映患者的容量状态，可使用 TEE 评估和指导血流动力学管理，维持适当的前后负荷，避免心肌缺血和心功能不全。病例 2 患者合并右心功能不全，术中容量评估和适当的前负荷至关重要，过高或过低的容量负荷都会使循环功能恶化，可通过

CVP、TEE 等监测手段指导循环管理。

病例 1 患者由于术后并发症及合并感染，诱发右心功能不全，因此，对于合并心房颤动及严重瓣膜反流的手术患者，其围术期管理需要多学科共同参与，包括心内科、麻醉科、外科、ICU 等，积极控制心室率，优化容量和心功能并及时调整抗凝治疗，避免可能诱发心力衰竭的相关因素，促进患者快速康复。

六、关键词（Keywords）

长期持续性心房颤动（long-standing persistent atrial fibrillation）
三尖瓣重度反流（severe tricuspid regurgitation）
快速心室率（ventricular tachycardia）
右心衰竭（right heart failure）
老年患者（geriatric patients）

参考文献

[1] PRASADA S, DESAI M Y, SAAD M, et al. Preoperative atrial fibrillation and cardiovascular outcomes after noncardiac surgery [J]. J Am Coll Cardiol, 2022, 79(25): 2471-2485.

[2] PARIKH P, BANERJEE K, ALI A, et al. Impact of tricuspid regurgitation on postoperative outcomes after non-cardiac surgeries [J]. Open Heart, 2020, 7(1): e001183.

[3] PATLOLLA S H, SCHAFF H V, NISHIMURA R A, et al. Incidence and burden of tricuspid regurgitation in patients with atrial fibrillation [J]. J Am Coll Cardiol, 2022, 80(24): 2289-2298.

[4] ORTIZ-LEON X A, POSADA-MARTINEZ E L, TREJO-PAREDES M C, et al. Tricuspid and mitral remodelling in atrial fibrillation: a three-dimensional echocardiographic study [J]. Eur Heart J Cardiovasc Imaging, 2022, 23(7): 944-955.

[5] GORTER T M, VAN MELLE J P, RIENSTRA M, et al. Right heart dysfunction in heart failure with preserved ejection fraction: the impact of atrial fibrillation [J]. J Card Fail, 2018, 24(3): 177-185.

（王维嘉　吴林格尔　王春蓉　赵　宇）